AF262164

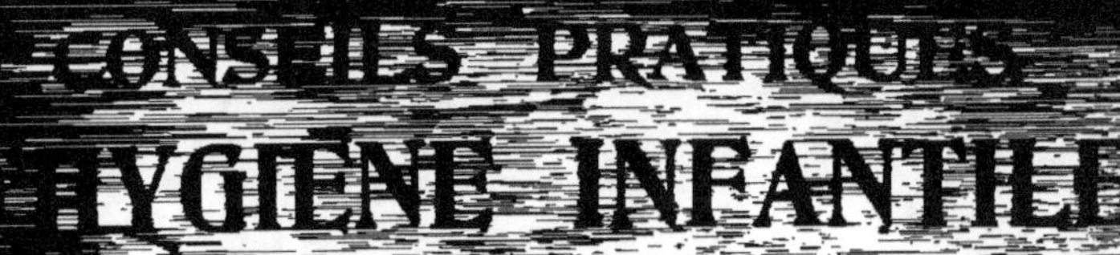

CONSEILS PRATIQUES
HYGIÈNE INFANTILE
P. MERKLEN
Léon TIXIER
Roger VOISIN
PUBLIÉS SOUS LA DIRECTION
DU DOCTEUR NOBÉCOURT
J.-B. BAILLIÈRE ET FILS
19, RUE HAUTEFEUILLE, PARIS
1914

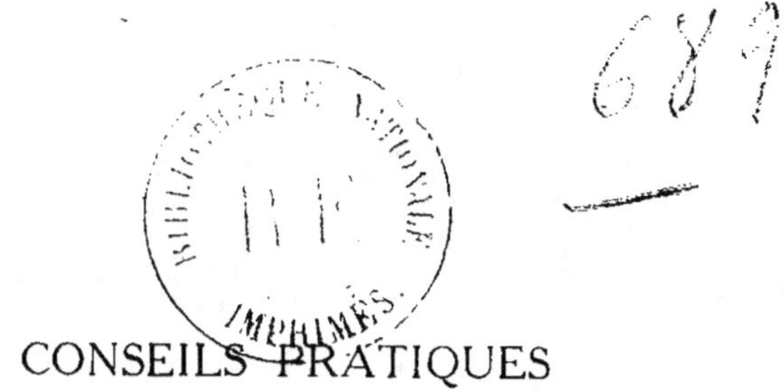

CONSEILS PRATIQUES

d'Hygiène Infantile

LIBRAIRIE J.-B. BAILLIÈRE ET FILS

LA PRATIQUE DES MALADIES DES ENFANTS

DIAGNOSTIC ET THÉRAPEUTIQUE

Publié en fascicules par

APERT, ARMAND-DELILLE, AVIRAGNET, BARBIER, BROCA, CASTAIGNE,
FARGIN-FAYOLLE, GÉNÉVRIER, GRENET, GUILLEMOT, GUINON, GUISEZ,
HALLÉ, MARFAN, MÉRY, MOUCHET, SIMON, TERRIEN, ZUBER (de Paris),
NOVÉ-JOSSERAND, PÉHU, WEILL (de Lyon),
ANDÉRODIAS, CRUCHET, DENUCÉ, DUBREUILH, MOUSSOUS, PETGES,
ROCAZ (de Bordeaux), FRŒLICH, HAUSHALTER (de Nancy), CARRIÈRE (de Lille),
DALOUS (de Montpellier), LEENHARDT (de Montpellier),
AUDÉOUD, BOURDILLON (de Genève), DELCOURT (de Bruxelles).
Secrétaire de la rédaction : R. Cruchet.

.I. — *Introduction à la Médecine des Enfants* (476 p., 81 fig.)............. 10 fr.
II. — *Maladies du tube digestif* (550 p., 118 fig.)........................ 12 fr.
III. — *Maladies de l'Appendice et du Péritoine, du Foie, du Pancréas, des
Reins, Sang, Ganglions et Rate* (432 p., 89 fig.)................... 12 fr.
IV. — *Maladies du Cœur et des Vaisseaux, du Nez, du Larynx, des Bronches
et des Poumons, des Plèvres et du Médiastin* (700 p., 101 fig.)...... 16 fr.
V. — *Maladies du Tissu cellulaire, des Os et des Articulations, de la Nutri-
tion : Maladies du Système nerveux* (812 p., 242 fig.)............. 16 fr.
VI. — *Maladies de la peau et Fièvres éruptives ; Art de Formuler et Formu-
laire.*
VII. — *Chirurgie des Enfants* (540 p., 215 fig.)......................... 14 fr.
VIII. — *Chirurgie osseuse et orthopédique* (574 p., 287 fig.)............... 14 fr.
Chaque fascicule se vend également cartonné avec un supplément de 1 fr. 50.

Hygiène de l'Enfance. L'Enfant bien portant. L'Enfant malade, par E. APERT, médecin
des hôpitaux de Paris. 1913, 1 vol. in-16 de 416 pages, avec 81 figures...... 6 fr.
Physiothérapie infantile, les cures d'Eaux, d'Air et de Régimes chez les enfants,
publié sous la direction du D͏ʳ LEGRAND. 1910, 1 vol. in-8 de 352 pages, avec
60 figures... 6 fr.
Formulaire d'Hygiène infantile individuelle, hygiène de l'enfant à la maison, par
H. GILLET. 1898, 1 vol. in-18 de 288 pages, avec 59 figures, cartonné....... 3 fr.
Formulaire d'Hygiène infantile collective. Hygiène à l'école, à la crèche, à l'hôpital,
par H. GILLET. 1899, 1 vol. in-18 de 264 pages, avec 47 figures, cartonné..... 3 fr.
Les Enfants aux bains de mer, par le D͏ʳ MONTEUUIS. 1889, 1 vol. in-18
de 168 pages... 2 fr.
Précis d'hygiène de la première enfance, par le D͏ʳ ROUVIER. Préface du D͏ʳ BUDIN.
1893, 1 vol. in-18 de 489 pages, avec figures, cartonné.................... 4 fr.
La Première Enfance. Guide hygiénique des mères et des nourrices, par E. PÉRIER.
13ᵉ *édition.* 1898, 1 vol. in-16 de 216 pages, avec 43 figures............... 2 fr.
La Seconde Enfance. Guide hygiénique des mères et des personnes appelées à diriger
la jeunesse, par E. PÉRIER. 1888, 1 vol. in-16 de 200 pages................ 2 fr.
Hygiène de l'Adolescence, par E. PÉRIER. 1890, 1 vol. in-16 de 172 pages...... 2 fr.
Livret de famille. Notes sur la santé des Enfants, par E. PÉRIER. *Filles :* in-18, 58 pages,
cartonné.. 1 fr. 50
— *Garçons :* in-18, 58 pages, cartonné.................................... 1 fr. 50
Puériculture et Pouponnières, par le D͏ʳ RAIMONDI. 1913, 1 vol. in-16 de 96 pages,
cartonné.. 1 fr. 50
La Puériculture. Hygiène et assistance, par le D͏ʳ EUSTACHE. 1903, 1 vol. in-16 de
312 pages, avec figures.. 3 fr. 50
Puériculture du premier âge. L'allaitement maternel, par le D͏ʳ CHAMPION. 1905, 1 vol.
in-16 de 240 pages.. 3 fr. 50
Précis des Maladies des Enfants, par le D͏ʳ E. APERT, médecin des hôpitaux de Paris.
Introduction sur l'Exploration clinique dans la première enfance, par le D͏ʳ MARFAN,
professeur à la Faculté de Médecine de Paris. 2ᵉ *édition*, 1913, 1 vol. in-8 de 524 p.,
avec 103 figures, cartonné.. 12 fr.
Atlas-Manuel des Maladies des Enfants, par les D͏ʳ HECKER et TRUMPP, professeurs
à l'Université de Munich, et E. APERT, médecin des hôpitaux de Paris. 1906,
1 vol. in-16 de 432 pages, avec 48 planches chromolithographiées et 174 photo-
gravures dans le texte, relié... 20 fr.
Traité pratique des Maladies de l'Enfance. 6ᵉ *édition très augmentée*, par A. D'ESPINE,
professeur de pathologie interne à l'Université de Genève, et C. PICOT, médecin
de l'infirmerie du Prieuré de Genève. 1900, 1 vol. gr. in-8 de 996 pages...... 16 fr.
Formulaire aide-mémoire de Médecine infantile en tableaux synoptiques, par le D͏ʳ LE-
GRAND. 1910, 1 vol. in-18 de 100 pages. Cartonné...................... 3 fr.
Formulaire synoptique de Thérapeutique infantile, par le D͏ʳ LEGRAND. 1912, 1 vol.
in-18 de 252 pages, cartonné.. 3 fr.
Les Maladies gastro-intestinales aiguës des Nourrissons, par le D͏ʳ A. COMBE, pro-
fesseur à l'Université de Lausanne. 1913, 1 vol. in-8 de 768 pages avec 53 figures
noires et coloriées.. 16 fr.

CONSEILS PRATIQUES

d'Hygiène Infantile

PUBLIÉS SOUS LA DIRECTION

DU

DOCTEUR NOBÉCOURT

PROFESSEUR AGRÉGÉ A LA FACULTÉ DE MÉDECINE DE PARIS,
MÉDECIN DES HÔPITAUX DE PARIS

AVEC LA COLLABORATION DE MM.

Le Docteur BABONNEIX
Médecin des Hôpitaux de Paris.

Le Docteur DARRÉ
Ancien chef de Clinique
des Maladies des Enfants
à la Faculté de Médecine de Paris.

Le Docteur PAISSEAU
Ancien chef de Clinique
des Maladies des Enfants
à la Faculté de Médecine de Paris.

Le Dr PROSPER MERKLEN
Médecin des Hôpitaux de Paris.

Le Docteur ROGER VOISIN
Ancien chef de Clinique
des Maladies des Enfants
à la Faculté de Médecine de Paris.

Le Docteur LÉON TIXIER
Chef de laboratoire adjoint de la
Clinique des Maladies des Enfants
à la Faculté de Médecine de Paris.

Avec 6 planches coloriées et figures.

PARIS

J.-B. BAILLIÈRE ET FILS

19, RUE HAUTEFEUILLE, 19

1914

DON
181797

INTRODUCTION

> " La conservation de la santé est un *devoir*;....
> il y a une *moralité physique*;.... toutes les atteintes
> aux lois de la santé sont des *péchés physiques*." —
> " La première condition pour réussir dans la vie est
> d'*être un bon animal*." (Herbert Spencer.)

Diminution de la natalité. — Mortalité globale ; mortalité avant 15 ans,
pendant la première année, pendant le premier mois. — Morbidité :
ses conséquences.

L'HYGIÈNE. Science pratique. — Hygiène infantile : son but ; utilité de
son enseignement aux parents et aux maîtres.

L'ENFANCE. Ses limites. Ses périodes : 1º nouveau-né ; 2º petite enfance
(nourrisson) ; 3º moyenne enfance ; 4º grande enfance. — La croissance :
phases de poussée et phases de ralentissement.

Type moyen ou normal ; caractères individuels, tempéraments ; âge chronologique, âge anatomique et physiologique ; enfants en état d'imminence morbide.

Rôle du médecin.

La **diminution de la natalité** est une règle à peu près
générale dans les pays arrivés à une civilisation avancée.
Malheureusement, en France, le nombre des naissances
s'abaisse plus rapidement que partout ailleurs. Alors qu'approximativement il atteignait un million dans les années
qui ont précédé et suivi 1870, il est devenu inférieur
à 900 000 à partir de 1887, inférieur à 800 000 à partir
de 1907. En 1911, il a été exactement de 742 114, et,
en 1912, de 750 651.

Or, pendant l'année 1911, la **mort** a frappé 776 983 personnes. Les décès ont donc surpassé les naissances de

34 689. Comme le faisait remarquer le Dr Jacques Bertillon, c'est un vrai *désastre* ; il équivaut à la perte de la population d'une ville un peu plus peuplée que celle de la Rochelle.

En 1912, il n'y a eu que 692 740 décès et l'excédent de naissances a été de 57 791. Mais combien faible est ce chiffre auprès de ceux qu'enregistrent l'Italie, l'Autriche, l'Allemagne avec leurs gains annuels approchant de 400 000, de 900 000 habitants !

Les remèdes à une telle situation consistent, d'une part, dans le *relèvement de la natalité*, d'autre part, dans l'*abaissement de la mortalité*.

La **natalité** dépend surtout de facteurs moraux et sociaux, que je n'ai pas à analyser ici.

La **mortalité**, au contraire, est due à des causes dont la plupart peuvent être supprimées. Il est possible de la diminuer dans de fortes proportions.

On doit combattre la mort dans toutes les périodes de la vie. Mais c'est surtout pendant l'enfance que la lutte doit être entreprise. Le nombre des enfants qui meurent est beaucoup trop considérable : environ un quart des décès se produit avant quinze ans ; environ un tiers des enfants meurent avant d'avoir atteint cet âge. *Sur 1 000 naissances, de 1896 à 1900,* il y a eu :

```
160  décès dans  la   première année:
 50    —     —        deuxième  —
 25    —     —        troisième —
 17    —     —        quatrième —
 13    —     —        cinquième —
 56    —   de  5 à 10 ans.
 34    —   de 10 à 15 ans.
Total : 355 décès avant 15 ans.
```

Le taux des décès est d'autant plus élevé que les enfants

sont plus jeunes. Pendant le laps de temps que je viens d'envisager, la mortalité annuelle a été, pour les enfants de moins d'un an, de 134 434 ; parmi eux, un tiers est *décédé avant un mois*.

La plupart de ces enfants sont morts parce' qu'ils sont nés dans de mauvaises conditions, débiles ou déjà malades ; parce qu'ils ont été mal alimentés et ont eu des affections du tube digestif, de la diarrhée ; parce qu'ils ont été atteints de bronchopneumonie ; parce qu'ils ont contracté la tuberculose ou diverses maladies infectieuses.

Tous les enfants qui ont souffert ou ont été malades ne sont d'ailleurs pas morts. Combien d'entre eux sont devenus des *malingres* ou des *infirmes*, incapables de travailler, menant une vie misérable, peuplant les hôpitaux et les hospices. Tel enfant, fils de syphilitique ou d'alcoolique, sera un idiot, un épileptique ou un paralytique, tout au moins un débile intellectuel et physique. Tel autre, éprouvé par un allaitement défectueux et par des troubles digestifs pendant sa première enfance, présentera des déformations rachitiques des membres, restera impotent et contrefait. Tel autre, qui aura contracté la tuberculose dans les premières années de sa vie, sera atteint d'une coxalgie ou d'un mal de Pott, qui le rendront infirme, ou deviendra un phtisique à l'adolescence ou à l'âge adulte.

Eh bien ! tous ces enfants ne seraient pas morts, ils auraient joui d'une bonne santé et seraient devenus des adultes vigoureux, si les parents s'étaient soignés avant de les concevoir, si la mère avait pris les précautions nécessaires au cours de la grossesse, s'ils avaient été allaités convenablement, s'ils avaient été bien surveillés et mis à l'abri des contagions, en un mot si, dans toutes les circonstances, l'hygiène avait été observée.

*
* *

L'hygiène est la partie des sciences médicales qui s'occupe des règles à suivre pour conserver la santé. Son champ est extrêmement étendu. Elle demande des connaissances variées, non seulement en médecine, mais aussi en diverses sciences, bactériologie, physique, chimie, etc. Tout homme ne peut donc avoir la prétention de devenir un *hygiéniste*; il n'y aurait d'ailleurs à cela aucune utilité.

Mais l'hygiène comporte des *applications pratiques*, que tout le monde doit connaître ; chacun doit en suivre les préceptes dans la vie journalière. L'importance d'une bonne santé ne se discute pas. « La conservation de la santé est un *devoir* », a écrit le grand philosophe anglais Herbert Spencer, à la fin de son livre sur l'*Éducation intellectuelle, physique et morale* ; il y a une « *moralité physique* ;... toutes les atteintes aux lois de la santé sont des *péchés physiques* ». Il appartient donc à chaque homme d'acquérir les notions indispensables pour se bien porter.

Une des branches de l'hygiène doit particulièrement retenir l'attention ; c'est celle qui s'occupe des enfants, **l'hygiène infantile.** Elle se propose, en effet, non seulement de conserver leur santé, mais aussi d'assurer le développement normal et régulier de leur organisme : tel sera l'enfant, tant vaudra l'adulte. Tous ceux qui ont charge d'élever des enfants, parents et éducateurs, doivent posséder les connaissances nécessaires pour atteindre ce double but et pour éviter les fautes, dont nous venons de voir les déplorables conséquences. Trop souvent des mères ou des nourrices, imbues d'antiques préjugés, décident de l'alimentation, de l'habillement et de l'exercice à donner aux enfants. Trop souvent des maîtres ignorent que l'évolution psychique et l'évolution physique marchent de pair et que les transformations intellectuelles sont, dans une certaine mesure, sous la dépendance des transformations physiques ; que, suivant l'expression de Cabanis, « la médecine et la morale sont deux branches de la même science, qui, réunies, composent la *science de l'homme*,... reposent sur une base commune, sur la connaissance physique de la nature humaine ».

On a fait remarquer depuis longtemps que l'élevage des enfants préoccupe moins que celui des animaux. « A la table du gentilhomme campagnard », écrivait Herbert Spencer, « à l'auberge du canton et au cabaret du village, le sujet de conversation, qui, après la politique, intéresse le plus, c'est celui des animaux..... Il est temps de faire participer nos enfants aux bénéfices que les moutons et les bœufs tirent des recherches du laboratoire. Sans aucunement mettre en doute la haute importance de l'élevage des chevaux et de l'engraissement des cochons, nous voudrions faire comprendre que la production d'hommes et de femmes bien faits étant une affaire de quelque valeur, on devrait, dans ce cas comme dans l'autre, se servir des conclusions indiquées par la théorie et confirmées par l'expérience. »

De nos jours, le souhait tend à se réaliser, mais combien lentement !

Depuis plusieurs années, les médecins, aidés par les sociologues, les pédagogues et les philanthropes, s'efforcent de répandre l'hygiène infantile dans toutes les classes de la société. C'est ce but que nous désirons atteindre, mes collaborateurs et moi, en exposant les notions d'hygiène les plus utiles et les plus indispensables pour élever les enfants et conserver leur santé. On ne peut leur rendre un meilleur service pour le présent et pour l'avenir ; on ne peut mieux en même temps servir l'intérêt général. Ce ne sont pas les seuls médecins qui émettent cette opinion. Diderot termine des conseils sur l'éducation par cette réflexion : « A quoi serviront tant de soins sans la santé? la santé sans laquelle on n'est rien. » Herbert Spencer écrit : « La première condition pour réussir dans la vie est d'*être un bon animal* ; et la première condition de la prospérité nationale, c'est d'être une nation de bons animaux. Ce n'est pas seulement que le résultat d'une guerre dépend souvent de la force et de la hardiesse des soldats, mais c'est aussi que les luttes commerciales » — et, on pourrait ajouter, les luttes intellectuelles, — « sont en partie décidées par l'endurance physique des producteurs. »

*
* *

L'enfance est la période de la vie qui commence à la naissance et se termine à la puberté. Elle se continue, sans ligne de démarcation bien précise, avec l'*adolescence*, qui se prolonge jusque vers dix-huit ans, âge auquel le corps a atteint, en général, sa perfection physique. Aussi est-ce d'une façon arbitraire que l'usage s'est introduit de prendre, comme limite de l'enfance, l'âge de quinze ans.

L'enfance comprend *quatre périodes* principales :

1º Une période de transition entre la vie intra-utérine et la vie extra-utérine, pendant laquelle les organes du **nouveau-né** s'accoutument progressivement aux conditions nouvelles de leur fonctionnement. Elle dure sept ou huit jours et prend fin quand la chute du cordon ombilical est achevée ;

2º La **première** ou **petite enfance**, pendant laquelle se produit l'éruption des *dents temporaires* ou *dents de lait* ; elle se termine vers trente mois, avec l'achèvement de cette dernière. L'enfant, qui s'appelle alors un *nourrisson*, un *bébé*, doit être nourri d'abord uniquement avec du lait (*période d'allaitement*) ; ensuite, il doit recevoir des aliments de plus en plus variés, en même temps que l'on diminue la quantité de lait et que l'on supprime l'allaitement au sein (*période du sevrage* ou de l'*ablactation*) ;

3° La **deuxième** ou **moyenne enfance**, qui s'étend de trente mois à six ans et qui n'est marquée par aucun phénomène physiologique saillant ;

4° La **troisième** ou **grande enfance**, qui commence avec l'éruption des *dents de deuxième dentition* et pendant laquelle se prépare et s'établit la *puberté*. Celle-ci se traduit par une série de transformations physiques, physiologiques et psychiques, liées à la maturation des organes génitaux ; chez les filles, la menstruation s'établit ; chez les garçons, il y a production de spermatozoïdes.

Le phénomène primordial de l'enfance est le développement ininterrompu de l'organisme, la **croissance**. Celle-ci est continue, mais non pas régulière ; on s'en rend compte en examinant les *tables* et les *courbes de croissance*, qui enregistrent les *poids* et les *tailles*. Il y a deux poussées de croissance séparées par une période de ralentissement : la première, qui fait suite à la croissance intra-utérine extrêmement active, se fait pendant les deux premières années et surtout pendant la première ; la seconde se produit pendant la dernière partie de la grande enfance et est intimement liée à la puberté. Le développement des différents segments du corps, des membres, du tronc, de la tête, de la cage thoracique, des organes internes présente également des modalités intéressantes. En même temps que l'*évolution physique*, se poursuit une *évolution psychique* et *intellectuelle*, importante à connaître au point de vue de l'hygiène.

Dans les chapitres qui vont suivre, nous étudierons l'hygiène des enfants aux étapes successives de leur évolution. Au préalable, nous consacrerons quelques pages à l'hygiène des parents avant la conception et de la mère pendant la grossesse ; leur santé retentit en effet grandement sur celle de l'enfant, et nous ne voulons pas mériter le reproche, que déjà Diderot adressait à Locke, de ne nous occuper de lui qu'après la naissance.

Pour fixer les idées, nous devons envisager des enfants répondant à un *type moyen*, qu'on a pris l'habitude de considérer comme le *type normal*. C'est à eux que s'appliquent les règles d'hygiène que nous allons exposer ; elles sont exactes pour la majorité d'entre eux. Mais, il ne faut pas l'oublier, bien des enfants s'éloignent de ce type. Les moyennes sont forcément établies à l'aide d'observations portant sur des individus très différents les uns des autres. Aucun d'eux ne leur correspond exactement ; les enfants ne sont pas tous coulés dans un même moule. La race, l'hérédité, le milieu, les facteurs multiples qui interviennent avant et après la naissance, créent autant de *tempéraments* que d'enfants, les rendent plus ou moins vigoureux ou chétifs, influencent leur croissance physique et psychique. Souvent des enfants de même âge semblent être d'âges différents. Comme l'écrit A. Binet dans les *Idées modernes sur les enfants*, « l'âge d'un enfant est lié à son développement. Il faut distinguer entre deux sortes d'âges : l'un est l'âge chronologique, qui résulte de la date inscrite sur l'acte de naissance ; l'autre est l'âge anatomique et physiologique, qui est exprimé par la hauteur de la taille, par le poids, par la force musculaire, le développement de la dentition et du système pileux, le timbre de la voix et tous les autres signes révélateurs de la maturité. Normalement, ces deux âges, le chronologique et le physiologique, se correspondent ; mais ils se correspondent avec de nombreuses exceptions. Il n'est pas rare de rencontrer des enfants qui sont plus ou moins âgés que leur âge légal ; et l'avance ou le retard s'élève parfois à deux ans, à trois ans, rarement à plus ».

D'autre part, à côté des enfants dont, somme toute, la santé est relativement bonne, il y a tous ceux qui sont en état d'imminence morbide, qui côtoient les *frontières de la maladie*, suivant l'expression du Dr Héricourt, ou qui sont déjà malades.

Dans ces diverses circonstances, il importe de rechercher et d'apprécier les caractères individuels qui éloignent un enfant du type moyen, ou de diagnostiquer un état pathologique. Les connaissances générales, forcément simples et schématiques, que chacun peut acquérir, deviennent alors insuffisantes. Il appartient au médecin d'intervenir et d'indiquer les mesures spéciales, dont l'urgence s'impose.

Toutes les personnes qui s'occupent des enfants ont le *devoir* de connaître les règles de l'hygiène infantile, pour savoir les élever et éviter des fautes préjudiciables. Elles commettraient par contre une grave *erreur*, si elles poussaient plus loin leur ambition. Le médecin, par ses études, par sa connaissance de l'enfant et de ses maladies, a seul qualité pour juger des difficultés qui se présentent si souvent dans la pratique. Il doit être le conseiller écouté des parents et des maîtres ; il lui appartient de diriger l'hygiène physique et de guider le pédagogue au point de vue de l'hygiène intellectuelle, pour proportionner les efforts demandés aux enfants à leurs capacités ; il rentre dans ses attributions de prévenir l'apparition des maladies, aussi bien que de les soigner. Personne d'ailleurs ne le met en doute. Rares sont les esprits chagrins, si tant est qu'il en existe encore, qui consentiraient à prendre à leur compte cette opinion de Jean-Jacques Rousseau : « Je déclare que, n'appelant jamais de médecin pour moi, je n'en appellerai jamais pour mon Émile, à moins que sa vie ne soit dans un danger évident ; car alors il ne peut pas lui faire pis que de le tuer. »

Nobécourt.

CONSEILS PRATIQUES

d'Hygiène Infantile

CHAPITRE PREMIER

HYGIÈNE DES PARENTS AVANT LA CONCEPTION ET DE LA MÈRE PENDANT LA GROSSESSE

PAR

NOBÉCOURT et **DARRÉ**

Puériculture avant la conception et pendant la grossesse ; eugénique.

1° HYGIÈNE DES PARENTS AVANT LA CONCEPTION. — a. *Maladies infectieuses des parents* : syphilis, tuberculose, infections aiguës. — b. *Intoxications des parents* : alcoolisme, poisons divers, intoxications professionnelles.

2° HYGIÈNE DE LA MÈRE PENDANT LA GROSSESSE. — *a*. Matériaux nécessaires à la formation du fœtus. — *b*. Alimentation de la femme enceinte. — *c*. Soins divers. — *d*. Travail des femmes enceintes. — *e*. Assistance des femmes enceintes.

La naissance ne constitue qu'une étape dans le développement de l'être humain. Déjà influencé au moment de la conception par l'état du spermatozoïde et de l'ovule qui lui transmettent certaines modalités héréditaires, il reflète, pendant la durée de la vie intra-utérine, les phénomènes qui

Hygiène infantile.　　　　　　　　　　　　　　1

se passent dans l'organisme maternel. Comme toutes les phases de la vie sont solidaires les unes des autres, la santé de l'enfant dépend de celle de l'embryon et du fœtus, de même que, plus tard, l'adulte ne vaut qu'autant qu'a valu l'enfant.

Pour que les enfants soient robustes et sains, il est indispensable que les parents jouissent d'une bonne santé au moment de la procréation et que la mère reçoive, pendant toute la durée de la grossesse, les soins nécessaires au développement normal du fœtus. Il faut, suivant une expression bien connue, pratiquer la *puériculture avant la conception* et *pendant la grossesse* ; il faut se conformer aux règles de l'*eugénique*. « Celui qui veut que l'arbre de son jardin prospère », écrivait déjà Diderot à la fin du XVIIIe siècle, « choisit la saison, prépare le sol et prend un grand nombre de précautions, dont la plupart me semblent applicables à un être de la nature beaucoup plus important que l'arbre. Je veux que le père et la mère soient sains... Lorsque vous aurez planté dans votre verger un jeune arbrisseau, allez le secouer avec violence seulement une fois par jour, et vous verrez ce qui arrivera. Qu'une femme enceinte soit donc un objet sacré pour son époux et pour ses voisins. »

I. — HYGIÈNE DES PARENTS AVANT LA CONCEPTION

Un enfant ne devrait être procréé que par des parents en pleine santé physique et morale. Cet idéal ne peut évidemment pas être toujours réalisé ; tout au moins doit-on chercher à s'en rapprocher le plus possible et à éviter aux enfants les tares héréditaires les plus graves.

Ce sont surtout les *infections* et les *intoxications dont souffrent les parents* qui peuvent retentir de la façon la plus fâcheuse sur les enfants.

a. **Maladies infectieuses des parents.** — SYPHILIS. — Parmi les infections, la syphilis occupe la première place. *Un syphilitique ne doit jamais se marier sans avoir consulté un médecin.* Le mariage ne peut être autorisé que dans certaines conditions, variables suivant chaque cas particulier, et après un examen complet des organes et des humeurs. D'une manière générale, il faut que la syphilis ne soit plus en activité, c'est-à-dire que quatre années au moins soient écoulées depuis le début de la maladie, qu'aucun accident ne soit survenu depuis deux ans au moins, que le sujet ait suivi régulièrement un traitement intensif, qu'il ne présente aucun symptôme suspect, que la réaction de Wassermann soit négative. Il serait indispensable, en outre, par l'examen du liquide céphalo-rachidien retiré par la ponction lombaire, de s'assurer de l'intégrité des centres nerveux ; souvent, en effet, la syphilis paraît éteinte, alors qu'elle évolue sournoisement au niveau des enveloppes du cerveau ou de la moelle.

Si le syphilitique a reçu l'autorisation de se marier, il doit continuer à se soumettre à une observation médicale ; avant de procréer, il doit subir pendant six mois au moins un traitement intensif, alors même qu'il paraît guéri, car la guérison ne peut jamais être affirmée d'une façon certaine.

La femme sera soumise pendant la grossesse à un traitement spécifique, car elle est souvent contaminée, alors même qu'elle ne présente aucun symptôme manifeste. On agit ainsi sur l'embryon et sur le fœtus ; on combat la syphilis s'ils ont été, malgré tout, infectés, ou on l'empêche de se développer, car l'agent pathogène, le *Treponema pallidum* de Schaudinn, peut traverser le placenta et, à tout moment de la grossesse, envahir le fœtus qui avait jusque-là échappé à son atteinte.

De cette manière, on met les enfants dans les meilleures conditions et on peut leur éviter les conséquences de l'infection syphilitique de leurs ascendants, soit la maladie elle-même, la *syphilis héréditaire*, soit les *malformations*, les *monstruosités*, les *dystrophies* ou la *débilité congénitale*. Dans certains cas particulièrement graves cependant, malgré toutes ces précautions, l'enfant présente à une époque plus ou moins précoce des manifestations de syphilis héréditaire ; mais ces faits sont heureusement assez rares, et, en général, ils sont la triste conséquence de la coupable négligence des parents.

La syphilis est encore responsable d'autres méfaits. Elle est un facteur important d'*avortements* et de *morti-natalité* (plus des deux tiers des grossesses se terminent ainsi), ainsi que de *mortalité infantile précoce* (sur 100 enfants entachés d'hérédo-syphilis, 80 meurent avant un an). Cette influence se poursuit encore à la seconde génération : près de la moitié des grossesses, dans les ménages d'hérédo-syphilitiques, se terminent par des avortements ou par la naissance d'enfants qui meurent en bas âge.

Tuberculose. — La tuberculose mérite de retenir l'attention à plusieurs titres. Parfois son microbe pathogène, le *bacille de Koch*, pénètre au moment de la conception ou pendant la grossesse dans l'organisme de l'embryon ou du fœtus et le tuberculise (*hérédité de germe*) ; mais cette éventualité est heureusement exceptionnelle, quoique incontestable. *On ne naît pas tuberculeux, mais tuberculisable*, en ce sens que l'enfant de parents tuberculeux *se défend mal* contre le bacille de la tuberculose (*hérédité de terrain*) ;

en outre, cet enfant est souvent un *débile*, un *avorton*, et peut présenter des *malformations* multiples.

Il importe donc que le tuberculeux consulte le médecin avant de se marier. *Le mariage ne peut être permis* que si la tuberculose est complètement éteinte depuis plusieurs années, si elle n'a déterminé que des accidents relativement légers et des lésions superficielles qui paraissent cicatrisées.

Si c'est la *mère* qui a été atteinte de tuberculose, elle doit être surveillée avec attention pendant toute sa grossesse : il faut la soumettre à une alimentation et une hygiène générale appropriées, lui conseiller, s'il est possible, une cure climatique, de façon à éviter qu'un réveil de la tuberculose ne vienne compromettre sa santé et celle de son rejeton.

INFECTIONS AIGUËS. — Les infections aiguës ne sont pas sans importance quand elles ont frappé le père ou la mère immédiatement avant la procréation ; elles exercent une influence fâcheuse sur les enfants : si ceux-ci peuvent être normaux, souvent ils sont débiles, parfois ils sont malformés, parfois enfin ils présentent certaines tares organiques. Par conséquent, au sortir d'une infection aiguë, il faut éviter la procréation ; le malade doit être totalement guéri et depuis longtemps sorti de convalescence, s'il veut avoir un enfant sain.

D'autre part, les infections peuvent *frapper la mère pendant la grossesse* (fièvre typhoïde, pneumonie, érysipèle, etc.) ; elles sont toujours des plus fâcheuses pour le fœtus. Non seulement elles interrompent souvent la grossesse et provoquent un avortement, mais encore, si la grossesse poursuit son cours, elles retentissent sur l'enfant et peuvent être une cause de débilité congénitale, de malformations ou de prédispositions morbides diverses. Il faut donc tout mettre en œuvre pour prévenir ces conséquences, qu'il est possible d'éviter par des mesures hygiéniques.

b. **Intoxications des parents.** — Les intoxications des générateurs influencent défavorablement leur descendance.

ALCOOLISME. — L'alcoolisme joue à cet égard un rôle capital. Les enfants des alcooliques *meurent dans une forte proportion* ; une statistique allemande montre que, sur 100 nouveau-nés, 44 n'atteignent pas l'âge d'un mois. Les autres peuvent être des *avortons*, rester des *infantiles*, porter des *stigmates de dégénérescence* ; mais ils sont surtout frappés au niveau de leurs centres nerveux. Au degré le plus léger, ils présentent, dès le premier âge, une *excitabilité exagérée* du système nerveux ; sous l'influence de causes minimes, on voit apparaître chez eux des *convulsions* et, plus tard, des *terreurs nocturnes*, de l'*incontinence d'urine*, de l'*hystérie*. Souvent les manifestations sont plus graves : ce sont l'*épilepsie* ou des *lésions profondes du cerveau* (anencéphalie, porencéphalie, hydrocéphalie, microcéphalie, scléroses cérébrales), causes de *troubles intellectuels* qui peuvent aller jusqu'à l'*idiotie* complète ; la statistique que nous venons de citer porte que, parmi les 56 enfants d'alcooliques qui survivent sur 100, 19 deviennent idiots ou épileptiques.

L'*intoxication alcoolique aiguë* passagère, même chez un individu ordinairement sobre, est souvent responsable de ces phénomènes, car l'alcool impressionne le spermatozoïde ou l'ovule ; il est donc capital d'éviter la procréation, non seulement en cas d'ivresse complète, mais même après un abus de boissons alcooliques insuffisant pour amener l'ivresse.

L'*alcoolisme chronique* est infiniment plus redoutable ;

ses conséquences, au point de vue de la génération, très sérieuses déjà quand il s'agit de l'homme, le sont encore plus quand il s'agit de la femme. Les alcooliques doivent donc être soumis à une désintoxication et complètement sevrés d'alcool depuis longtemps avant de procréer.

L'action néfaste de l'alcool, non seulement sur les individus qui en abusent, mais sur leur descendance, est pour notre race une cause de déchéance, qu'on ne saurait trop proclamer.

Poisons divers. — *Intoxications professionnelles.* — L'*opium*, la *morphine*, la *cocaïne* présentent des dangers comparables à ceux de l'alcool; il en est de même des intoxications par le *plomb*, le *mercure*, le *sulfure de carbone*, l'*oxyde de carbone*, le *tabac*.

Les conséquences apparaissent surtout manifestes quand les femmes sont intoxiquées : ce sont la fréquence des avortements, le taux élevé de la mortalité infantile, des tares diverses. Certaines de ces intoxications sont *professionnelles* ; aussi convient-il de réglementer le travail des femmes dans les industries où elles se réalisent, et d'ailleurs la *loi du 2 novembre* 1892 interdit leur emploi dans un certain nombre d'entre elles.

L'hérédité pathologique peut encore être conditionnée par beaucoup d'autres facteurs qu'il nous est impossible de passer en revue ici ; il nous suffit d'avoir indiqué les plus importants, ceux que tous parents doivent connaître afin de pouvoir en éviter les effets. Le médecin devrait toujours être consulté sur l'opportunité d'un mariage ; il pourrait indiquer ceux qui ne doivent pas être faits ; il pourrait, d'autre part, donner les conseils nécessaires pour éviter les conséquences de l'hérédité pathologique dans les cas où le mariage, sans être absolument satisfaisant, peut être cependant autorisé (hérédité névropathique, hérédité arthritique, etc.).

II. — HYGIÈNE DE LA MÈRE PENDANT LA GROSSESSE

Il ne suffit pas que les parents soient indemnes de toute tare au moment de la procréation pour que l'enfant naisse en parfaite santé. Il convient encore de mettre en œuvre, pendant la gestation, les moyens qui permettront à la femme d'accoucher à terme d'un enfant robuste et sain. Il faut penser enfin à la nourrice de demain, et celle-ci ne pourra allaiter convenablement qu'à la condition de n'avoir pas été épuisée par sa grossesse.

a. **Alimentation**. — Matériaux nécessaires a la formation du fœtus. — La formation de l'embryon et du fœtus demande des matériaux abondants et choisis. Si les besoins du nouvel être sont minimes pendant les premières phases de la vie embryonnaire, ils deviennent de plus en plus grands pendant les dernières périodes de la vie intra-utérine, surtout à partir du début du huitième mois.

Il est donc nécessaire de donner à la femme enceinte une *alimentation forte*, qui lui permette de subvenir aux besoins du fœtus, particulièrement dans le dernier tiers ou le dernier quart de la grossesse. Elle doit contenir, en proportions convenables, des matières azotées ou albuminoïdes (œuf, viande, poisson, etc.), des hydrates de carbone (sucres, farines), des graisses, des matières minérales, entrant dans la constitution des tissus du fœtus.

Les *quantités d'azote* nécessaires au fœtus, très faibles pendant les quatre premiers mois, augmentent un peu jusqu'au début du huitième mois et notablement ensuite, sans dépasser cependant 1 gramme par jour, soit environ 6 grammes d'albumine. En tenant compte du placenta, du développement de l'utérus et des mamelles, il faut donner à la femme enceinte un supplément quotidien de 1^{gr},50 d'azote, soit environ 10 grammes d'albumine, pour qu'aucune atteinte ne soit portée à son capital azoté. La ration d'albumine ne doit être augmentée qu'à partir du huitième mois et dans des proportions relativement faibles : si l'on admet pour la femme adulte, en dehors de la grossesse, une ration de 1 gramme d'albumine par kilogramme et par jour, il sera très largement suffisant de donner à la femme enceinte 1^{gr},50 environ d'albumine par kilogramme et par jour.

Les rations d'*hydrates de carbone* et de *graisse* doivent être également augmentées pendant la grossesse; mais il n'est pas possible de déterminer exactement dans quelles proportions. Les tissus du fœtus sont très riches en glyco-gène (substance analogue à l'amidon qui se transforme en sucre ou glucose au fur et à mesure des besoins), sauf peut-être le système nerveux ; plus tard, il se transforme en graisse et persiste seulement dans le foie et dans les muscles. Or, ce glycogène fœtal provient du glycogène et sans doute aussi de la graisse contenus dans les tissus de la mère. Il convient donc d'augmenter la ration des hydrates de carbone et des graisses d'une façon assez précoce, puisque les tissus fœtaux sont riches en glycogène dès les premiers temps du développement. Cependant, il faut se garder d'exagérer, car on augmenterait d'une façon excessive la glycémie et la lipémie chez la femme et on provoquerait la surcharge graisseuse de ses organes.

Les besoins du fœtus en *phosphore* sont très grands à partir du début du huitième mois et surtout dans les dernières phases de la grossesse. A la ration moyenne de $0^{gr},60$ d'acide phosphorique par kilogramme corporel, il faut ajouter quotidiennement $0^{gr},60$ pour les besoins du fœtus.

De même, c'est surtout à la fin de la grossesse que le fœtus fixe de la *chaux*, et il est nécessaire qu'à partir du huitième mois on en ajoute à la ration habituelle $0^{gr},65$ environ par jour.

Les besoins en *sels de potasse*, de *soude*, de *magnésie*, etc., notamment en *chlorure de sodium*, ne sont pas négligeables ; ils sont couverts lorsque l'alimentation est réglée d'après les données précédentes.

Quant au *fer*, il doit être donné en plus grande quantité qu'à l'état normal.

Aliments nécessaires a la femme enceinte. — Le régime de la femme enceinte doit être un *régime mixte normal*, auquel on ajoute certains aliments pour satisfaire aux besoins du fœtus.

Pour *augmenter la ration d'albumine*, on a recours au lait plutôt qu'à la viande, au poisson ou aux œufs ; il suffit de donner en supplément un tiers ou un demi-litre de lait de vache.

Une femme pesant 60 kilogrammes recevra une quantité suffisante de matières albuminoïdes avec 2 œufs, 200 grammes de viande de boucherie ou de volaille, un litre de lait (1) ; elle trouvera d'ailleurs un appoint dans le pain, les farines, les pâtes alimentaires, etc.

---

(1) La teneur moyenne de ces aliments en matières albuminoïdes est approximativement la suivante :

1 œuf de poule de 50 gr. (moins la coquille)..	=	7 grammes.
100 grammes de viande.....................	= 17 à 20	—
1 litre de lait de vache...................	= 35	—

Le lait fournira en même temps le *supplément de graisse* et de *sucre*, que l'on pourra demander également au *beurre*, au *sucre*, aux *aliments hydrocarbonés* (farines de céréales, fécules, pain, pâtes alimentaires, pommes de terre, lentilles, etc.).

Pour parfaire la ration de *phosphore* et de *chaux*, on utilisera encore le *lait* ; le demi-litre de lait de vache, donné en supplément, contient, en moyenne, $0^{gr},90$ d'acide phosphorique et $0^{gr},80$ de chaux. On pourra encore avoir recours aux *jaunes d'œufs*, riches en graisses azotées et phosphorées ou lécithines : un jaune d'œuf de poule contient environ $0^{gr},13$ d'acide phosphorique et une proportion notable de chaux.

Le *fer* ne se trouve qu'en minime quantité dans le lait (3 milligrammes environ dans un litre de lait de vache) ; il sera fourni par le *jaune d'œuf* et surtout par les *végétaux*, tels que les épinards, les lentilles, les pois, etc.

Tels sont les principaux aliments que doit utiliser la femme pendant la grossesse pour assurer le développement normal du fœtus et, en même temps, maintenir son organisme dans les meilleures conditions possibles. Si la ration est insuffisante, ce n'est pas seulement le fœtus qui en souffre, c'est encore et surtout la mère ; les besoins du fœtus, en effet, dominent ceux de la mère qui doit puiser dans ses propres réserves pour parer à l'insuffisance des éléments ingérés ; elle maigrit, s'affaiblit et elle sera incapable, après avoir mis au monde un enfant souvent débile, de l'allaiter.

Mais, s'il faut donner à la femme enceinte une alimentation substantielle, il faut se garder d'une suralimentation excessive qui aurait pour résultat de troubler le fonctionnement des organes digestifs et souvent de conduire à une obésité durable les femmes prédisposées par leur hérédité.

b. **Soins divers.** — La femme enceinte doit prendre diverses précautions sur lesquelles nous n'avons pas à insister ici.

Ses *vêtements* ne doivent pas comprimer le ventre et s'opposer au développement de la matrice ; certaines présentations vicieuses du fœtus, certaines malformations de l'enfant reconnaissent pour cause la compression de l'utérus. Ils ne doivent pas non plus gêner l'augmentation du volume des seins.

Elle doit prendre les *soins de propreté* nécessaires ; les bains ne sont interdits que dans des cas particuliers.

Elle doit faire rechercher de temps en temps l'*albumine* dans ses urines. L'albuminurie demande un traitement spécial pour éviter à la mère des crises d'éclampsie au moment de l'accouchement, pour éviter d'autre part l'accouchement prématuré et des lésions des organes du fœtus, qui peuvent entraîner sa mort.

Enfin, elle doit se *préparer à allaiter son enfant.*

Dès la fécondation, les glandes mammaires entrent en activité. Les seins deviennent gros et lourds ; la circulation veineuse sous-cutanée est plus apparente ; les mamelons s'hypertrophient. A partir du troisième ou du quatrième mois, ils sécrètent le *colostrum,* liquide épais, visqueux, blanc jaunâtre, qui se transformera en lait après l'accouchement. Assez souvent les modifications des seins et la sécrétion du colostrum sont peu importantes ; il ne faut pas en conclure que la mère sera mauvaise nourrice.

Pour éviter les *gerçures* et les *crevasses du mamelon,* si communes au début de l'allaitement, il faut faire pendant les dernières semaines de la grossesse, chaque jour, un savonnage à l'eau chaude, puis une lotion avec de l'eau additionnée d'un tiers d'alcool, et enfin un léger pétrissage avec les doigts enduits de vaseline.

Quand le mamelon est déprimé ou peu saillant, ce qui constitue une difficulté pour l'allaitement, il convient de pratiquer chaque jour des manœuvres de déplissement et d'étirement avec les doigts enduits de vaseline ou de glycérine.

c. **Travail.** — Il ne suffit pas de donner à la femme enceinte une alimentation substantielle, il faut aussi régler le travail qu'elle peut fournir sans nuire au développement du fœtus.

Certes, la femme enceinte ne doit pas renoncer à toute occupation et à tout exercice physique; une inaction complète, jointe à une alimentation trop riche, amène presque fatalement l'obésité. Mais on doit proscrire les exercices violents (danse, équitation, natation, bicyclette, etc.) et les travaux fatigants pendant toute la durée de la gestation. Il faut surtout interdire le travail dans les derniers mois, à partir du huitième et même souvent à partir du sixième : les statistiques montrent que les enfants des femmes qui se sont reposées naissent plus près du terme et pèsent davantage que ceux dont les mères ont continué à travailler jusqu'au moment de l'accouchement.

Dans les milieux fortunés et aisés, il est facile à la femme enceinte de se reposer et de ne se livrer qu'à un exercice modéré, tel que la promenade à pied. Mais il n'en est pas de même dans les milieux ouvriers ; aussi, depuis longtemps, les législateurs se sont-ils préoccupés de limiter ou d'interdire le travail des femmes enceintes. En France, le Parlement a discuté cette question à plusieurs reprises à partir de 1887; finalement il a voté une *loi promulguée le*

28 *novembre* 1909, qui permet aux femmes de se reposer pendant huit semaines consécutives dans la période qui précède et suit l'accouchement, sans entraîner la rupture par l'employeur du contrat de louage de services.

Cette loi est insuffisante. Il faut rendre le repos obligatoire pendant le dernier mois au moins de la grossesse. Cette obligation comporte nécessairement le droit à une indemnité suffisante pour la femme qui vit de son métier, c'est-à-dire l'*assistance obligatoire des femmes enceintes*. La nouvelle loi, votée par le Sénat le 5 décembre 1912 et par la Chambre des députés en juin 1913, n'impose pas le repos, mais accorde à la femme enceinte une allocation journalière avant les couches, sur « production d'un certificat médical qu'elle ne peut continuer à travailler sans danger pour elle-même ou pour l'enfant ».

d. **Assistance des femmes enceintes.** — Actuellement l'assistance des femmes enceintes n'est pas suffisamment assurée.

Indépendamment des *secours de grossesse*, donnés par l'Assistance publique et par quelques œuvres privées, secours presque toujours insuffisants, parfois même insignifiants, l'assistance aux femmes enceintes est réalisée par des *asiles-ouvroirs*, institutions publiques ou privées, qui permettent à la femme de se livrer à un travail peu fatigant, lui assurant quelques économies. Malheureusement ces œuvres sont peu nombreuses et surtout ne permettent d'hospitaliser les femmes qu'à une époque assez avancée de la grossesse, jamais avant sept mois et demi et souvent même fort peu de temps avant l'accouchement.

Les *administrations publiques* accordent à leurs employées ou à leurs ouvrières, sur leur demande, des congés avec traitement ou salaire, pendant les trente jours qui précèdent la date présumée de l'accouchement.

Il faudrait multiplier les refuges, les asiles-ouvroirs, y recevoir les femmes dès le sixième mois de leur grossesse, les secourir suffisamment pendant les premiers mois de façon à leur permettre de fournir un travail moins assidu. Il faudrait aider les femmes qui ne peuvent quitter le domicile familial. Il faudrait enfin développer les *mutualités maternelles* et les subventionner largement pour qu'elles puissent assurer aux femmes prévoyantes un repos prolongé avant comme après l'accouchement.

Enfin la *surveillance médicale de la femme enceinte* présente une importance capitale, non seulement pour éviter à la mère les dangers qui peuvent résulter de la grossesse pathologique, mais encore pour assurer le développement normal de l'enfant. C'est à ce but que répondent les *consultations obstétricales*, organisées dans les maternités ou instituées par les mutualités maternelles.

La femme enceinte, privée de ressources ou ne possédant que des ressources insuffisantes, a *droit* à l'aide de la collectivité, à laquelle elle rend un service de première importance. La société a le *devoir* de l'aider à mener à bien sa grossesse et à mettre au monde un enfant sain et vigoureux. Jamais plus qu'à l'heure actuelle ces principes ne sont apparus aussi vrais.

CHAPITRE II

HYGIÈNE DU NOUVEAU-NÉ

PAR

NOBÉCOURT et DARRÉ

LE NOUVEAU-NÉ. — Particularités physiologiques. — Infections : maladies dites obstétricales de causes mécaniques et d'origine infectieuse.

I. HYGIÈNE DU NOUVEAU-NÉ AU MOMENT DE LA NAISSANCE. — Mort apparente : soins divers, respiration artificielle. — Nettoyage des yeux. — Ligature et section du cordon ombilical. — Nettoyage du corps : bain ; poudres. — Pesage. Pansement du cordon ombilical. — Habillement : maillot ; habillement à l'anglaise, à l'américaine ; coiffure. — Couchage : berceau.

II. HYGIÈNE DU NOUVEAU-NÉ DANS LES JOURS QUI SUIVENT LA NAISSANCE. — Poids et taille. — Allaitement naturel : montée du lait, premières tétées. — Allaitement artificiel. — Allaitement mixte. — Fonctions digestives. — Soins de propreté. — Sommeil. — Vaccination. — Hygiène du prématuré : réchauffement, couveuses ; alimentation.

MORTALITÉ PENDANT LE PREMIER MOIS DE LA VIE.

Pendant les premiers jours de la vie, l'enfant, qu'on appelle un *nouveau-né*, présente de nombreuses particularités physiologiques et pathologiques ; il demande des soins spéciaux.

L'enfant cesse d'être un nouveau-né au septième ou au huitième jour, quand la chute du cordon ombilical est achevée. Plusieurs auteurs cependant prolongent cette première période de la vie jusqu'au quinzième jour, moment où l'ombilic est cicatrisé, et même jusqu'à deux ou trois mois.

On observe à ce moment des phénomènes singuliers, qui constituent une véritable *puberté en miniature* : congestion utéro-ovarienne assez intense parfois pour déterminer un écoulement sanguin, comparable à la menstruation, chez les filles ; gonflement des testicules chez les garçons ; tuméfaction des glandes mammaires avec sécrétion de lait, sécrétion sébacée abondante de la peau (*vernix caseosa*), accompagnée de miliaire sébacée, comparable à l'acné de la puberté, chez les enfants des deux sexes. Cette crise génitale, qui serait due à l'action exercée sur le fœtus par les sécrétions internes du placenta, commence durant la vie intra-utérine et persiste pendant huit ou dix jours après la naissance.

Le nouveau-né a les mêmes *prédispositions morbides* que le nourrisson plus âgé : chez l'un comme chez l'autre, les infections spécifiques (fièvres éruptives, fièvre typhoïde, diphtérie, coqueluche, oreillons, etc.) sont relativement rares, tandis que les infections banales, causées par les germes qui vivent en saprophytes à la surface de la peau ou dans les cavités muqueuses (staphylocoques, streptocoques, pneumocoques, etc.) sont particulièrement fréquentes et graves. Mais c'est surtout chez lui que se fait sentir de la façon la plus saisissante l'*influence des maladies des parents*, et que se développent les *affections qui sont la conséquence de l'accouchement*; rappelons toutefois que leur retentissement ne devient souvent manifeste qu'à un âge plus avancé.

Les *maladies* dites *obstétricales* sont importantes à connaître au point de vue de l'hygiène prophylactique. Les unes reconnaissent une *cause mécanique* et résultent des violences supportées par le fœtus au cours d'un accouchement laborieux (céphalhématome ou bosse sanguine formée

sous la peau du crâne, hématome du sterno-cléido-mastoï-
dien, hémorragies méningées et encéphaliques, paralysies
de la face ou du membre supérieur, fractures, asphyxie,
syncope, etc.). D'autres sont dues à des *infections* et se
réalisent de diverses façons ; elles peuvent se produire
lorsque l'accouchement tarde à se faire, une fois que la
poche des eaux s'est rompue et que la cavité de l'œuf
communique avec l'extérieur, ou durant la traversée du
vagin, et réaliser des rhinites, des otites, des bronchopneumonies, des infections digestives ou cutanées, des
infections générales ; une des plus fréquentes est l'ophtalmie
purulente, due au gonocoque.

Très importantes également sont les *sources d'infection
qui menacent l'enfant après qu'il a quitté l'organisme maternel* :
les mains qui le reçoivent, les objets qui le touchent, les
aliments qu'il ingère, l'eau des bains, en un mot tout ce qui
entre en contact avec lui peut constituer une cause de
contamination. Si l'infection peut se faire par la peau, par
les voies digestives ou respiratoires, par la conjonctive, elle
se fait souvent par la plaie ombilicale, porte d'entrée
largement ouverte. Parfois tout se borne à une inflammation légère ; mais, dans d'autres cas, l'infection est grave,
détermine un phlegmon, un érysipèle, un tétanos, une
péritonite, une hépatite, ou se généralise.

Tels sont les dangers qui menacent le nouveau-né. Il faut
donc l'entourer de soins attentifs pour l'en préserver, en
même temps que pour assurer son développement normal. « Incapable de faire encore usage de ses organes et de
se servir de ses sens », a écrit notre grand naturaliste Buffon,
« l'enfant qui naît a besoin de secours de toute espèce : c'est
une image de misère et de douleur ; il est, dans ces premiers
temps de la vie, plus faible qu'aucun des animaux ; sa vie

incertaine et chancelante paraît devoir finir à chaque instant ; il ne peut se soutenir ni se mouvoir ; à peine a-t-il la force nécessaire pour exister et pour annoncer par des gémissements les souffrances qu'il éprouve. »

I. — HYGIÈNE DU NOUVEAU-NÉ AU MOMENT DE LA NAISSANCE

Dès que l'enfant est sorti du corps de sa mère, on le pose entre ses jambes, sur un linge propre et chaud, en évitant de comprimer le cordon et d'exercer aucune traction sur le placenta encore adhérent au fond de l'utérus ; on l'étend sur le dos, dans une situation qui facilite sa respiration.

Généralement, le nouveau-né ne tarde pas à crier et à agiter ses membres. Il suffit alors de procéder immédiatement au nettoyage des yeux, en se conformant aux indications données plus loin. Parfois, il est nécessaire d'enlever les mucosités contenues dans la cavité buccale à l'aide de l'index soigneusement lavé et enveloppé de coton hydrophile stérilisé ; lorsque cette manœuvre est nécessaire, il faut la pratiquer avec beaucoup de douceur et éviter, en frottant la muqueuse, de créer de petites plaies, qui peuvent s'infecter et être le point de départ d'une stomatite, d'une gastro-entérite ou surtout d'une bronchopneumonie fréquemment mortelles.

Mort apparente du nouveau-né. — Parfois, au lieu de crier et de s'agiter, le nouveau-né reste inerte, bien que les téguments soient à peu près normalement colorés ; *il naît étonné*. Dans ce cas, il suffit d'enlever avec soin les mucosités qui obstruent la bouche et l'arrière-gorge, de frictionner légèrement le dos avec la main ou avec un linge de flanelle imbibé d'un peu d'alcool, pour voir, au bout de quelques minutes, apparaître les mouvements respiratoires, puis les cris.

Dans quelques cas, le nouveau-né est *en état de mort apparente*. Il est complètement inerte ; sa tête roule dans tous les sens quand on le déplace, par suite de la résolution musculaire ; il ne respire pas ; les battements de son cœur sont à peine perceptibles ; sa peau est tantôt violacée, presque noire (*état asphyxique*), tantôt d'une pâleur cadavérique (*état syncopal*).

Dans ces circonstances, il faut se hâter d'intervenir. On sectionne et on ligature le cordon aussi rapidement que possible, en procédant comme il sera dit plus loin. Puis, on essaye de faire naître les mouvements respiratoires par des excitations violentes de la peau : on flagelle l'enfant en le tenant la tête en bas, on le frictionne avec de l'alcool, on le plonge dans un bain chaud à 40° ou dans un bain sinapisé ; si, au bout de deux à trois minutes, la coloration violacée s'atténue et si les mouvements respiratoires commencent à apparaître, on sort l'enfant du bain, on l'essuie rapidement avec un linge chaud, on le frictionne sur les membres et sur la région dorsale avec un peu d'alcool, puis on le plonge à nouveau dans le bain chaud pendant quelques minutes jusqu'à ce que la peau soit bien rouge et que l'enfant crie avec énergie. Malheureusement, dans la majorité des cas, ces moyens simples ne suffisent pas et, sans s'y attarder plus de quelques minutes, il faut avoir recours au plus vite à la respiration artificielle.

Respiration artificielle. — Le meilleur procédé de respiration artificielle consiste à *insuffler directement de l'air* dans les voies respiratoires du nouveau-né. Mais c'est une manœuvre délicate qui ne peut être faite que par une sage-femme ou un médecin expérimentés, à l'aide d'appareils spéciaux.

En l'absence du médecin, on essayera de méthodes plus faciles à exécuter.

Le *procédé de Sylvester* est le plus usité : l'enfant est couché sur le dos, la tête légèrement élevée ; on saisit les

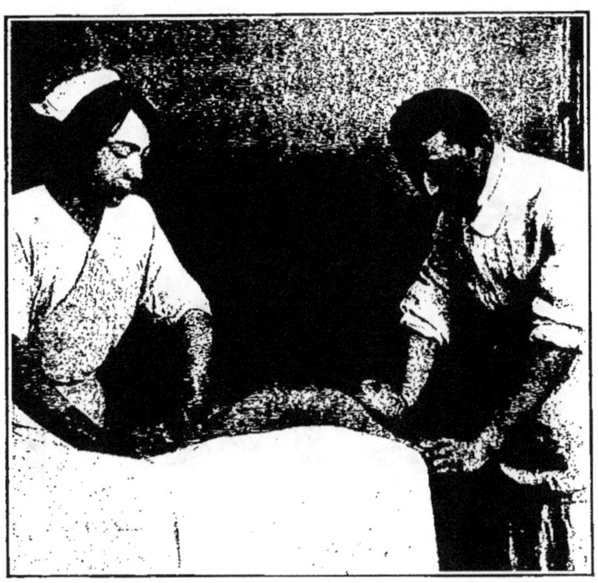

Fig. 1. — *Respiration artificielle.* — Premier temps : élévation des bras.

membres supérieurs au niveau des avant-bras, on les élève aussi haut que possible au-dessus de la tête (fig. 1), ce qui détermine un mouvement d'inspiration ; ensuite on les abaisse le long du tronc en comprimant légèrement le thorax (fig. 2), ce qui produit une expiration.

Le *procédé de Schultze* est plus délicat : l'enfant est tenu verticalement par les doigts des deux mains passées sous les aisselles, les pouces répondant à la partie antérieure du thorax et soutenant la tête; on le soulève brusquement en le portant en avant et en haut, de manière à lui faire faire une sorte de culbute, ce qui détermine une expiration; ensuite on le replace dans la situation première, ce qui produit une inspiration.

Dans l'une et l'autre méthode, les mouvements alternatifs

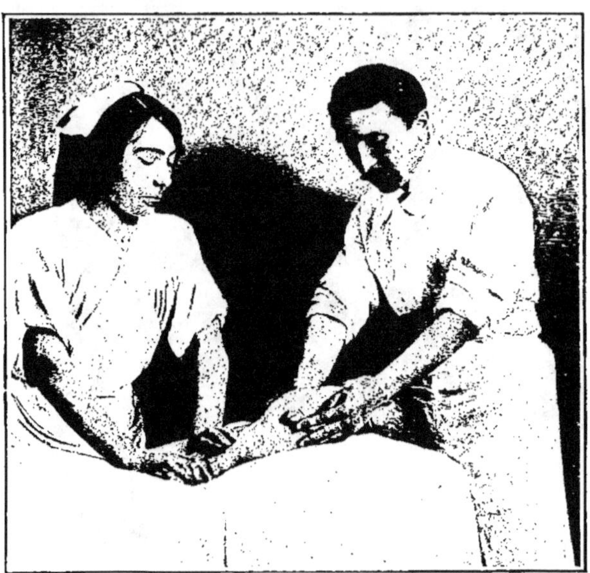

Fig. 2. — *Respiration artificielle.* — Second temps : abaissement des bras et pression du thorax.

sont exécutés d'une façon rythmique jusqu'à ce que la respiration s'établisse.

Quant à la méthode des *tractions rythmées de la langue de Laborde*, elle peut déterminer des lésions de la langue susceptibles de devenir, chez un nouveau-né, le point de départ de complications infectieuses redoutables; aussi vaut-il mieux ne pas y avoir recours.

Lorsque l'enfant a été ranimé, on le replonge dans un bain sinapisé ou non ; puis on le frictionne et on l'essuie soigneusement. Il faut le surveiller de très près, car, s'il n'a été ranimé qu'avec difficulté, il présente fréquemment de nouveaux accès asphyxiques, qu'il faut traiter à nouveau par la respiration artificielle ; souvent il succombe dans les deux ou trois premiers jours, après avoir eu ou non des convulsions.

Du reste, l'enfant, né en état de mort apparente, succombe assez souvent sans qu'il ait été possible de le ranimer, malgré un traitement judicieux.

Nettoyage des yeux. — Quand les incidents que nous venons de passer en revue ne se produisent pas, il faut, dès que la respiration s'est établie, procéder au *nettoyage des yeux* et les débarrasser de toutes les impuretés dont ils se sont souillés en traversant le vagin et la vulve. Ces soins ont une importance capitale *pour prévenir l'ophtalmie purulente*, affection très grave, qui peut entraîner la *cécité*. On enlève les mucosités qui recouvrent les paupières en les frottant doucement à plusieurs reprises avec un tampon d'ouate imbibé d'eau bouillie ou mieux d'eau de camomille ou d'eau boriquée ; puis on écarte le bord libre des paupières et on fait tomber dans chaque œil quelques gouttes de *jus de citron*. Si la mère a eu des pertes blanches pendant la grossesse, le jus de citron ne suffit pas ; il faut instiller entre les paupières II ou III gouttes d'une *solution de nitrate d'argent* à 1 p. 150 ; à ce titre, elle est efficace et ne cause pas d'inflammation de la conjonctive.

Ligature et section du cordon ombilical. — Il faut ensuite lier le cordon ombilical, puis le sectionner ; ce soin incombe au médecin, qui seul a les connaissances suffisantes pour bien pratiquer cette petite opération. Toutefois, l'accouchement pouvant se produire inopinément avant son arrivée, il peut être nécessaire de pratiquer une *ligature transitoire*, que le médecin remplacera ultérieurement par une ligature définitive.

Quand l'état de mort apparente n'oblige pas à pratiquer de suite cette opération, lorsque l'enfant naît dans de bonnes conditions, *il ne faut pas se hâter* ; la ligature et la section du cordon ne se feront qu'après le nettoyage des yeux. Il faut attendre qu'il ait fini de battre, ce qui se produit au bout de quelques minutes.

La ligature ne doit pas être posée au ras de l'ombilic, car, si une anse intestinale faisait hernie à travers l'anneau ombilical et pénétrait dans la partie du cordon qui l'avoisine, elle intéresserait l'intestin, interromprait la continuité du tube digestif et déterminerait de l'occlusion intestinale. Il faut donc *placer la ligature à 6 ou 7 centimètres de l'ombilic*.

La ligature sera faite de préférence avec une *soie plate* stérilisée, assez grosse ; on pourra à la rigueur employer un fil stérilisé par une ébullition d'une dizaine de minutes.

Avant de pratiquer l'opération, *on se désinfecte les mains* par le lavage à l'eau et au savon, suivi du trempage dans une solution de sublimé à 1 p. 1 000 ou simplement dans de l'alcool à 90°.

Après avoir fait décrire au fil un tour complet autour du cordon, on le noue solidement ; on peut même ajouter un second tour terminé par un nouveau nœud en un point diamétralement opposé au premier. Le fil est serré lentement, progressivement et assez fortement avant d'être noué. On sectionne ensuite, à 1 centimètre environ au delà de la ligature, la partie du cordon comprise entre celle-ci et l'organisme maternel, avec des ciseaux préalablement désinfectés par une ébullition de plusieurs minutes dans une solution de borate de soude à 20 p. 1 000.

Toutes les précautions que nous venons de mentionner sont nécessaires pour éviter des *infections ombilicales* qui peuvent être très graves. D'ailleurs, nous ne craignons pas de le répéter, cette ligature devra être remplacée par la sage-femme ou par le médecin, qui seuls ont qualité pour pratiquer la ligature définitive du cordon ombilical.

Nettoyage du corps. Bain. — Immédiatement après avoir pratiqué la ligature et la section du cordon, on doit nettoyer l'enfant, dont le corps est recouvert d'un enduit sébacé souvent très abondant et est généralement maculé de sang.

L'enduit sébacé est très difficile à enlever par un simple lavage à l'eau savonneuse; il nécessiterait des frictions énergiques, susceptibles d'excorier la peau si fragile du nouveau-né. Aussi procède-t-on de la façon suivante.

On couche l'enfant sur un oreiller placé sur une table et recouvert d'une serviette propre et chaude; on le frictionne doucement avec des tampons de coton imbibés de glycérine ou mieux d'un mélange, à parties égales, d'eau, d'alcool et de glycérine, principalement au niveau du cuir chevelu et des plis de flexion cervicaux, axillaires, inguinaux, où l'enduit sébacé est abondant. On le plonge ensuite dans un bain d'eau bouillie ou d'eau stérilisée par addition d'eau oxygénée, dans la proportion de 5 p. 100 environ, préparé dans une baignoire d'enfant préalablement désinfectée avec une solution de crésyline. Le bain doit être à la température de 37°, vérifiée avec un thermomètre; le nouveau-né se refroidit avec une extrême facilité et un bain trop froid, loin de l'endurcir, comme l'ont prétendu certains auteurs, l'expose à contracter une affection respiratoire qui peut être sérieuse. La tête est maintenue au-dessus de l'eau par la main gauche placée sous la nuque ; on ne doit jamais prendre l'enfant par un membre, à cause de la fragilité du squelette. De la main droite, on savonne doucement tout le corps. La durée du bain ne doit pas dépasser quatre ou cinq minutes.

Après le bain, l'enfant est enveloppé dans une serviette chaude et essuyé soigneusement avec un linge fin également chaud. Il ne faut négliger aucune partie du corps, car l'évaporation de l'eau laissée sur certains points de la surface cutanée est une des causes du coryza que prennent quelques enfants à la suite du premier bain.

Lorsque le corps est bien sec, on le saupoudre, en insistant sur les parties qui s'irritent facilement, les plis cervicaux, axillaires et inguinaux, les régions génitale et interfessière. Il faut employer des poudres très fines, qui ne s'agglomèrent pas en amas pâteux, ne fermentent pas et n'irritent pas : la *poudre de bismuth* et surtout la *poudre de talc* conviennent parfaitement ; la poudre d'amidon est moins bonne, car elle peut fermenter ; les poudres de riz parfumées sont mauvaises, car elles peuvent contenir des substances irritantes.

Pesage. Pansement du cordon ombilical. — Ces soins donnés, on procède au *pesage*. On a placé sur la corbeille de la balance un lange de laine dont on a fait la tare. L'enfant y est enveloppé et pesé, en suivant la technique exposée dans le chapitre suivant.

On fait ensuite le *pansement du cordon*. Certains accoucheurs préfèrent ne pratiquer qu'à ce moment la ligature définitive du cordon ; c'est certainement la meilleure méthode pour éviter toute contamination de la plaie ombilicale, car, dans les diverses manipulations (nettoyage de la peau, bain, poudrage, pesage), nombreuses sont les causes d'infection, si l'on ne prend pas des précautions spéciales.

Le meilleur pansement, le plus simple, celui qui favorise le mieux la dessiccation du cordon et sa chute rapide, est le *pansement sec aseptique*, sans addition d'aucune susbtance médicamenteuse. On introduit le cordon à travers un carré de gaze ou d'ouate stérilisée, au milieu duquel est taillé un orifice ; on l'enveloppe complètement dans de la ouate stérilisée ; on le porte en haut pour l'empêcher d'être souillé par l'urine et le méconium ; on maintient le tout au moyen d'une bande de flanelle enroulée deux ou trois fois autour du corps et très modérément serrée. Un bandage trop serré comprime le foie, gêne le fonctionnement du tube digestif et du diaphragme ; il n'a aucune utilité, même si l'enfant est menacé de hernie ombilicale.

Quand on démaillote l'enfant pour le changer, il faut, si le pansement est souillé, changer la ouate qui entoure le cordon, en évitant d'exercer une traction sur la tige ombilicale ; bien entendu, le pansement doit chaque fois être fait avec des mains parfaitement propres.

La *chute du cordon* se fait du cinquième au septième jour ; il peut se produire à ce moment un très léger écoulement sanguin. On ne doit jamais, même si le cordon ne paraît plus tenir que par un très mince pédicule, exercer une traction pour hâter sa chute ; on pourrait ainsi provoquer une petite hémorragie, si l'oblitération des vaisseaux n'était pas encore définitive. Lorsque le cordon tombe, l'ombilic n'est pas encore cicatrisé ; il faut donc continuer à faire chaque jour un pansement avec de la gaze ou de la ouate stérilisée, en prenant les précautions aseptiques nécessaires, car c'est surtout à ce moment que se fait l'infection de la plaie ombilicale, qui n'est plus protégée par le cordon. La cicatrisation n'est guère complète avant le douzième ou le quinzième jour.

Habillement. — Lorsque le cordon est pansé, on habille l'enfant. Deux modes d'habillement sont employés : le *maillot* et l'*habillement à l'anglaise*. Nous donnerons des détails plus complets dans le chapitre suivant.

Le MAILLOT est composé d'une *chemise*, d'une *brassière*, d'une *couche*, d'un *lange-éponge* et d'un *lange de laine*.

La *chemise* en toile fine, la *brassière* en flanèlle, à laquelle on superpose en hiver une brassière en piqué, sont courtes, fendues en arrière, assez larges pour pouvoir être croisées sur le dos. Ces deux ou trois pièces sont mises d'avance l'une dans l'autre pour faciliter l'emmaillotement (fig. 3).

La couche, le lange-éponge et le lange de laine sont disposés l'un au-dessus de l'autre dans l'ordre indiqué (fig. 4).

Pour faire facilement pénétrer le membre supérieur dans les manches, la personne qui habille le nouveau-né introduit les deux ou trois premiers doigts dans leur extrémité libre, saisit le poignet et l'attire doucement au dehors (fig. 5). La chemise et les brassières sont croisées en arrière et maintenues par des cordons ou par des épingles de nourrice (fig. 6).

La *couche* est une pièce de toile rectangulaire, pliée suivant une de ses diagonales de façon à présenter une forme de triangle. La base du triangle est placée autour du thorax, au-dessous des aisselles ; le sommet passe entre les jambes et est replié en avant ; les deux angles supérieurs sont portés en avant où ils viennent se croiser (fig. 7). Ainsi se trouve constituée une véritable culotte, qui empêche les excréments de souiller le lange adjacent.

Le *lange-éponge* est appliqué, par son bord supérieur, à la hauteur des aisselles au niveau de la couche qu'il

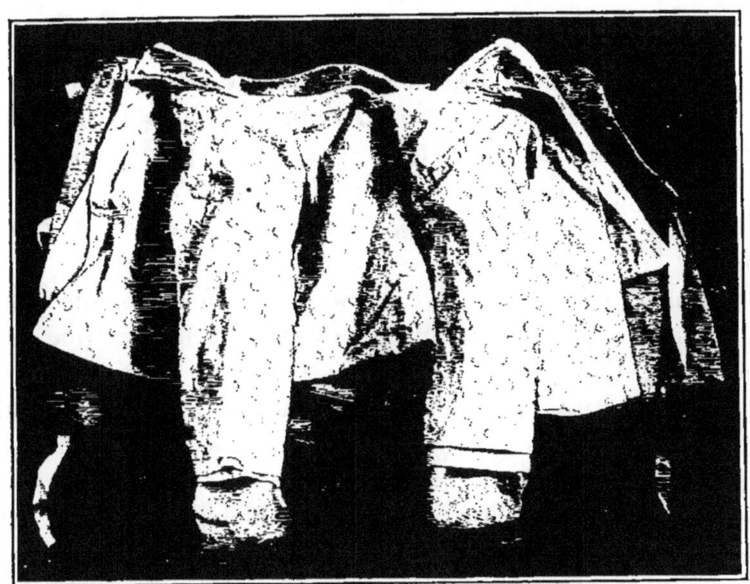

Fig. 3. — *Habillement du bébé.* — Disposition de la chemise et des brassières.

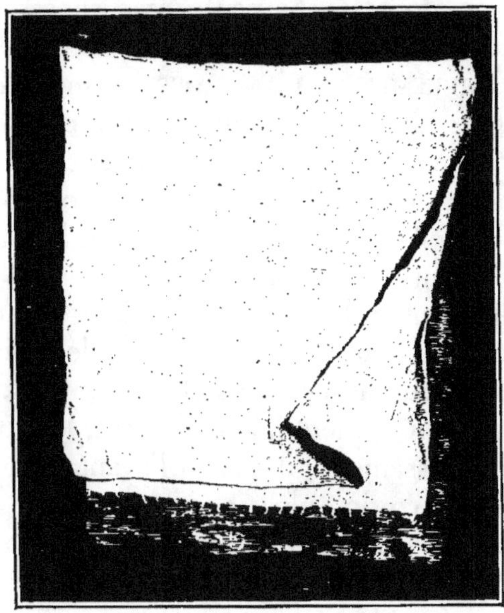

Fig. 4. — *Habillement du bébé.* — Disposition de la couche et des langes.

double (fig. 8); ses deux côtés sont ensuite ramenés en avant où ils se croisent. La partie inférieure de l'étui ainsi constitué est repliée à une certaine distance des pieds, puis fixée en arrière avec des épingles de nourrice (fig. 9).

Le *lange de laine* est disposé de la même façon (fig. 8 et fig. 9). L'emmaillotement est alors terminé (fig. 10).

Le maillot est recouvert d'un *cache-maillot*, longue *robe* à manches, plus ou moins ornementée, qui constitue un vêtement d'apparat.

Ainsi constitué, le maillot diffère notablement de ce qu'il était autrefois : au lieu de constituer une véritable cuirasse enserrant étroitement les bras, les jambes et comprimant tout le corps, il laisse les bras complètement libres, est assez ample pour permettre les mouvements des membres inférieurs, ne comprime pas la poitrine et ne gêne pas les mouvements respiratoires. Il a l'avantage de bien soutenir le nouveau-né, dont la charpente osseuse est frêle, et de bien le protéger contre les refroidissements.

Dans l'HABILLEMENT A L'ANGLAISE, le lange est remplacé par une *culotte* ajustée et maintenue par des boutons. La partie inférieure de cette culotte s'arrêtant un peu au-dessous des genoux, les jambes et les pieds sont protégés par des petits bas de laine ou de coton, suivant la saison, recouverts d'épais chaussons de laine.

Cet habillement a l'avantage de laisser à l'enfant une plus grande liberté de mouvements que le maillot. Néanmoins, pour le nouveau-né, le maillot est préférable, surtout pendant l'hiver : il soutient mieux l'enfant, le protège mieux contre le refroidissement ; il a aussi l'avantage de maintenir le pansement du cordon plus solidement et par conséquent de mieux mettre celui-ci à l'abri des souillures. Pour les prématurés et les débiles qui ont une très grande ten-

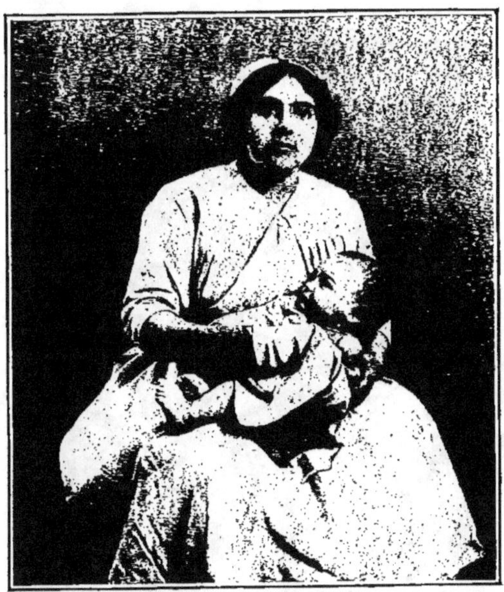

Fig. 5. — *Habillement du bébé*. — Introduction du bras dans les manches.

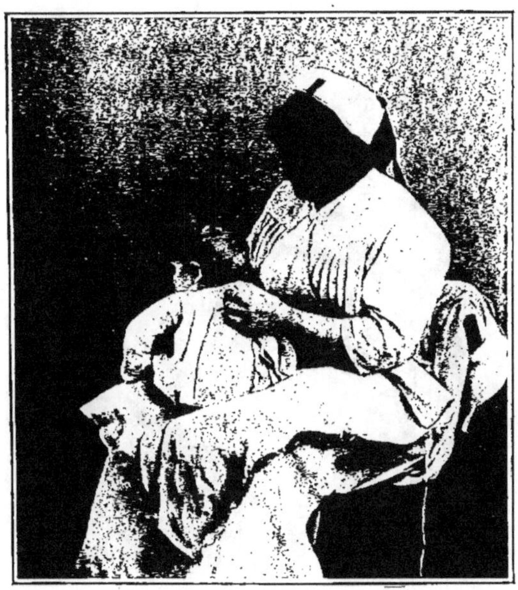

Fig. 6. — *Habillement du bébé*. — Disposition de la chemise et des brassières
dans le dos.

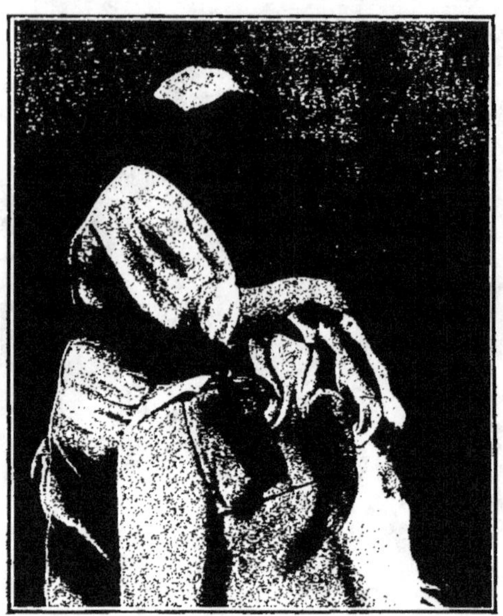

Fig. 7. — *Habillement du bébé*. — Arrangement de la couche.

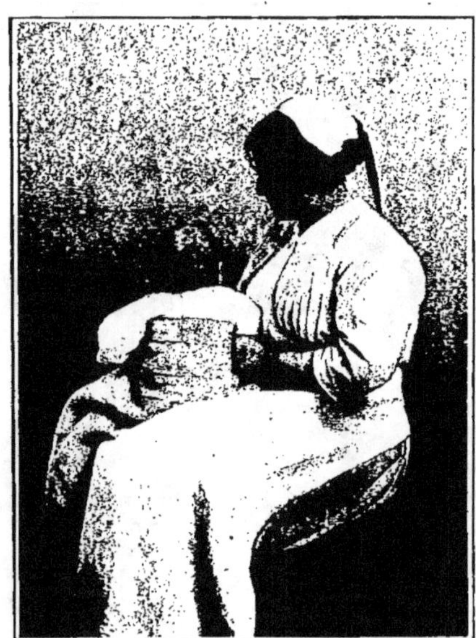

Fig. 8. — *Habillement du bébé*. — Position du lange-éponge et du lange de laine dans le dos.

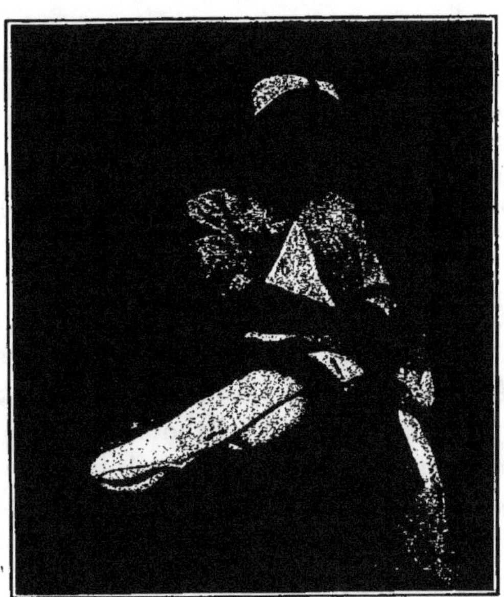

Fig. 9. — *Habillement du bébé*. — Le lange-éponge est en place ; arrangement du lange de laine.

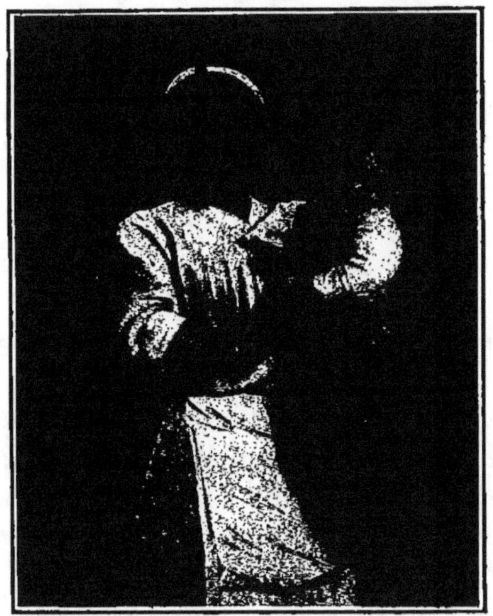

Fig. 10. — *Habillement du bébé*. — Maillot terminé.

dance à se refroidir, le maillot doit être seul employé.

L'HABILLEMENT DIT A L'AMÉRICAINE, dans lequel les robes et les brassières sont privées de manches et fortement décolletées, expose les enfants au refroidissement et ne doit jamais être utilisé pour le nouveau-né.

Quelle que soit la méthode employée, les vêtements du nouveau-né doivent être aussi simples que possible ; ils ne doivent être ni trop amples, ni trop serrés ; ils ne doivent jamais comprimer le thorax ni l'abdomen. Pour éviter de blesser et de faire souffrir l'enfant, il faut proscrire les épingles, excepté les épingles de nourrice dont la pointe est cachée dans un étui ; il faut autant que possible éviter les boutons et prendre soin de rabattre les coutures en contact avec la peau. Les vêtements varieront selon la saison ; mais, si le nouveau-né doit être protégé contre le froid, il ne doit pas être couvert d'une façon exagérée.

Il est utile de mettre autour du cou un petit *fichu* qui recouvre les épaules et empêche la partie supérieure des brassières d'être souillée par le lait que l'enfant peut régurgiter.

La *coiffure* n'est pas utile à la maison : l'enfant restera nu-tête aussi bien la nuit que le jour. Le bonnet doit être réservé aux débiles et aux prématurés privés de cheveux et qu'il faut protéger contre toutes les causes de refroidissement ; en pareil cas, on pourra même couvrir la tête d'une couche d'ouate.

Couchage. Berceau. — Une fois habillé, le nouveau-né est couché dans un *berceau* métallique, monté sur pieds, bien stable et immobile, car il ne faut pas lui donner l'habitude d'être bercé avant de s'endormir.

La *literie* comprendra un *matelas* de varech, de balles d'avoine ou de crin de cheval, un *oreiller* en crin ; sur le matelas sera placé un *imperméable*, bien supérieur au feutre absorbant épais, difficile à nettoyer, et qui devra être changé chaque fois qu'il a été souillé ; deux *draps de toile*, une ou deux *couvertures de laine* et un *édredon*, suivant la saison, compléteront la literie. Berceau et literie doivent être méticuleusement propres. Il ne faut pas mettre au berceau de rideaux épais, qui empêchent le renouvelle-ment de l'air et forcent l'enfant à respirer dans une atmosphère confinée ; tout au plus peut-on adapter à la flèche un léger rideau de tulle, qui, pendant la saison chaude, protégera l'enfant contre les mouches et les mous-tiques.

Le berceau sera placé de telle sorte que la lumière arrive de face. Il doit être dans une *chambre* assez vaste, autant que possible exposée au sud, sud-est ou sud-ouest, bien éclairée et facile à aérer. En hiver, on entretiendra une *température* de 16° à 18° et on évitera de surchauffer la pièce comme on le fait trop communément.

On se sert beaucoup d'une corbeille en osier, appelée *moïse*, garnie comme un berceau ordinaire et permettant le trans-port facile de l'enfant d'une chambre à une autre ; on ne devra s'en servir que pendant le jour, alors que l'enfant est surveillé.

Le nouveau-né est couché tout habillé dans le berceau ; on lui retire seulement sa robe cache-maillot. Il doit être couché non sur le dos, mais sur un côté, pour que, en cas de vomissements, les matières vomies puissent s'écouler faci-lement à l'extérieur sans passer dans le larynx et la trachée. Pour chauffer le berceau pendant l'hiver, on fera usage d'une boule d'eau chaude, qu'on aura soin d'envelopper avec un linge et d'éloigner suffisamment de l'enfant, pour éviter de le brûler.

En aucun cas, le nouveau-né ne couchera dans le lit des parents ou de la nourrice ; il y respirerait un air vicié et surtout courrait le risque d'être étouffé par les grandes personnes endormies à côté de lui ; il pourrait enfin être projeté hors du lit.

II. — HYGIÈNE DU NOUVEAU-NÉ DANS LES JOURS QUI SUIVENT LA NAISSANCE

Nous venons de passer en revue les soins que réclame le nouveau-né aussitôt après la naissance ; voyons maintenant quelle doit être son hygiène pendant les premiers jours de la vie. Mais, tout d'abord, il convient d'exposer quelques notions relatives à son poids et à sa taille.

Poids et taille. — A la naissance, l'enfant pèse, en moyenne, 3 000 à 3 250 grammes, le poids des filles étant un peu plus faible que celui des garçons ; il mesure $0^m,49$ à $0^m,50$. Il existe d'ailleurs de grandes différences individuelles : il y a des enfants à terme qui pèsent jusqu'à 4 et 5 kilogrammes et d'autres dont le poids n'est que de 2 500 grammes et même moins ; mais, en général, ceux dont le poids est inférieur à 2 500 grammes sont des *prématurés*, des *débiles*, des *avortons*.

Pendant les deux ou trois premiers jours, par suite de l'évacuation de l'urine et du méconium, par insuffisance de l'alimentation, le poids baisse de 150 à 200 grammes. Puis il remonte pour atteindre son point de départ du septième au dixième jour. Simultanément, la taille augmente et, au dixième jour, elle s'est accrue de $1^{cm},5$ ou 2 centimètres.

Allaitement. — Dès la naissance, il faut se préoccuper de l'alimentation. Celle-ci constitue une entreprise délicate ;

elle doit être dirigée par le médecin, car les erreurs commises peuvent avoir de graves conséquences.

Comme nous le verrons en détail dans le chapitre suivant, le bébé ne doit être alimenté qu'avec du lait. Trois modes d'allaitement peuvent être utilisés : l'*allaitement naturel*, qui peut être réalisé par la mère ou par une nourrice mercenaire, l'*allaitement artificiel* et l'*allaitement mixte*. Nous nous contentons d'indiquer ici comment l'allaitement doit être conduit chez le nouveau-né ; mais, bien entendu, toutes les précautions qui seront décrites plus loin doivent être strictement observées.

ALLAITEMENT NATUREL. — *Montée du lait.* — Chez la femme qui vient d'accoucher, les seins sécrètent un liquide épais, visqueux, blanc jaunâtre, plus riche en azote et en sels que le lait, plus pauvre en lactose et en beurre. C'est le *colostrum*, dont la sécrétion commence, nous l'avons vu, à partir du troisième ou du quatrième mois de la grossesse et subit des modifications importantes à mesure que le terme approche.

Dans les jours qui suivent l'accouchement se produit la *montée du lait.* Elle a lieu en général le deuxième ou le troisième jour chez les multipares, du quatrième au sixième jour chez les primipares, quelquefois même plus tard. Les seins deviennent durs, pesants, douloureux ; le colostrum se transforme peu à peu en lait, mais c'est seulement à partir du quinzième jour que la composition chimique devient celle du lait véritable. Il y a donc une période de transition, qui n'est pas sans importance au point de vue de l'alimentation du nouveau-né, car elle facilite l'adaptation des organes de l'enfant au travail de la digestion et de l'assimilation des divers matériaux contenus dans le lait.

Lorsqu'on a recours à une nourrice mercenaire, le nouveau-né absorbe immédiatement un lait déjà parfaitement constitué et notablement plus riche en lactose et en beurre que le lait jeune, par conséquent plus difficile à assimiler. Toutefois il s'accommode bien en général d'un lait même un peu âgé et si, dans ces conditions, les troubles digestifs sont assez fréquents, c'est parce qu'il n'est pas rationné et que, trouvant des seins gonflés de lait, il en prend une trop grande quantité.

Premières tétées. — La *première tétée* après la naissance peut être donnée soit au bout de huit ou dix heures, soit seulement après vingt ou vingt-quatre heures, si la mère est fatiguée par l'accouchement. Quand la montée du lait se fait bien, il est inutile de donner de l'eau ou un autre lait ; quand elle est retardée, on fait prendre un peu de lait d'ânesse ou de vache coupé d'eau sucrée à parties égales, comme cela sera indiqué à propos de l'allaitement mixte.

Lorsque la mère allaite, elle donne les premières tétées dans le décubitus horizontal, l'enfant étant couché parallèlement à elle, du côté du sein qu'il doit prendre. Plus tard, elle s'assied sur son lit et le place dans l'attitude ordinaire que nous décrirons plus tard.

Pendant les premiers jours de la vie, la tétée doit être minutieusement surveillée. Il faut s'assurer que le nouveau-né fait non seulement les mouvements de *succion*, mais encore ceux de *déglutition* ; ces derniers sont accompagnés d'un bruit de glouglou caractéristique et d'une élévation du larynx appréciable avec le doigt. Si l'enfant est débile, il tète lentement et faiblement et il faut souvent faire couler le lait en exerçant des pressions sur le sein. Parfois le nouveau-né ne peut sucer ni déglutir ; il faut alors s'assurer qu'il n'a pas de malformation de la voûte palatine ; en pareil cas, l'alimentation à la cuiller ou même parfois à la sonde est nécessaire.

Pour vérifier si le nouveau-né prend bien la quantité de lait nécessaire, il faut *peser les tétées*, en procédant comme il sera indiqué plus loin.

Dès que l'allaitement est commencé, on doit *mettre l'enfant au sein régulièrement*. Le mieux est de donner d'emblée huit tétées par vingt-quatre heures, espacées de deux heures et demie, ce qui laisse six heures de repos consécutives pendant la nuit ; mais certains gros enfants se contenteront de sept, tandis que d'autres, plus petits, devront en prendre neuf ou même dix. L'intervalle des tétées est déterminé par la durée de la digestion ; comme l'a montré la radioscopie, la digestion gastrique du lait n'est complète qu'au bout d'une heure et demie à deux heures. Si on donne des tétées trop rapprochées, toutes les heures, par exemple, on fait pénétrer une nouvelle quantité de lait dans l'estomac alors qu'il n'est pas encore vide ; il en résulte de la stase et de la distension gastrique amenant des troubles digestifs. Même si le nouveau-né est robuste et se développe normalement, il est sage de l'éveiller quand l'heure de la tétée a sonné, pour l'habituer à la régularité ; à plus forte raison faut-il le faire s'il est délicat et s'il n'augmente pas de poids.

La *durée de la tétée* est très variable suivant les enfants ; elle est plus longue chez le nouveau-né que chez les nourrissons ; elle dure au maximum dix à quinze minutes. D'ailleurs les pesées renseignent sur la durée approximative nécessaire à chaque enfant pour prendre sa ration.

La *quantité de lait* que le nouveau-né doit prendre par vingt-quatre heures peut être facilement retenue en se basant sur la règle suivante : à partir du deuxième jour, on laisse prendre au nouveau-né autant de fois 80 grammes de lait qu'il a de jours ; on arrête la progression quand la ration atteint le taux approprié à son poids. En divisant par 8 la ration totale des vingt-quatre heures, on obtient la dose approximative que prendra l'enfant à chaque tétée.

Ces données sont résumées dans le tableau ci-dessous :

	Par 24 heures.	Par tétée.
1er jour, rien ou presque rien.		
2e —	$80 \times 2 = 160$ grammes.	20 grammes.
3e —	$80 \times 3 = 240$ —	30 —
4e —	$80 \times 4 = 320$ —	40 —
5e —	$80 \times 5 = 400$ —	50 —
6e —	$80 \times 6 = 480$ —	60 —
7e —	$80 \times 7 = 560$ —	70 —

Ces quantités, nous y insistons, *n'ont qu'une valeur approximative*. Quand la mère nourrit, elles ne sont pas toujours atteintes, si la montée du lait est lente. Elles sont surtout utiles à connaître pour diriger l'allaitement par une nourrice mercenaire, avec laquelle il faut craindre l'ingestion de rations trop fortes.

ALLAITEMENT ARTIFICIEL. — Lorsqu'on est obligé d'avoir recours à l'alimentation artificielle, on emploie pendant la première semaine un mélange à parties égales de lait de vache et d'eau sucrée à 10 p. 100.

On donne ce mélange aux mêmes quantités et aux mêmes intervalles que le lait de femme. Le premier jour, l'enfant ne prend rien ; les jours suivants, il reçoit autant de fois 80 grammes qu'il a de jours, c'est-à-dire :

Le 2e jour,	8 biberons de	20 grammes.
— 3e —	—	30 —
— 4e —	—	40 —
— 5e —	—	50 —
— 6e —	—	60 —
— 7e —	—	70 —

Ces rations théoriques doivent d'ailleurs être modifiées d'après les indications propres à chaque enfant. Il faut se garder des formules trop absolues et il est sage de procéder par *tâtonnements*, en observant les digestions, la courbe des poids, l'état général.

ALLAITEMENT MIXTE. — L'allaitement mixte est infiniment supérieur à l'allaitement artificiel, surtout chez le nouveau-né. Il est indiqué dans les cas où la montée du lait tarde à s'établir et où la sécrétion lactée est peu abondante. C'est la pesée de chaque tétée qui permet de se rendre compte de l'insuffisance du lait maternel et, dans chaque cas, de déterminer la quantité de lait de vache qu'il faut donner en supplément, en se basant sur les doses indiquées précédemment ; *il faut utiliser tout le lait de la mère*, donner chaque fois les deux seins, et seulement compléter la tétée insuffisante par la quantité de lait de vache, coupé comme nous venons de l'indiquer, nécessaire pour obtenir la ration théorique.

Les résultats de l'allaitement mixte seront bons si la quantité de lait de femme ingérée est plus grande que celle du lait de vache. D'ailleurs, souvent, l'allaitement mixte sera temporaire ; sous l'influence des succions exercées par l'enfant sur le mamelon, la sécrétion lactée augmente et permet, au bout de quelques jours, d'allaiter l'enfant exclusivement au sein.

Fonctions digestives. — Le nouveau-né bien alimenté a des chairs fermes et rosées, un léger embonpoint ; il dort tranquillement ; les cris sont rares ; les fonctions digestives sont régulières.

Après la tétée, le bébé s'endort généralement. Parfois il se produit quelques *régurgitations* de lait encore liquide, mais elles sont d'ordinaire peu nombreuses, si l'enfant reste immobile après avoir bu et surtout s'il est convenablement alimenté.

Les matières fécales présentent un aspect qu'il faut bien connaître. Tout d'abord, pendant les premiers jours de la vie, le nouveau-né rend son *méconium* (Pl. I), matière poisseuse, de couleur vert sombre, presque noire, qui s'est formée dans l'intestin pendant les derniers mois de la vie intra-utérine; il est constitué par des mucosités, des cellules intestinales et de la bile; son élimination est complètement terminée le troisième jour après la naissance. Lorsque l'enfant commence à téter, les résidus de la digestion se mêlent d'abord au méconium et les selles deviennent de plus en plus claires. Enfin apparaissent les selles caractéristiques du nourrisson, jaune d'or, homogènes, ayant la consistance d'œufs brouillés, dépourvues d'odeur. Il y a trois ou quatre selles par vingt-quatre heures pendant les premiers jours ; plus tard, elles se réduisent à une ou deux.

Assez souvent, les selles ne deviennent pas normales ; elles sont vertes, grumeleuses, plus ou moins liquides et même glaireuses, d'abondance variable. S'il survient en même temps quelques vomissements, si la courbe des poids n'est pas régulière, si l'enfant crie, il faut penser à une défectuosité de l'allaitement; le lait peut être soit insuffisant ou trop copieux, soit de mauvaise qualité. En pareil cas, l'intervention du médecin s'impose.

Soins de propreté. — Les soins de propreté ont une importance capitale chez le nouveau-né, dont la peau extrêmement délicate s'irrite facilement et surtout présente une solution de continuité au niveau de l'ombilic.

La toilette est faite minutieusement. Un grand nombre d'auteurs conseillent de ne pas donner de bains et de se contenter de lavages à l'éponge jusqu'à la chute du cordon.

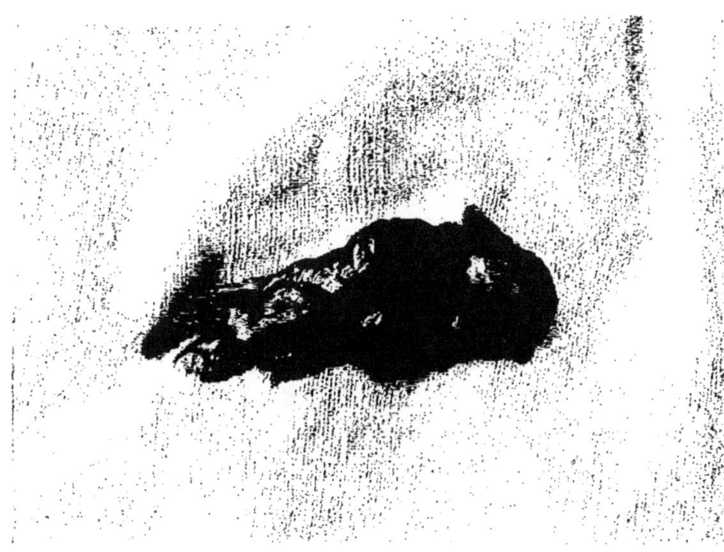

PLANCHE I. — Méconium.
(D'après les moulages du Dr René Gaultier, exécutés par Jumelin) (1).

(1) Les planches coloriées de cet ouvrage ont été reproduites d'après les moulages du Dr René Gaultier, exécutés par Jumelin (maison Rouppert, à Paris). Nous remercions MM. Gaultier, Jumelin et Rouppert d'avoir bien voulu autoriser cette reproduction.

En réalité, on peut parfaitement baigner l'enfant dès les premiers jours ; dans une certaine mesure même, le bain quotidien favorise la chute du cordon, accélère la cicatrisation de l'ombilic et diminue les chances d'infection par la plaie ombilicale. On emploie par prudence pour les bains de l'eau bouillie ou de l'eau additionnée d'eau oxygénée et on prend soin de désinfecter la baignoire avec une solution de crésyline ; dans ces conditions, jamais l'eau du bain n'est une source de contamination pour l'enfant ; bien au contraire, elle est légèrement antiseptique. Le nouveau-né n'est jamais plongé dans un bain froid, ni même frais ; il faut donner des bains chauds à 35° ou 37°. Le bain est court, de deux à trois minutes environ. On suit toutes les précautions qui ont été indiquées plus haut à propos du premier bain. Si la peau est irritée ou délicate, on se trouve bien d'employer de l'eau amidonnée ou même de la décoction de feuilles de noyer, qui possède des propriétés astringentes. Après le bain, on fait sur la peau une friction très légère soit avec de l'eau additionnée d'eau de Cologne ou de lavande, soit avec la main, préalablement savonnée et enduite de vaseline stérilisée. Il est utile de laver les yeux avec du coton stérilisé, imbibé d'eau de camomille, car la conjonctive du nouveau-né est très sensible et s'infecte facilement. Il ne faut pas négliger de laver chaque jour la tête avec de l'eau savonneuse ou au besoin avec de la vaseline et de la brosser avec une brosse fine. On fait aussi la toilette des ongles, etc.

Il convient de changer l'enfant fréquemment, pour que la peau ne soit pas irritée et couverte d'érythème à la suite d'un contact prolongé avec les urines et les matières fécales. Il faut le faire chaque fois qu'il est mouillé ou sali. A chaque change, on nettoie les régions souillées, non avec une éponge qu'il est impossible de tenir suffisamment propre, mais avec du coton hydrophile imbibé d'eau bouillie ; on les essuie ensuite doucement sans frotter et on les recouvre avec de la poudre de talc stérilisée. Il faut éviter l'emploi, pour les lavages, des solutions antiseptiques, même de l'eau boriquée, qui peuvent être irritantes. Si la peau est très fragile, on se trouve bien d'utiliser, au lieu d'eau pure, de l'eau salée physiologique (9 grammes de chlorure de sodium pour 1 litre d'eau bouillie). On ne doit jamais envelopper l'enfant avec du linge humide ni avec des couches souillées par l'urine qu'on aura fait simplement sécher sans les laver.

Le linge doit être parfaitement propre; on se trouvera même bien d'employer des couches repassées le jour même avec des fers très chauds, ce qui les rend à peu près aseptiques.

On doit faire quotidiennement et même plusieurs fois par jour, s'il est nécessaire, le *pansement du cordon* ou de la *plaie ombilicale*, quand le cordon est tombé. Enfin, quand se produit la *tuméfaction des seins* et la *sécrétion lactée*, il ne faut jamais exercer de pression violente pour faire sortir le lait, car on s'exposerait à provoquer un abcès du mamelon ou même de la glande mammaire. Si les seins sont réellement distendus, on applique des compresses humides et chaudes et un léger bandage compressif avec beaucoup d'ouate.

On doit enfin surveiller la *bouche*, sur la muqueuse de laquelle peuvent se développer le *muguet* et des inflammations ou *stomatites*.

Sommeil. — Le nouveau-né bien portant et bien alimenté dort presque continuellement et ne se réveille guère que pour prendre le sein ; encore est-on parfois obligé de le réveiller pour s'alimenter suffisamment.

Il doit dormir pendant toute la nuit et ne se réveiller qu'à heure fixe, pour prendre le sein ou le biberon. S'il ne dort pas, c'est qu'il est souffrant ou est mal alimenté. S'il crie pendant la nuit, il ne faut pas le mettre au sein pour le calmer, car il se suralimente, a des troubles digestifs, dort de plus en plus mal et redouble ses cris au bout de peu de temps. Il faut donc, dès les premiers jours, l'habituer à dormir toute la nuit et à ne prendre le sein qu'une ou deux fois au maximum ; en sachant résister à ses cris, on arrive, au bout d'un jour ou deux, à obtenir ce résultat.

La *chambre* doit être convenablement chauffée et aérée. Le nouveau-né est très sensible au froid et une sortie prématurée peut lui être fatale, s'il est délicat. On devra tenir compte de la température et de l'état de l'atmosphère pour fixer la *première sortie*. Les enfants débiles seront gardés à la chambre plus longtemps que les enfants vigoureux. En tout cas, la première sortie n'aura lieu qu'après la chute du cordon. Nous reviendrons d'ailleurs sur cette question dans le chapitre suivant.

Il faut tenir compte de ces données quand on place un bébé en nourrice à la campagne. Bien des enfants tombent malades ou meurent parce qu'ils voyagent trop tôt ou dans de mauvaises conditions et prennent froid. C'est à juste titre que l'on voudrait rendre obligatoire la production d'un certificat médical constatant que le transport peut être effectué sans danger.

Vaccination. — L'enfant sera vacciné dès la naissance, s'il règne une épidémie de variole ; sinon, on attendra deux, trois ou quatre mois. La vaccination doit être faite sur la face externe du bras ; au niveau des membres inférieurs, les pustules peuvent s'infecter par le contact des excréments et donner lieu à des accidents qui sont parfois très graves chez de tout jeunes enfants.

Hygiène du prématuré. — Nous avons envisagé jusqu'ici l'enfant né à terme et normalement constitué. Nous devons indiquer maintenant les soins particuliers qui doivent être donnés aux *enfants nés avant terme*, ou *prématurés*.

Ces enfants rentrent dans deux catégories. Tantôt ils sont nés *accidentellement* avant terme, au cours du huitième ou du neuvième mois de la grossesse ; ils sont bien constitués, malgré leur taille exiguë et leur faible poids ; ils s'élèvent souvent aussi facilement que s'ils étaient nés à terme. Tantôt ils sont *débiles*, parce qu'ils sont nés de parents surmenés, atteints d'infections ou d'intoxications aiguës et surtout de maladies chroniques. Ils présentent les caractères de la *faiblesse congénitale* et doivent être entourés de soins spéciaux ; ce sont des *avortons*.

On reconnaît facilement le *prématuré débile*. Il est chétif et grêle ; sa peau mince, d'un rouge uniforme, presque transparente, laisse voir le réseau des veines sous-cutanées ; le tissu graisseux sous-cutané fait presque complètement défaut ; la tête est petite, la face ridée ; les cheveux sont courts et peu colorés ; le thorax est peu développé, l'abdomen est relativement assez gros par suite du grand développement du foie ; les membres sont grêles, les ongles sont incomplètement développés.

Ces enfants sont inertes ; ils dorment presque continuellement ; leurs mouvements sont d'une extrême lenteur ; leurs cris sont très faibles. Les mouvements respiratoires sont superficiels, parfois à peine visibles ; le cœur bat faiblement. La température reste au-dessous de la normale et cette tendance au refroidissement est une des caractéristiques les plus importantes de la débilité congénitale. L'appareil digestif fonctionne mal ; par suite de l'insuffisance des muscles, les mouvements de succion, voire même ceux de déglutition, sont à peine esquissés et parfois tout à fait in-suffisants ; les ferments digestifs sont peu abondants et peu actifs. Aussi, le prématuré est-il particulièrement prédis-posé aux infections qui sont chez lui d'une extrême gravité et se terminent presque fatalement par la mort.

Les soins spéciaux que réclament les pré-maturés doivent viser les principaux facteurs qui menacent leur exis-tence : le *refroidissement* et l'*infection*, les *diffi-cultés de l'alimentation*.

RÉCHAUFFEMENT. COUVEUSES. — Pour éviter le refroidisse-ment de l'avorton et le réchauffer, il faut tout d'abord éviter de l'exposer à l'air exté-rieur tant que la température du corps n'a pas atteint la normale depuis au moins trois semaines ; il faut, en outre, le maintenir dans un milieu dont la température soit suffi-samment élevée.

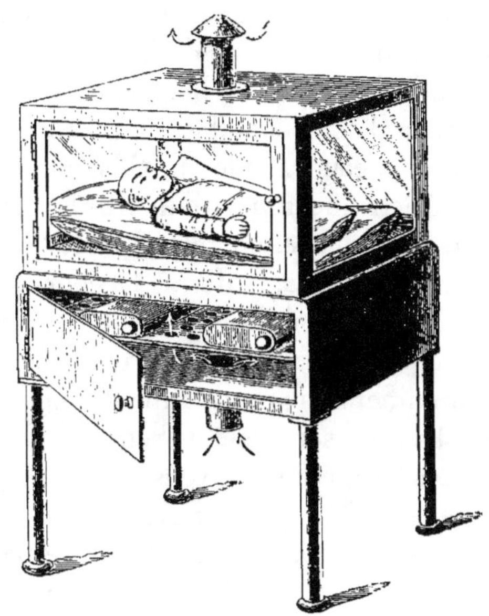

Fig. 11. — Couveuse.

Si la température rectale est supérieure à 36°, il suffit d'envelopper le corps, les membres et la tête avec de la ouate, et de maintenir en permanence dans le berceau une ou deux bouillottes d'eau chaude. La chambre, con-

Hygiène infantile. 4

venablement aérée et éclairée, sera maintenue à une température de 18 à 20°. On changera l'enfant auprès d'un bon feu.

Si la température reste inférieure à 36°, ces moyens sont insuffisants ; le débile doit être mis en *couveuse*.

Il existe de très nombreux modèles de couveuses, qui toutes permettent de maintenir autour de l'enfant une température convenable. Elles sont essentiellement composés d'une caisse divisée en deux étages superposés. L'étage inférieur, en bois ou en métal, est destiné à recevoir l'appareil de chauffage ; il consiste tantôt en simples boules d'eau chaude (fig. 11), tantôt en un appareil à gaz ou électrique muni d'un régulateur. L'étage supérieur, en bois, en faïence, en métal ou en verre épais fixé dans des montants en fer, renferme la couchette de l'enfant ; celui-ci repose tout habillé sur un petit matelas ; on place auprès de lui un thermomètre et une éponge imbibée d'eau pour humidifier l'air ; un système de ventilation assure le chauffage de l'air et son renouvellement.

Les meilleures couveuses sont les plus simples ; le chauffage par les boules d'eau renouvelées toutes les deux ou trois heures est supérieur au chauffage par les appareils à gaz ou à l'électricité, dont le régulateur ne fonctionne pas toujours d'une façon parfaite. Une bonne couveuse doit pouvoir être facilement désinfectée par un simple lavage avec une solution antiseptique.

La couveuse doit être maintenue à une température de 32° à 33°. A 33°, l'avorton n'a plus à lutter contre le refroidissement, sa température peut s'élever progressivement.

L'enfant doit être retiré toutes les deux heures environ de la couveuse pour être changé et alimenté ; il faut éviter à ce moment le refroidissement, en le plaçant devant un bon feu.

La toilette sera faite avec de l'eau chaude, en ne découvrant que la partie à laver. On donnera avec avantage un bain chaud, suivi d'une friction à l'eau alcoolisée ou même d'un massage musculaire.

L'enfant sera retiré de la couveuse lorsque sa température rectale atteindra 37° et restera à ce chiffre pendant quarante-huit heures. A ce moment, l'avorton, quel que soit son poids, peut lutter contre les variations thermiques, pourvu qu'elles ne soient pas excessives. Il sera donc bien couvert, bien enveloppé d'ouate et surveillé attentivement pendant quelques jours, car la sortie de la couveuse est toujours une période critique. Si la température venait à baisser de nouveau, il ne faudrait pas remettre l'enfant en couveuse sans avoir, au préalable, sollicité un examen médical, car une telle baisse est souvent l'indice d'un état pathologique.

La couveuse a de grands avantages. Depuis son emploi, la mortalité des enfants dont le poids est inférieur à 2 kilogrammes est tombée de 66 à 15 p. 100. Mais elle présente quelques inconvénients, surtout si elle n'est pas bien désinfectée et si elle se trouve dans un milieu dont l'air est plus ou moins chargé de microbes pathogènes, dans une salle d'hôpital ou dans une chambre de malade. Elle constitue, en effet, une véritable étuve, où les microbes se développent très rapidement. Dans de telles conditions, les prématurés s'infectent facilement et les infections qu'ils contractent sont particulièrement graves. Mais ces circonstances se rencontrent beaucoup plus rarement en ville que dans les hôpitaux.

ALIMENTATION. — L'alimentation du prématuré présente de nombreuses difficultés. Il doit, autant que possible, être nourri au sein soit par sa mère, soit par une nourrice ; tout au moins faut-il avoir recours à l'allaitement mixte, car l'alimentation artificielle est généralement mal tolérée.

Le prématuré doit absorber une *quantité de lait relativement très élevée proportionnellement à son poids* : en effet, comme nous le verrons plus loin, les rations alimentaires doivent être d'autant plus fortes que les déperditions de chaleur sont plus grandes ; or, c'est le cas pour lui.

La balance et les fonctions digestives serviront de guide dans la fixation des rations alimentaires. Deux écueils sont à éviter : la suralimentation, qui produit de l'entérite ou de l'œdème généralisé, l'alimentation insuffisante, qui détermine l'arrêt de croissance et des accès de cyanose. Dans les deux cas, l'issue est fatale, si l'on n'y porte pas remède en temps voulu.

Avec l'*allaitement au sein*, on se comportera pendant les premiers jours comme pour le nourrisson normal, en donnant naturellement des quantités plus faibles; on arrivera ainsi progressivement aux rations suivantes par vingt-quatre heures :

Enfants pesant	1 500 gr.	24 p. 100 du poids du corps.	= 360 gr.
—	2 000 gr.	23 — —	= 460 gr.
—	2 500 gr.	20 — —	= 500 gr.

La ration de vingt-quatre heures sera répartie en 8 tétées et même parfois en 9 ou en 10, que l'on espacera alors de une heure et demie à deux heures.

Le prématuré *n'est pas toujours assez robuste pour téter*; les mouvements de succion ou même les mouvements de déglutition sont insuffisants. Il faut alors que la nourrice fasse couler directement le lait dans la bouche par une véritable traite; ce procédé est bien supérieur à l'emploi des téterelles ou tire-lait. On peut encore faire couler le lait dans une cuiller, préalablement soumise à l'ébullition, et le donner à l'enfant. Si les mouvements de déglutition sont insuffisants, on a recours au *gavage*. On emploie une sonde en caoutchouc rouge de 40 centimètres de longueur, du diamètre d'une sonde urétrale 14 ou 16 de la filière Charrière, à laquelle on adapte un petit entonnoir de verre (fig. 12). La sonde, préalablement bouillie, est introduite dans la bouche jusqu'au fond de la gorge, puis dans l'œsophage, où elle est poussée doucement ; après un trajet de 15 centimètres environ, son extrémité se trouve dans l'estomac ; on verse la quantité de lait que doit ingérer l'enfant, puis on retire rapidement la sonde pour éviter que le liquide ne soit rejeté par régurgitation.

Lorsque le prématuré tète insuffisamment, *il n'est pas rare que la montée du lait se fasse mal*, parce que la succion de l'enfant, le meilleur

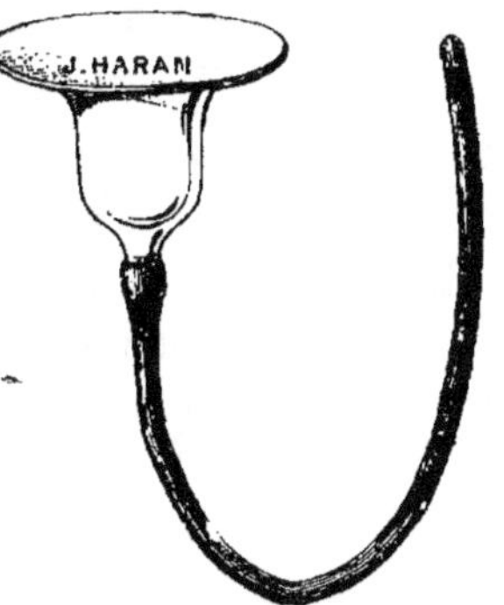

Fig. 12. — Appareil pour le gavage.

des galactogènes, est insuffisante ; quand l'enfant est allaité par une nourrice, celle-ci ne tarde pas à perdre son lait. Il faudra éviter ces éventualités. Si l'enfant est alimenté par une nourrice, celle-ci gardera auprès d'elle son propre enfant, qui, continuant à téter sa mère, entretiendra la lactation. Si c'est la mère qui nourrit, il faut engager une nourrice provisoire, qui entrera avec son enfant ; la nourrice continuera à être tétée par son enfant et pourra ainsi donner au débile la quantité de lait suffisante ; la mère du débile donnera le sein à l'enfant de la nourrice, ce qui permettra à la montée du lait de se faire ; on conservera la nourrice et son enfant jusqu'à ce que le débile puisse téter suffisamment pour entretenir la lactation chez sa mère.

Assez souvent, les prématurés ont de l'*intolérance stoma-cale* et vomissent même avec des doses bien réglées. Cet accident nécessitera des mesures spéciales, qui sont de la compétence du médecin.

Dans les cas où il sera impossible d'élever l'avorton au sein, on aura recours à l'*allaitement artificiel*. Le meilleur lait, en pareil cas, est le *lait d'ânesse* ; il est généralement bien supporté, mais il a l'inconvénient d'être d'un prix très élevé. Le *lait de vache stérilisé, coupé* d'eau sucrée par moitié, est parfois bien assimilé ; mais, dans certains cas, il n'est pas toléré. Il faut alors avoir recours aux *laits modifiés, lait peptonisé, lait maternisé*, etc.

Nous ne saurions entrer dans des détails à ce sujet, car les médecins expérimentés eux-mêmes se trouvent souvent embarrassés en pareille circonstance.

*
* *

On peut se rendre compte, par la lecture des pages qui précèdent, de la fragilité des nouveau-nés et de l'impor-tance des soins qu'ils demandent. Ceux-ci ne sauraient être trop minutieux et l'insuffisance des précautions prises explique en partie la grande mortalité des enfants à cette période de la vie : on peut dire que, en chiffres ronds, *sur* 100 *décès survenus pendant le premier mois de la vie :*

50 se produisent de	0 à 4	jours.
20 —	5 à 9	—
14 —	10 à 14	—
14 —	15 à 30	—

La moitié des décès survient donc pendant les quatre premiers jours et près des trois quarts ont lieu dans les neuf premiers jours.

CHAPITRE III

HYGIÈNE DE LA PREMIÈRE ENFANCE

PAR

NOBÉCOURT et Roger VOISIN

LA PREMIÈRE ENFANCE.

I. Croissance. Dentition. Os du crâne. — 1º POIDS ET TAILLE : Balances et technique des pesées, évolution du poids ; toises et technique de la mensuration de la longueur du corps, évolution de la taille. — 2º DENTITION : Éruption dentaire, anomalies de la dentition, accidents de la dentition, hygiène de la dentition. — 3º OSSIFICATION DU CRANE : Grande fontanelle, cranio-tabes.

II. Alimentation du nourrisson. — A. ALLAITEMENT. — a. *Allaitement naturel.* — Lait de femme. Technique de l'allaitement naturel : intervalle et nombre des tétées, rations de lait, manière de donner le sein. — Allaitement maternel : obstacles d'ordre social, d'ordre physiologique ou d'ordre pathologique. — Allaitement par une nourrice mercenaire : nourrices sur lieu, nourrices à distance. — Hygiène des nourrices : hygiène locale, hygiène générale.

b. *Allaitement artificiel.* — *Allaitement avec le lait de vache.* — Lait de vache : composition chimique ; alimentation des vaches laitières ; traite ; sophistications ; conservation et procédés de stérilisation ; laits homogénéisés, laits desséchés, laits condensés. — Procédés de correction du lait de vache destiné à l'alimentation des nourrissons. — Rations de lait de vache. — Biberons. Tétines.

Allaitement avec le lait de chèvre. — Lait de chèvre : composition chimique, maladies des chèvres.

Allaitement avec le lait d'ânesse. — Lait d'ânesse : composition chimique.

c. *Allaitement mixte.*

Comparaison des divers modes d'allaitement.

B. Alimentation du sevrage. — Aliments utilisés pendant le sevrage. — Régimes du sevrage.

C. Fonctions digestives chez les nourrissons. — Digestion gastrique ; vomissements. — Selles : constipation, diarrhée ; principales causes de la diarrhée.

III. **Habillement.** — Maillot. — Habillement à l'anglaise. — Habillement à l'américaine. — Layettes.

IV. **Soins de propreté.** — *Soins de la peau et du cuir chevelu.* Bains. Change. Lavage des mains. Nettoyage de la tête. — Poudres. — Érythèmes fessiers. — Impétigo. — *Soins de la bouche.*

V. **Coucher et sommeil.** — Lit. — Chambre. — Sommeil.

VI. **Sorties.** — Durée et heures des sorties. — Vêtements pour la sortie. — Voitures.

VII. **Voyages. Séjours à la campagne, à la mer.**

VIII. **Jeux.**

IX. **Premier pas.**

X. **Organes des sens. Fonctions psychiques. Cris et paroles.**

La première enfance est cette période de la vie qui *commence à la naissance et se termine vers deux ans et demi.* Cette limite n'est pas arbitrairement fixée : elle correspond à l'achèvement de l'*éruption des dents de la première dentition.*

L'enfant s'appelle alors un *nourrisson,* un *bébé.*

Pendant la première semaine de la vie, le nourrisson est un *nouveau-né.* Celui-ci demande des soins spéciaux, que nous avons étudiés dans le chapitre précédent.

I. — CROISSANCE. DENTITION. OS DU CRANE

L'organisme du nourrisson subit des transformations importantes. Certaines d'entre elles peuvent être reconnues par tous et permettent d'apprécier, dans une certaine mesure, si sa nutrition est bonne ou mauvaise. Elles consistent dans :

1º *L'accroissement du poids et de la taille* ;
2º *L'éruption de la première dentition* ;
3º *L'ossification du crâne.*
Nous allons envisager sommairement ces différents points.

I. — POIDS ET TAILLE

L'accroissement du poids et de la taille des nourrissons se fait suivant certaines modalités, dont il importe de connaître les caractéristiques.

A. — POIDS

a. **Balances et technique des pesées.** — Pour apprécier le poids, il suffit d'une *balance*. Il existe dans le com-

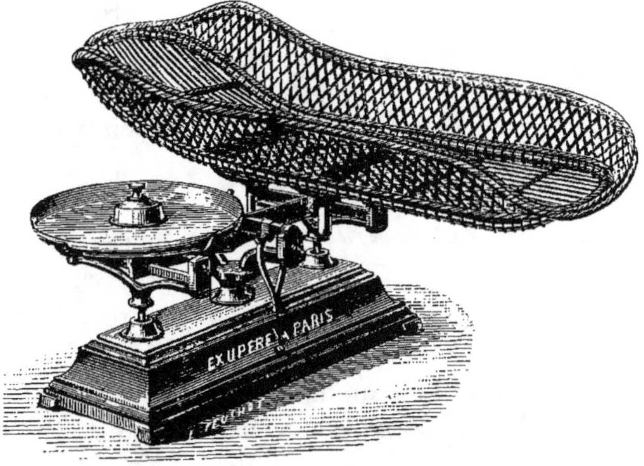

Fig. 13. — Pèse-bébé.

merce plusieurs modèles de balances qui portent le nom de *pèse-bébés*.

La *balance à plateaux* est la plus communément utilisée.

C'est la balance ordinaire des cuisines, dont un des plateaux est remplacé par une corbeille d'osier (fig. 13). Elle doit être assez forte pour peser 10 à 15 kilogrammes ou mieux 15 à 20 kilogrammes et être sensible à 1 ou 2 grammes près.

Quand l'enfant grandit, il remue sans cesse ; aussi la pesée est parfois difficile. Le *pèse-bébé de Wallich* (fig. 14) remédie à cet inconvénient : l'enfant y est placé dans un petit hamac.

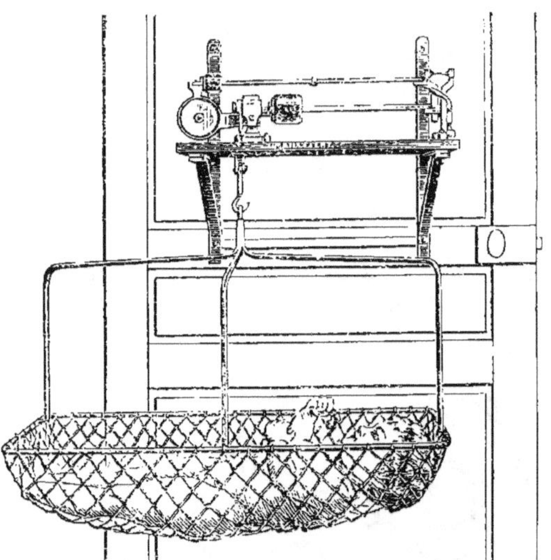

Fig. 14. — Pèse-bébé de Wallich.

Pour peser un enfant avec la balance à plateaux, on place dans la corbeille un lange, puis on fait la tare avec du plomb, par exemple, mais pas avec des poids pour éviter des erreurs. On couche l'enfant complètement nu dans ce lange et on rétablit l'équilibre avec des poids ; on a ainsi celui du bébé.

Il ne faut pas peser l'enfant habillé, puis retrancher ensuite du poids obtenu le poids des vêtements ; une erreur est trop facile à commettre. On doit peser l'enfant à jeun et aux mêmes heures, avant le bain quotidien, par exemple.

Les poids seront reportés sur des *feuilles de pesées* (fig. 15 et 16) ou sur des *carnets* spéciaux. Ces feuilles portent généralement une courbe schématique d'un enfant réputé nor-

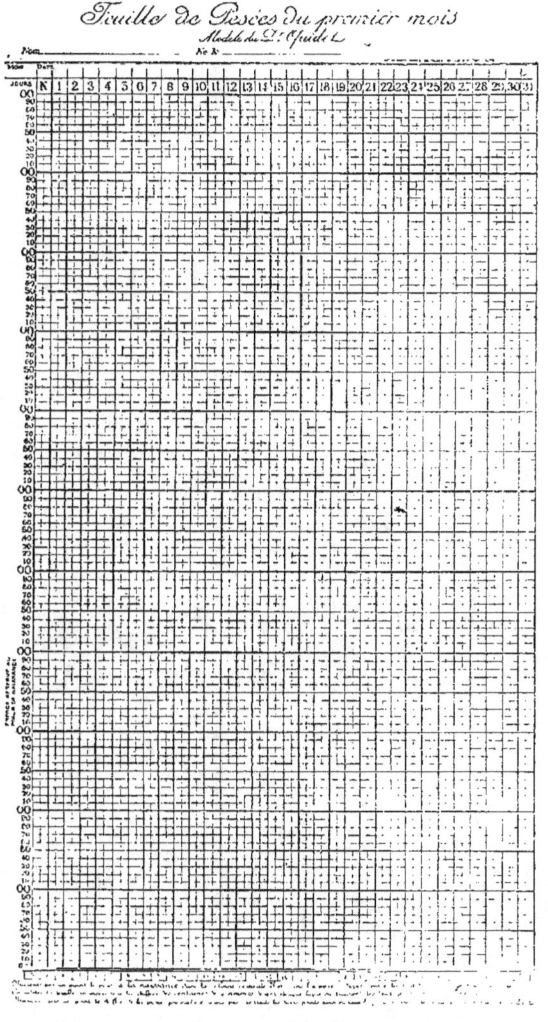

Fig. 15. — Modèle réduit au tiers de la grandeur naturelle.

mal ; il ne faut pas vouloir, coûte que coûte, essayer d'obtenir une courbe semblable.

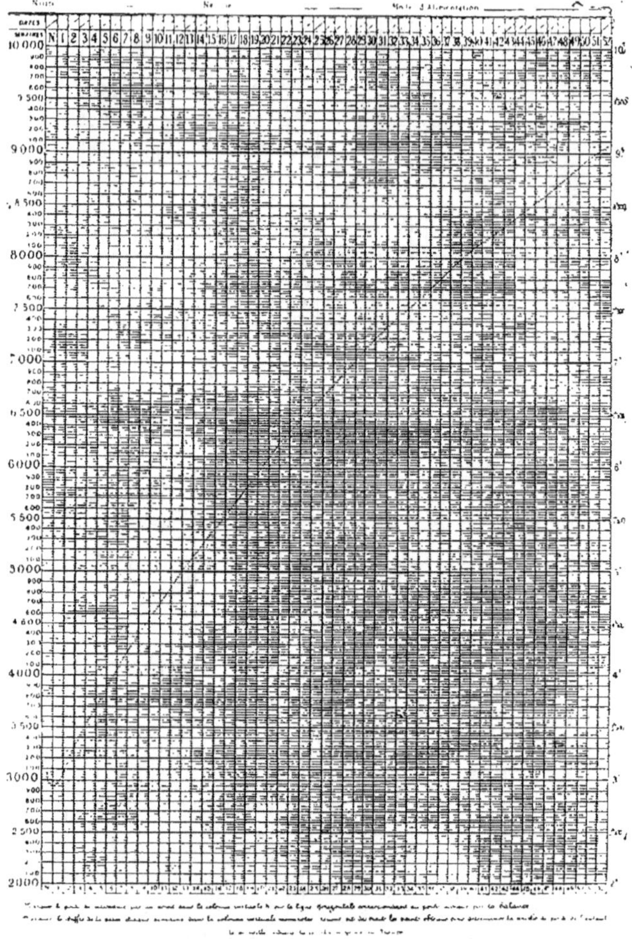

Fig. 16. — Modèle réduit au tiers de la grandeur naturelle.

Le premier mois, on pèse l'enfant tous les jours ; à partir d'un mois, une pesée hebdomadaire est suffisante ; après un an, on se contente d'une pesée mensuelle.

b. **Évolution du poids**. — Nous avons vu que, du huitième au dixième jour, le poids du nouveau-né, après une
diminution plus ou moins accusée, est redevenu l'égal de celui
de la naissance. Il est en moyenne de 3 kilogrammes à
$3^{kg},250$; mais il peut varier dans des proportions assez

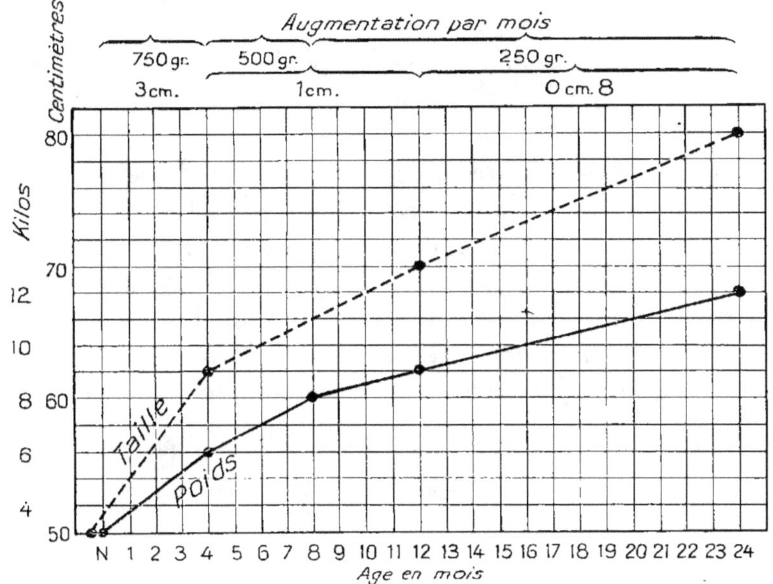

Fig. 17. — Courbes schématiques du poids et de la taille, de la naissance à deux ans.

grandes : il y a des nouveau-nés qui pèsent moins de 3 kilogrammes et d'autres dont le poids atteint 4 et même
5 kilogrammes.

Voici schématiquement les principales étapes de la croissance en poids du nourrisson, que nous prenons comme
type (fig. 17) :

Poids à la naissance.		3 000 grammes.
— à 4 mois...	$3\,000 \times 2 =$	6 000 —
— à 8 — ...		8 000 —

Poids à 12 mois . . . $3\,000 \times 3 = 9\,000$ grammes.
  — à 24   — . . . $3\,000 \times 4 = 12\,000$ —
  — à 36   — . . . $13\,000$ —

Le *poids de la naissance* est donc *doublé à quatre mois, triplé à douze mois, quadruplé à vingt-quatre mois.* A huit mois, l'enfant pèse 8 000 grammes.

Pendant la troisième année, le poids n'augmente guère que de 1 kilogramme : à trente mois il est en moyenne de $12^{kg},500$.

En partant des chiffres précédents, il est facile de calculer approximativement l'*accroissement mensuel* et l'*accroissement quotidien* du poids. Il suffit de se rappeler que, de la naissance à quatre mois, l'augmentation atteint 3 000 grammes ; de quatre à huit mois, 2 000 grammes ; de huit à douze mois, 1 000 grammes ; de douze à vingt-quatre mois, 3 000 grammes. Le tableau suivant résume ces données :

	Accroissement mensuel.	Accroissement quotidien.
De N. à 4 mois ·	$\dfrac{3\,000}{4} = 750$ gr.	$\dfrac{750}{30} = 25$ gr.
De 4 à 8 — ·	$\dfrac{2\,000}{4} = 500$ —	$\dfrac{500}{30} = 16$ —
De 8 à 12 — ·	$\dfrac{1\,000}{4} = 250$ —	$\dfrac{250}{30} = 8$ —
De 12 à 24 — ·	$\dfrac{3\,000}{12} = 250$ —	$\dfrac{250}{30} = 8$ —

B. — TAILLE

a. **Toises et technique de la mensuration de la longueur du corps.** — La mensuration de la taille du nourrisson est une opération assez délicate, car il est difficile d'obtenir l'immobilité complète.

Pour l'effectuer, on allonge le bébé sur une table, on marque la position des talons, d'une part, on place, d'autre part, un gros livre en contact avec le sommet de la tête. L'intervalle qui sépare ces deux points, mesuré avec un *ruban métrique*, correspond à la longueur du corps.

Les instruments (fig. 18), plus ou moins compliqués, que l'on trouve dans le commerce, ne sont pas nécessaires. Ils ont cependant l'avantage de simplifier et de rendre plus précises les mensurations.

b. **Évolution de la taille**. — Le nourrisson, dont nous venons d'indiquer les poids, mesure, en moyenne (fig. 17) :

A la naissance · · · · · · · · · · · ·	50 centimètres.
A 4 mois · · · · · · · · · · · · ·	62 —
A 12 mois · · · · · · · · · · · · · ·	70 —
A 24 mois · · · · · · · · · · · · · ·	80 —
A 36 mois · · · · · · · · · · · · · ·	88 —

L'accroissement est donc de 12 centimètres pendant les quatre premiers mois, de 8 centimètres pendant les huit mois suivants. Au total, il est de 20 centimètres la première année, de 10 centimètres la deuxième année, de 8 centimètres la troisième.

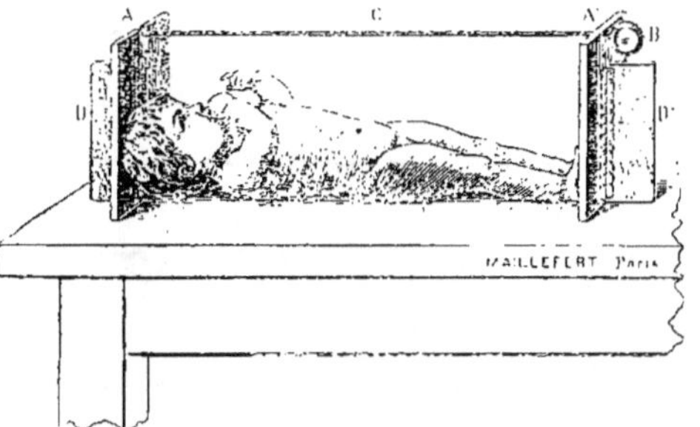

Fig. 18. — Toise-bébé.

Si l'on jette un coup d'œil d'ensemble sur la croissance du nourrisson, on constate que *le poids et la taille augmentent d'abord rapi-*

dement, puis de plus en plus lentement, à mesure que l'enfant avance en âge.

Les tables et les courbes de croissance que nous avons publiées sont celles d'un enfant type ; elles constituent des moyennes établies d'après la comparaison d'un grand nombre de bébés, souvent très différents les uns des autres. Il ne faut pas s'attendre à ce que tous les enfants se développent exactement de la même manière. Il y a des nourrissons dont la taille et le poids sont inférieurs aux moyennes, d'autres qui les ont supérieurs à ces dernières. *Il existe de grandes variations individuelles.*

Le poids et la taille constituent un élément d'appréciation. Mais bien d'autres signes permettent également de se rendre compte de l'état de santé des bébés.

II. — DENTITION

a. **Éruption dentaire.** — Dans les premiers mois, la

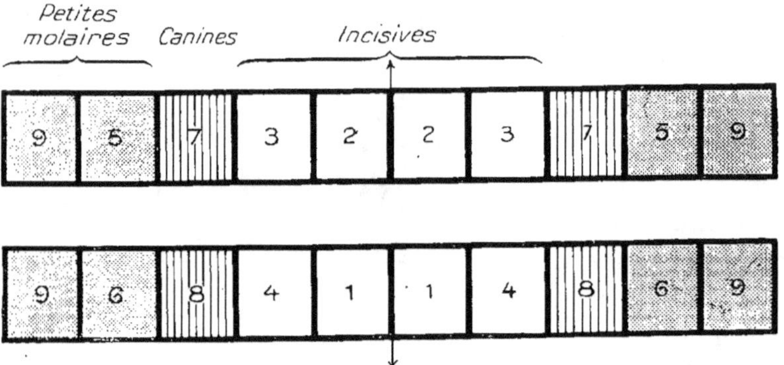

Fig. 19. — Ordre d'éruption des dents de la première dentition.

bouche est dépourvue de dents ; c'est dans des cas exceptionnels que l'on rencontre une ou deux dents à la naissance.

Entre six et trente mois, se fait la *première dentition* ;
les dents qui la constituent s'appellent *dents de lait* ou *dents
temporaires*, parce qu'elles sont destinées à disparaître à
partir de sept ans.

La première dentition comporte 20 *dents*, qui sortent
dans l'ordre chronologique suivant (fig. 19) :

De   6 à 12 mois ·
- 2 incisives médianes inférieures.
- 2   —   —   supérieures.
- 2   —   latérales supérieures.
- 2   —   — inférieures.

De 12 à 18 mois ·
- 2 premières petites molaires supérieures.
- 2   —   —   —   inférieures.

De 18 à 24 mois ·
- 2 canines supérieures (*œillères*).
- 2   —   inférieures.

De 24 à 30 mois ·   4 deuxièmes petites molaires.

L'apparition des dents ne se fait pas toujours aux époques
que nous venons d'indiquer. Elle peut être avancée ou retardée.

b. **Anomalies de la dentition.** — La DENTITION PRÉCOCE,
qui commence vers trois ou quatre mois et s'achève soit vers
dix-huit mois, soit normalement, n'a aucune signification.

La DENTITION TARDIVE est parfois *familiale*. Assez souvent
elle est l'indice d'un *état pathologique* et relève d'une
influence héréditaire ou d'une maladie survenue pendant
la période d'éruption.

Les dents présentent souvent des ANOMALIES. Ce sont
notamment l'*absence* de certaines d'entre elles, des modifications de *volume* ou de *forme*, des *érosions*, des *atrophies*.
Assez souvent elles acquièrent une *coloration* blanc bleuâtre
ou gris jaunâtre, indice de décalcification. Assez souvent
encore, elles *se carient* ou *disparaissent* précocement. Cer-

tains de ces troubles sont sous la dépendance d'un mauvais état général ou de maladies caractérisées ; leur constatation fournit au médecin des renseignements précieux pour le diagnostic et des indications thérapeutiques. Il convient donc de ne pas les négliger.

c. **Accidents de la dentition.** — La dentition s'effectue généralement sans occasionner le moindre trouble ; parfois, au contraire, elle provoque une série d'accidents, dont il faut bien connaître la signification. Trop longtemps, en effet, on a considéré comme relevant de la dentition tous les troubles digestifs ou tous les phénomènes pathologiques qui peuvent survenir chez l'enfant à cette période de la vie. Aujourd'hui, on sait qu'un grand nombre de ces *soi-disant accidents de la dentition* sont en réalité sous la dépendance de fautes d'hygiène alimentaire ou d'infections variées. Il est bien certain cependant que la dentition peut être l'occasion de phénomènes morbides. Ceux-ci sont d'importance variable.

Le plus habituellement, il n'existe que de l'*irritation gingivale*, une démangeaison locale, qui entraîne une salivation exagérée, de la rougeur des joues (*feux de dents*), de l'agitation, des cris, de l'insomnie. La gencive est rouge et tuméfiée au point correspondant à la dent qui va sortir.

Parfois l'inflammation locale est plus marquée et il y a de la *fièvre*. Il s'est produit alors une véritable infection de la muqueuse gingivale et de la cavité qui entoure la dent (*gingivite*). Elle peut s'étendre à toute la cavité buccale et réaliser une *stomatite*.

Chez certains enfants, l'éruption des dents provoque des vomissements, de la diarrhée, de la rougeur (*érythème*) des fesses et des cuisses ; chez d'autres, elle entraîne de la toux et de la bronchite ; chez d'autres enfin elle occasionne des convulsions.

Ces divers accidents ne se produisent guère que chez des bébés prédisposés pour des raisons diverses, en particulier par une mauvaise alimentation.

Il faut bien savoir qu'en général ils apparaissent surtout quand l'*hygiène de la bouche* est négligée.

d. **Hygiène de la dentition.** — D'une façon générale, il est bon de *nettoyer la bouche* du nourrisson, dès la naissance, en passant entre les gencives et la joue un doigt enveloppé d'un linge fin et propre ou de coton hydrophile, imbibé d'eau bouillie ou d'eau de Vichy tièdes.

Au moment de l'éruption des dents, cette précaution devient indispensable. S'il survient de l'inflammation, il faut avoir recours à des antiseptiques appropriés, qui ne soient pas dangereux.

Pour calmer l'irritation ressentie par l'enfant, on a l'habitude de lui donner des *hochets* d'ivoire ou d'os. Il n'y a aucun inconvénient à le faire, à condition de les laver fréquemment et de ne pas les laisser traîner partout.

On pratique aussi volontiers des *frictions légères des gencives* avec le doigt, soigneusement lavé, humecté d'un *sirop de dentition*. Les sirops d'usage courant ne contiennent guère de substances actives ; les préparations vraiment efficaces doivent être formulées par le médecin.

III. — OSSIFICATION DU CRANE

Chez le nouveau-né, les os de la voûte cranienne ne sont pas soudés entre eux. Ils sont séparés par des espaces membraneux linéaires ou *sutures*, qui s'élargissent en certains points pour constituer les *fontanelles*. Sur la ligne médiane existe une *fontanelle postérieure* ou *petite fontanelle*, à peine perceptible, en général, et une *fontanelle antérieure* ou *grande fontanelle*. Celle-ci a la forme d'un losange, dont les diamètres mesurent $2^{cm},5$ à 3 centimètres ; elle est plus ou moins bombée, résistante et animée de battements.

Quand le nourrisson se développe régulièrement, la grande fontanelle se rétrécit rapidement ; souvent elle cesse d'être appréciable à partir de cinq ou six mois ; elle se soude vers quatorze ou quinze mois.

L'exploration de la fontanelle antérieure renseigne sur l'état de la nutrition et sur certaines maladies.

Chez les nourrissons qui dépérissent, chez les athrepsiques, au cours des diarrhées graves, elle *se déprime*, en même temps que les os chevauchent au niveau des sutures ; cette modification peut être l'indice d'un état grave.

Au cours des méningites, de l'hydrocéphalie, au contraire, elle *bombe* et s'agrandit.

Parfois elle *se soude précocement*, chez les microcéphales, par exemple ; il faut éviter de confondre la soudure avec une ossification rapide, qui n'est pas rare chez les enfants vigoureux.

Plus souvent, *sa soudure est retardée* jusqu'à deux ou trois ans : il en est ainsi chez les rachitiques, les myxœdémateux, les hydrocéphales.

Certains bébés présentent encore du ramollissement des os du crâne, du *cranio-tabes*, qui est sous la dépendance de certains états pathologiques.

On voit donc combien est importante l'exploration du crâne chez les nouveau-nés et les nourrissons ; il importe d'attirer l'attention du médecin sur toute constatation anormale.

II. — ALIMENTATION DU NOURRISSON

L'alimentation du nourrisson comprend deux périodes :
1º la *période d'allaitement*, qui va de la naissance jusque
vers huit mois, pendant laquelle le lait est le seul aliment
convenable ; 2º la *période de sevrage* ou d'*ablactation*, qui lui
fait suite, pendant laquelle on associe et on substitue progressivement au lait d'autres aliments.

A. — ALLAITEMENT.

Quand l'enfant est nourri au sein, l'allaitement est *naturel* ;
celui-ci peut être *maternel* ou *mercenaire*.

Quand l'enfant est nourri avec un autre lait que le lait de
femme, il est soumis à l'*allaitement artificiel*.

Quand il prend à la fois du lait de femme et un autre lait,
il est à l'*allaitement mixte*.

A. — ALLAITEMENT NATUREL

Lait de femme. — Nous avons, dans les chapitres précédents, étudié le développement des glandes mammaires
pendant la grossesse et le liquide qu'elles sécrètent alors ; ce
liquide porte le nom de *colostrum*. Pendant les premiers
jours de l'allaitement, le colostrum se modifie et prend peu
à peu les caractères du lait. Mais c'est seulement vers le
quinzième jour que la sécrétion lactée est définitivement
établie.

Le lait de femme est un liquide opalin, blanchâtre, d'odeur
presque nulle, de saveur douce et sucrée. C'est une émulsion
de gouttelettes de graisse dans de l'eau, qui tient en solution
de la caséine, du lactose et des sels.

Laissé au repos, il se sépare en deux couches : l'une épaisse superficielle, la *crème*, formée par les gouttelettes de graisse constituant le *beurre*, l'autre limpide contenant les autres éléments.

La *composition chimique* du lait est diversement appréciée par les auteurs. Pour des laits âgés de un à douze mois, on peut admettre, pour 1 000 grammes, les moyennes suivantes :

Densité.	1 032 à 1 032,5
Extrait sec.	123^{gr},50
Beurre.	34 à 35 grammes.
Lactose anhydre	70 —
Caséine et albumines.	12 à 14 —
Sels.	2 —

Somme toute, dans 1 000 grammes de lait il y a environ 70 grammes de *sucre de lait* ou *lactose*, moitié moins de *beurre* (35 grammes), cinq fois moins de caséine (14 grammes).

Il y a de plus une quantité appréciable de *lécithines* et de *nucléones*, substances phosphorées, des *sels minéraux*, comme le chlorure de sodium ou sel commun, le phosphate de chaux, etc., de la *potasse*, de la *magnésie*, un peu de *fer*. Il y a enfin des *ferments solubles*, c'est-à-dire des substances qui, en quantité infinitésimale, sont susceptibles de provoquer des mutations chimiques importantes.

La composition chimique du lait n'est pas immuable. Elle varie sous une série d'influences :

L'*âge du lait* : les *laits jeunes* sont plus riches en caséine et en matières minérales que les *laits âgés* ; par contre, ils ont une teneur plus faible en beurre et en lactose.

Le *moment de la tétée* : le lait du *début* contient moins de beurre que celui de la *fin*.

Le *moment de la journée* : le lait du *matin* a une teneur en beurre plus élevée que celui du *soir*.

Le *volume des seins* : ils sont rarement symétriques et le lait fourni par le plus petit renferme le plus de beurre.

La *fréquence des tétées* : plus souvent on donne le sein, plus le lait est riche en caséine.

L'influence de ces diverses causes sur la composition du lait nécessite une technique spéciale pour *prélever l'échantillon que l'on désire envoyer à l'analyse*. Il faut obtenir un *échantillon moyen*. Le mieux est de recueillir du lait à trois tétées, le matin, au milieu de la journée, et le soir, au commencement, au milieu et à la fin de la traite, chaque fois aux deux seins. Il suffit d'obtenir à chaque prise une cuillerée à café pour avoir les 60 centimètres cubes nécessaires.

La *quantité de lait sécrétée* est très variable. Une bonne nourrice fournit facilement 800, 1 000 grammes et même plus par vingt-quatre heures. En réalité, la quantité de lait sécrétée est en rapport assez intime avec la succion de l'enfant. Sous son influence, la glande sécrète et c'est ainsi que certaines nourrices, donnant le sein à plusieurs enfants, arrivent à produire jusqu'à 3 litres de lait par jour. Par contre, si on diminue le nombre des tétées, si l'enfant, malade ou débile, tète insuffisamment, la sécrétion lactée diminue rapidement. On peut voir le retour de la sécrétion lactée chez une femme qui a perdu son lait, si elle se remet à donner le sein.

Technique de l'allaitement naturel. — Pour mener à bien l'allaitement naturel, il convient, d'une part, de donner des *tétées régulièrement espacées* et *en nombre convenable*, d'autre part, de faire prendre des *quantités de lait appropriées à l'enfant*.

Intervalles et nombre des tétées. — La *régularité dans*

les repas est très importante. La mère et la nourrice sont trop souvent disposées, lorsque l'enfant pleure, à lui donner le sein. « Je donne à mon petit quand il a soif », disent la plupart des mères, et elles ajoutent : « Voyez comme il va bien ». L'enfant paraît en effet jouir d'une bonne santé, mais l'embonpoint qu'il présente est parfois exagéré et est fréquemment suivi de troubles digestifs et d'amaigrissement.

Dans certains cas, il est indiqué de donner le sein toutes les deux heures. Le plus habituellement, il suffit de le donner d'abord *toutes les deux heures et demie*, puis *toutes les trois heures*.

La règle suivante est applicable à la majorité des bébés : *pendant les trois premiers mois*, huit tétées espacées de deux heures et demie, avec un repos de six heures la nuit ; *de trois à six mois*, sept tétées à intervalles de trois heures, avec un repos de six heures la nuit ; après *six mois*, six tétées toutes les trois heures avec neuf heures de repos la nuit.

Si l'enfant dort à l'heure fixée pour la tétée, il faut le réveiller ; s'il est éveillé avant l'heure, il faut le faire patienter.

On doit faire prendre aux enfants l'habitude de dormir la nuit ; la nourrice a besoin de repos ; les réveils répétés et les mauvaises nuits ont une influence fâcheuse sur sa santé et par suite sur celle de l'enfant.

En principe, on ne donne qu'un seul sein à chaque tétée, alternativement l'un et l'autre. Mais ce n'est pas là une règle absolue. Souvent la sécrétion d'un sein est insuffisante : il faut alors donner les deux, en ayant soin, au cas d'asymétrie, de commencer par le plus petit, et de ne quitter un sein pour l'autre qu'après que l'enfant l'a vidé de son contenu.

RATIONS DE LAIT. — Les rations de lait, que doivent prendre les nourrissons à chaque tétée et dans les vingt-quatre heures, varient suivant une série de facteurs. Il faut bien se garder de suivre des règles trop absolues.

La quantité de lait que l'enfant ingère pendant une tétée est impossible à déterminer par sa *durée* : certains enfants tètent vite, d'autres lentement ; l'activité de la sécrétion mammaire, d'autre part, joue, sous ce rapport, un rôle facile à comprendre.

La seule méthode, qui permette de mesurer la quantité de lait prise par l'enfant, est la *pesée de la tétée*. Il suffit de le placer tout habillé dans le pèse-bébé avant la mise au sein, de faire la tare, puis de le reposer sur la balance au bout de quelque temps ; les poids qu'il faut ajouter à l'autre plateau indiquent la quantité de lait ingérée.

La ration alimentaire doit être suffisante pour subvenir à l'*entretien* de l'organisme et à la *croissance*. La *ration totale* comprend une *ration d'entretien* et une *ration de croissance*.

La *ration d'entretien* est mesurée approximativement par la déperdition de chaleur qui se fait à la surface de la peau, déperdition grâce à laquelle la température du corps reste constante. La quantité de chaleur dégagée est en rapport avec l'étendue de la surface ; elle augmente avec l'âge et avec le poids, mais non pas proportionnellement à ceux-ci. La surface correspondant à 1 kilogramme de poids du corps est, en effet, d'autant plus petite que le bébé pèse davantage ; elle est d'environ :

6 décimètres carrés pour un enfant de 3 kilogrammes.
5   —   —   —   —   6   —
4   —   —   —   —   9   —

Par suite, l'enfant se refroidit d'autant moins que son

poids est plus élevé, et la ration d'entretien, calculée pour 1 kilogramme du poids, doit diminuer parallèlement.

La *ration de croissance* doit fournir les matériaux nécessaires à assurer l'augmentation du poids et de la taille. Cette augmentation, très rapide pendant les premiers mois, l'est de moins en moins ensuite, comme nous l'avons dit tout à l'heure. Aussi les besoins de croissance diminuent avec l'âge et, avec eux, les rations destinées à les couvrir.

En résumé, la *ration totale* ne doit pas augmenter proportionnellement à l'âge et au poids du bébé. Elle ne doit être accrue, à mesure que le bébé grandit, que de quantités de plus en plus faibles.

On peut fixer les *rations théoriques* d'après l'*âge*, le *poids* ou la *taille* du bébé.

Voici les règles que nous utilisons habituellement ; elles sont résumées dans le tableau suivant. On y trouve indiquées les quantités de lait que doit prendre, à partir de huit ou dix jours, un bébé dont le poids augmente suivant la progression indiquée plus haut. On y lit les poids des enfants, les âges correspondants, les quantités de lait (en grammes) à donner pour 100 grammes du poids du corps et les rations des vingt-quatre heures.

Poids du corps.	Age.	Poids de lait	
		pour 100 gr. du poids du corps.	par 24 heures.
3 kilogrammes ·	—	1·8 grammes.	540 grammes.
4 — ·	—	16 —	640 —
5 — ·	—	15 —	750 —
6 — ·	4 mois.	14 —	840 —
7 — ·	6 —	13 —	910 —
8 — ·	8 —	$12^{gr},5$	1 000 —
9 — ·	12 —	12 grammes.	1 080 —

En suivant les indications fournies par ce tableau, on donne des quantités de lait conformes aux principes énoncés plus haut.

Il est facile de calculer les rations qui doivent être prises approximativement à chaque tétée :

Poids du corps.	Ration des 24 heures.	Nombre de tétées.	Quantités prises à chaque tétée.
3 kilogrammes.	540 grammes.	8	65 à 70 grammes.
4 —	640 —	8	80 —
5 —	750 —	7	105 à 110 —
6 —	840 —	7	120 —
7 —	910 —	6	150 —
8 —	1 000 —	6	165 —

Il est nécessaire de donner des chiffres pour fixer les idées. Mais il faut bien savoir qu'ils n'ont qu'une *valeur relative.* Ils s'appliquent à un enfant type, nourri avec un lait de composition moyenne, placé dans un milieu toujours identique. Or un tel enfant et un tel lait ne se rencontrent guère dans la pratique et le milieu varie incessamment. Quand la température extérieure est élevée, l'été, par exemple, l'enfant, perdant moins de chaleur par la peau, a besoin de moins de lait ; on a calculé qu'avec une température supérieure à 25°, on devait réduire approximativement la ration des vingt-quatre heures de 30 grammes pour un enfant de 3 kilogrammes, de 40 grammes pour un enfant de 5 kilogrammes, de 60 grammes pour un enfant de 9 kilogrammes.

Sauf dans les premières semaines de la vie et quand l'enfant présente des troubles de la digestion ou de l'état général, *il est inutile de peser chaque tétée.* Il faut se borner à donner le sein à heures fixes et laisser prendre à l'enfant suivant son appétit ; en général, *il se règle de lui-même.* Nous ne saurions trop mettre en garde contre l'*abus de la pesée des tétées* ; il conduit parfois à laisser l'enfant mourir de faim avec une excellente nourrice.

La *durée de la tétée* varie suivant l'enfant et suivant la nourrice. Elle est en général d'une dizaine de minutes et ne doit pas dépasser quinze à vingt minutes.

MANIÈRE DE DONNER LE SEIN. — Pour donner le sein (fig. 20),

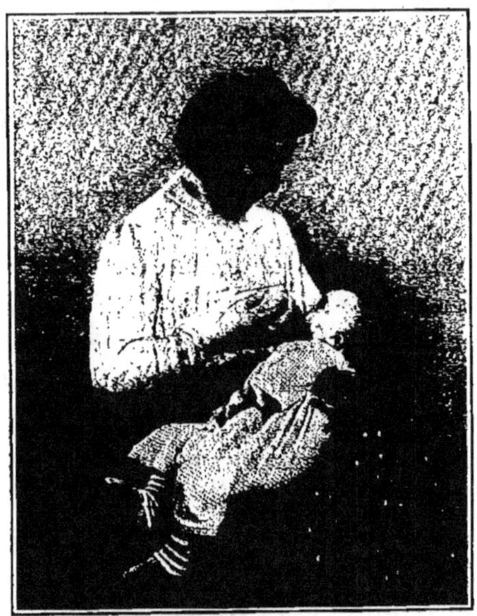

Fig. 20. — *Allaitement.* — Manière de donner le sein.

la nourrice s'assied sur une chaise basse et place sur un tabouret le pied correspondant au sein offert au bébé; elle couche celui-ci en travers sur ses genoux, la tête reposant sur l'avant-bras.

Avant de donner le sein, elle se lave le mamelon avec de l'eau bouillie tiède.

Pendant la tétée, elle surveille la façon dont l'enfant suce et déglutit le lait : après un ou plusieurs mouvements de succion, qui remplissent la bouche, la déglutition se produit, accompagnée d'un bruit de glouglou caractéristique et d'une élévation du larynx appréciable au doigt. Elle stimule l'enfant ou au contraire le modère en le retirant du sein de temps en temps. Si la succion se fait mal, c'est souvent parce qu'il existe un obstacle à la respiration nasale ou pharyngée : l'enfant, ne pouvant respirer par le nez, est obligé de lâcher le mamelon pour respirer par la bouche.

Chez les tout petits, la nourrice doit faire saillir le mamelon et couler quelques gouttes de lait pour amorcer la tétée. Comme l'enfant n'est pas capable de prendre le bout du sein, il faut le lui mettre dans la bouche : la nourrice, tenant son sein à pleine main, saisit le mamelon entre le médius et l'index et l'introduit dans la bouche.

La nourrice a soin de ne pas trop presser l'enfant contre elle pour que le contact du sein n'empêche pas l'accès de l'air dans le nez : il lui suffit de déprimer avec le doigt le sein devant le nez de l'enfant.

La nuit, jamais la nourrice ne donne le sein étant couchée ; car, si elle s'endort, le bébé peut être asphyxié. Cette faute est trop souvent commise.

La nourrice ne laissera pas l'enfant s'endormir au sein en le mâchonnant. Elle le retire et le place dans son berceau, couché sur le côté, pour éviter qu'il ne s'étrangle, s'il a des vomissements ; quand il est couché sur le dos, les matières vomies peuvent pénétrer dans le larynx.

La tétée terminée, elle lave à nouveau le mamelon avec de l'eau bouillie et le recouvre d'un linge fin et très propre.

Telles sont les règles générales qui doivent présider à la direction de l'allaitement naturel. Tantôt il est réalisé par la mère, tantôt il l'est par une nourrice mercenaire.

Nous devons entrer dans quelques détails relatifs à chacune de ces modalités.

Allaitement maternel. — La mère a le *devoir d'allaiter son enfant* ; l'allaitement est une fonction naturelle et il ne lui est pas permis de s'y soustraire.

En dehors de toute question de sentiments, *l'allaitement de l'enfant par la mère est utile à l'un et à l'autre.* Si l'on connaît bien la supériorité de l'allaitement naturel sur l'allaitement artificiel, on sait moins que l'enfant nourri par la mère est en général mieux portant que celui élevé par une nourrice mercenaire ; on ignore aussi que l'allaitement permet à la mère de se remettre plus vite de l'accouchement, que souvent il fait disparaître des troubles gastriques, des migraines et d'autres phénomènes accusés par les femmes avant leur allaitement ; enfin qu'il empêche l'obésité précoce, si fréquente chez les femmes qui, bonnes nourrices, n'allaitent pas leur enfant.

Obstacles et contre-indications. — Il existe, dans certains cas, des *obstacles* et des *contre-indications* à l'allaitement maternel. Ceux-ci sont d'*ordre social* et d'*ordre physiologique* ou *pathologique*.

Les *obstacles d'ordre social* ont une importance très inégale.

Il y a des femmes du monde qui ne nourrissent pas pour pouvoir continuer leur vie de plaisir : elles n'ont aucune excuse.

Il y a d'autres femmes, et ce sont les plus intéressantes, qui en sont empêchées par leur profession : employées de commerce ou d'administration, ouvrières d'usine ou d'atelier, domestiques.

Des mesures spéciales doivent être prises pour restreindre le nombre de ces dernières, en les aidant à trouver le temps et les ressources nécessaires pour soigner et allaiter leurs enfants. En France, la *loi du 28 novembre* 1909 leur permettait de prendre du *repos pendant huit semaines* consécutives avant et après l'accouchement ; la nouvelle loi votée par le Sénat, le 5 décembre 1912, et par la Chambre des députés, le 17 juin 1913, rend ce repos obligatoire et accorde une indemnité pécuniaire. Diverses administrations donnent des *congés de maternité* payés. Les *mutualités maternelles*, les *pouvoirs publics*, des *sociétés* diverses distribuent des *secours d'allaitement*. Des *asiles* sont ouverts aux femmes seules qui veulent allaiter. Des *cantines maternelles* distribuent des repas gratuits aux mères nourrices. Enfin des *crèches* gardent les bébés pendant les heures de travail et la création de *chambres d'allaitement* est demandée dans les usines employant un certain nombre de femmes.

Malgré les services incontestables rendus par ces diverses institutions, elles sont encore insuffisantes ; malheureusement beaucoup de femmes, qui feraient de bonnes nourrices, sont dans l'impossibilité d'allaiter.

Les *obstacles d'ordre physiologique et d'ordre pathologique* tiennent à des *causes locales* ou à des *causes générales*.

Les *causes locales* sont l'*absence de mamelles*, tout à fait exceptionnelle, les *anomalies des mamelons*, qui peuvent être plats, ombiliqués ou hypertrophiés, également très rares, l'*absence* ou l'*insuffisance de la sécrétion lactée*.

L'*insuffisance de la sécrétion lactée* est assez commune. Elle peut exister dès l'accouchement, mais on ne peut s'en rendre compte qu'après plusieurs jours d'allaitement, car a montée du lait est parfois retardée. Elle peut être tardive et ne survenir qu'après plusieurs semaines ou plusieurs mois. En tout cas, la mère ne doit renoncer à allaiter qu'après une tentative suffisamment prolongée ; si elle ne peut nourrir tout à fait son enfant, *il vaut mieux instituer l'allaitement mixte que supprimer complètement le sein.* On se rendra compte de l'insuffisance du lait en pesant les tétées et en suivant la courbe de poids de l'enfant. On a remarqué que l'inaptitude à allaiter s'observait surtout dans les familles où les femmes ont perdu l'habitude de donner le sein depuis plusieurs générations. On peut essayer d'augmenter la sécrétion du lait par un régime alimentaire approprié et par des *médicaments galactagogues.*

Les *affections des seins* peuvent entraîner l'impossibilité passagère ou définitive d'allaiter. Il en est ainsi pour les *fissures* et les *crevasses des mamelons* et pour les infections qui les compliquent, *lymphangites, galactophorites, abcès sous-cutanés* et *abcès glandulaires.* On évitera ces complications par les soins de propreté et la protection des mamelons.

Dès que ces lésions apparaissent, il est bon de consulter sans retard le médecin pour qu'il institue un traitement approprié.

Les *causes d'ordre général* sont les maladies diverses dont peuvent être atteintes les mères avant et pendant la grossesse, au moment de l'accouchement ou au cours de l'allaitement. Il appartient au médecin de statuer dans chaque cas particulier, en tenant compte de l'intérêt de la mère et de celui de l'enfant.

L'*âge de la mère* n'est pas une contre-indication à l'allaitement. Des femmes de quinze ans, aussi bien que des femmes de quarante ans, peuvent faire d'excellentes nourrices.

La *menstruation* n'empêche pas une mère de nourrir. Contrairement à une opinion assez répandue, elle est fréquente chez les nourrices ; les règles réapparaissent à une époque variable, généralement dans le courant du premier ou du deuxième mois ; la proportion des nourrices réglées diminue avec le nombre des grossesses. La période menstruelle retentit souvent sur le nourrisson ; il présente, déjà dans les jours qui précèdent, des vomissements, de la diarrhée verte, une baisse de poids ; ces accidents n'ont, en général, aucune gravité ; il est cependant parfois indiqué de supprimer le sein pendant quelques jours à ce moment.

La *grossesse* qui survient chez une nourrice n'est pas toujours un motif de suspendre l'allaitement. Toutefois il arrive bien souvent que la mère ou l'enfant pâtissent et qu'il faille interrompre la nourriture à partir du quatrième mois. C'est au médecin de dicter la décision à prendre dans chaque cas particulier.

Allaitement par une nourrice mercenaire. — Quand l'allaitement naturel est pratiqué par une nourrice mercenaire, il peut l'être soit dans la famille de l'enfant par une *nourrice sur lieu*, soit chez la femme qui emporte l'enfant chez elle et est alors une *nourrice à distance*.

Dans les deux cas, la seule *contre-indication d'ordre médical* à l'allaitement mercenaire est l'existence de la *syphilis*. Les parents et le médecin encourent des *responsabilités judiciaires*, si la nourrice est contaminée. Le devoir strict du père est d'avertir le médecin de la maladie dont il est atteint, même si son enfant paraît indemne. Dans certains cas cependant, que le médecin appréciera, le bébé pourra être confié à une nourrice.

Nourrices sur lieu. — D'après la *loi du 23 décembre 1874, relative à la protection des enfants du premier âge*, dite *loi Théophile Roussel*, « toute personne, qui veut se placer comme nourrice, est tenue de se munir d'un certificat du maire de sa résidence indiquant si son dernier enfant est vivant et constatant qu'il est âgé de sept mois révolus, ou, s'il n'a pas atteint cet âge, qu'il est allaité par une autre femme, remplissant les conditions déterminées ».

Cette loi a pour but de sauvegarder la vie des enfants des nourrices mercenaires ; mais elle paraît trop rigoureuse et, pour des raisons diverses, elle est le plus souvent transgressée.

Pour choisir une nourrice, il faut tenir compte d'un certain nombre de conditions. On prendra de préférence une femme âgée de vingt à trente ans et ayant déjà fait une nourriture, car on peut compter ainsi sur une sécrétion lactée plus abondante et plus prolongée. La femme devra être accouchée depuis deux ou trois mois, pour être bien remise des suites de couches ; il n'est guère utile que l'âge du lait corresponde à l'âge de l'enfant et il suffit que le lait ne soit pas trop vieux. Un examen approfondi devra être fait par le médecin ; il refusera toute nourrice délicate ou malade, atteinte ou simplement suspecte de tuberculose ou de syphilis ; toute nourrice dont les mamelons seront mal conformés, et dont les seins paraîtront insuffisants.

Il ne faut jamais prendre une nourrice qui ne présente pas son propre enfant en bonne santé.

Il faut vérifier si l'âge de l'enfant présenté correspond à celui indiqué sur le livret de la nourrice. La présentation de ce livret devra toujours être exigée ; dans certains cas même, il sera nécessaire de demander un certificat récent de moralité.

On a exagéré les inconvénients des nourrices sur lieu. On a souvent, il est vrai, à lutter contre leurs exigences, à combattre leurs idées arriérées ; mais, si l'on a soin de bien les surveiller, elles rendent dans les cas où l'allaitement naturel est nécessaire, mais ne peut être fait par la mère, des services incontestables.

Il ne faut pas oublier cependant que la femme qui se place comme nourrice abandonne son bébé et peut mettre sa vie en danger ; qu'elle quitte son mari et ses autres enfants ; qu'il y a là une cause de démoralisation. Il ne faut donc avoir recours aux nourrices que dans des conditions bien précises.

Nourrices a distance. — Une mère ne doit se résoudre à envoyer son enfant en nourrice à la campagne qu'à la dernière extrémité. Trop souvent il n'y trouve, au lieu du lait de femme escompté par les parents, qu'un lait de vache suspect, si ce n'est une alimentation avec de la soupe, de la bouillie, des légumes grossièrement préparés, etc. Aussi tombe-t-il souvent malade et la mortalité des enfants en nourrice est-elle très grande.

Les parents doivent toujours se rendre à l'improviste à la campagne vérifier l'alimentation de leur bébé.

Les nourrices de campagne sont soumises aux prescriptions de la loi Roussel. Elles ne peuvent prendre des bébés que dans des conditions déterminées ; elles sont surveillées par des *médecins-inspecteurs.*

Elles devraient être pénétrées de l'importance de leur mission et de leur responsabilité, qu'elles oublient souvent par ignorance ou par appât du gain. Il faudrait qu'elles fussent instruites des principales règles de l'hygiène infantile.

Au lieu de placer leurs bébés à la campagne, les mères peuvent avoir recours aux *Pouponnières,* qui sont de véritables internats de nourrissons ; ils y sont soignés, sous la direction d'un médecin, par un personnel en général expérimenté.

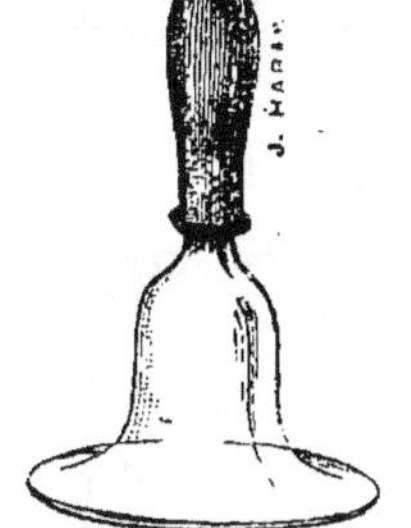

Fig. 21. — Bout de sein de Bailly.

Hygiène des nourrices. — La femme qui allaite, mère

ou nourrice mercenaire, doit veiller à la conservation de sa santé et prendre les précautions nécessaires pour produire un lait de bonne qualité. Ce sont là des conditions indispensables au développement normal du nourrisson.

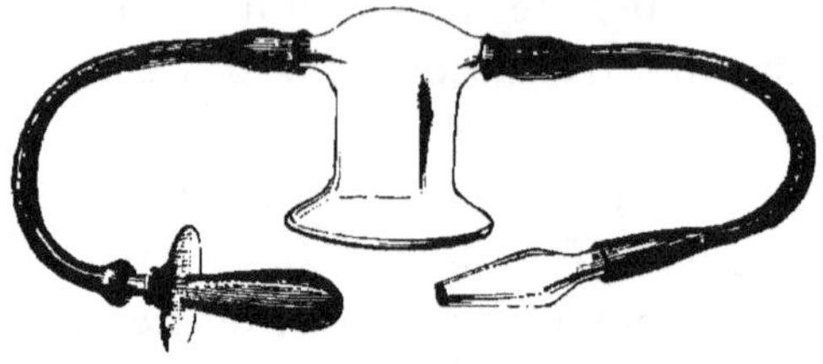

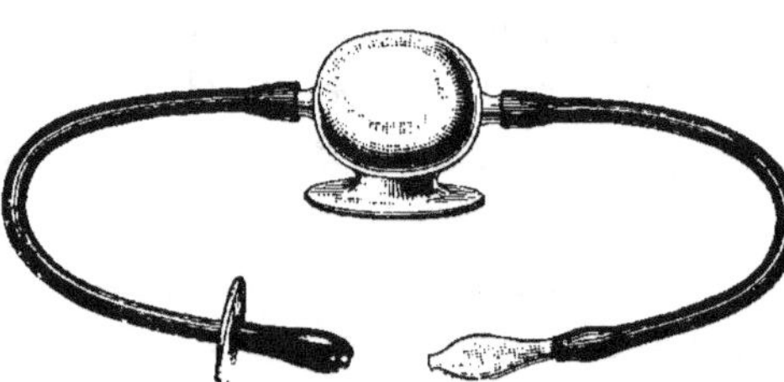

Fig. 22. — Tire-lait d'Auvard.

HYGIÈNE LOCALE. — La nourrice prendra soin de ses mamelons pour éviter les gerçures et les crevasses. Elle les lavera avant et après chaque tétée avec de l'eau bouillie, de l'eau boriquée ou de l'eau oxygénée étendue de trois parties d'eau.

Dans certaines circonstances il est utile de protéger le mamelon contre l'application directe des lèvres de l'enfant. On se sert alors de *bouts de sein*. Il en existe divers modèles : les uns sont faits de caoutchouc, les autres sont constitués par une cupule de verre, dont le sommet perforé est muni d'une tétine en caoutchouc (fig. 21).

Fig. 23. — Téterelle de Budin.

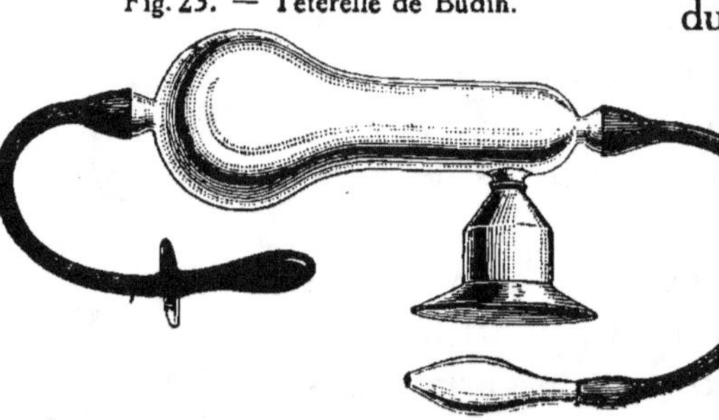

Fig. 24. — Tire-lait de Mathers.

Si le bébé n'est pas assez vigoureux pour téter seul, on utilise des *téterelles* ou *tire-lait* (fig. 22, 23 et 24). Ils sont constitués par une cupule de verre, percée de deux orifices, à chacun desquels s'adapte un tube de caoutchouc muni d'une tétine ; la nourrice aspire par l'une d'elles, tandis que l'enfant tète l'autre.

Enfin il y a des cas où il peut être utile de vider le sein, par exemple quand la nourrice a trop de lait ou quand l'enfant est mis à la diète. On le fait avec un *tire-lait atmosphérique*, sorte de ventouse où l'on fait le vide avec une balle de caoutchouc. Son application est douloureuse et il est préférable d'utiliser des appareils appelés *succi-pompes* (fig. 25 et fig. 26) ou *lacto-pompes* (fig. 27), ré-

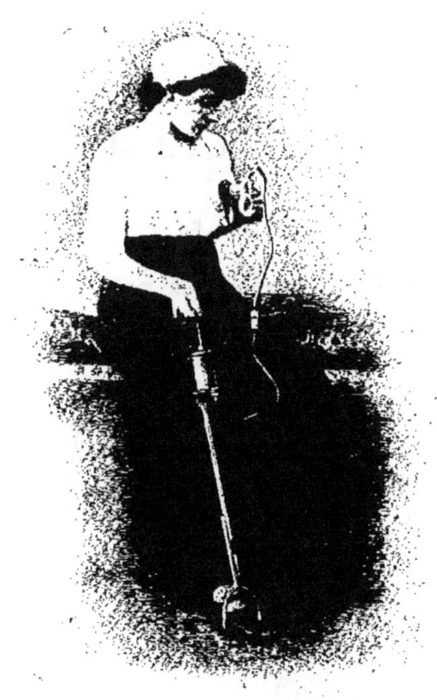

Fig. 25. — Succi-pompe.

servoirs de verre appliqués sur le sein, où l'on produit alternativement le vide et la rentrée de l'air à l'aide d'une pompe appropriée.

Ces divers instruments doivent être nettoyés et bouillis chaque fois qu'ils ont servi.

HYGIÈNE GÉNÉRALE. — La nourrice aura une *vie* calme, régulière, exempte de fatigues et d'émotions. Elle fera

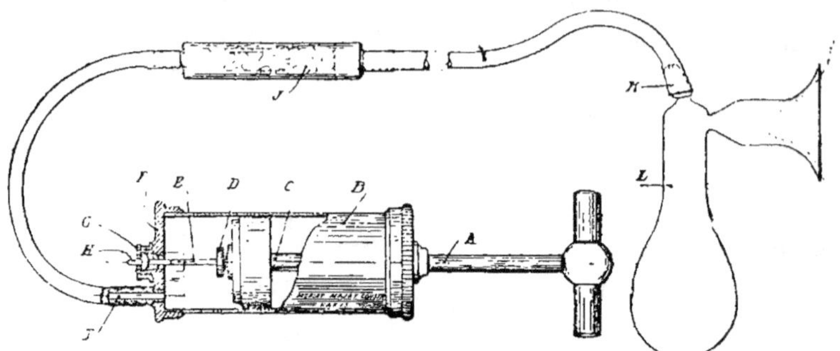

Fig. 26. — Succi-pompe.

des *sorties* quotidiennes pour prendre un *exercice* modéré. Il faudrait limiter la durée du travail des femmes qui sont obligées de gagner leur vie, condition nécessaire, d'ailleurs, pour leur permettre de continuer l'allaitement.

La nourrice doit se tenir très propre et prendre fréquemment des *bains*.

L'*alimentation* sera saine et copieuse. Les substances nuisibles à la santé de l'enfant par leur passage dans le lait en seront éliminées.

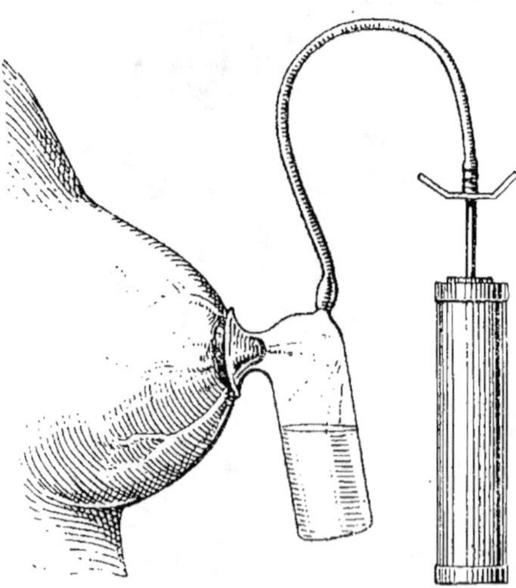

Fig. 27. — Lacto-pompe.

On accordera une *ration supplémentaire*, pour compenser les pertes résultant de la sécrétion du lait. Il faut bien se garder toutefois de l'exagération; trop souvent les nourrices se figurent que, plus elles mangent, plus elles auront de lait; c'est une erreur, car la suralimentation entraîne l'obésité et nuit à la qualité du lait. « Quand les nourrices engraissent, les nourrissons maigrissent », dit un dicton populaire. En moyenne, une femme qui allaite a besoin d'un tiers en plus d'aliments que dans les conditions habituelles.

On choisira les aliments parmi ceux qui rentrent dans l'alimentation habituelle. Sont autorisés le lait, les viandes de boucherie et de volaille, le jambon, le lard, les œufs, les poissons frais, les farines, la semoule, le tapioca, le macaroni, les nouilles, les pommes de terre, les pois secs, les lentilles, les fèves, les haricots blancs et rouges, le riz, les haricots verts, les pois frais, la chicorée, les épinards, le bouillon de viande, les fromages frais, le pain.

Sont défendus, par contre, les choux, les asperges, l'ail, les oignons, etc., qui donnent une mauvaise odeur au lait et provoquent des troubles digestifs chez les bébés.

Les *boissons* ne seront pas trop abondantes ; 2 litres à 2 litres et demi de liquide par vingt-quatre heures suffisent. On permettra l'eau, la bière peu alcoolisée, dite bière pour nourrices, ou le cidre (un litre et demi), ou le vin (un demi-litre), les infusions de tilleul, de camomille, de feuilles d'oranger, la décoction d'avoine torréfiée ou d'orge diastasée. On peut autoriser une tasse de thé ou de café après le repas de midi.

Les boissons alcooliques, les liqueurs sont sévèrement défendues. L'alcool passe en effet dans le lait et provoque chez le bébé de l'insomnie, de l'agitation et même des convulsions.

La nourrice doit éviter la *constipation*. Si elle survient, elle insistera sur les légumes verts et les compotes ; elle provoquera des selles avec des suppositoires ou des lavements ; elle demandera au médecin de lui prescrire des laxatifs. Il faut, en général, éviter les purgatifs, qui, d'une part, sont contre-indiqués dans la constipation habituelle et, d'autre part, entraînent une diminution de la sécrétion lactée.

Telles sont les principales règles d'hygiène que doivent suivre les nourrices. Si elles ne les observent pas, leur nourrisson en souffrira.

B. — ALLAITEMENT ARTIFICIEL

Quand le bébé n'est pas nourri au sein, il est soumis à l'*allaitement artificiel*.

Celui-ci peut être réalisé avec du *lait de vache*, du *lait de chèvre*, du *lait d'ânesse* ou, dans certains pays, avec du lait d'autres animaux, jument, chamelle, etc.

Le lait de vache est le plus fréquemment utilisé.

Allaitement avec le lait de vache. — L'allaitement avec le lait de vache constitue une œuvre difficile qui demande beaucoup de soins de la part des personnes chargées de le pratiquer.

Pour être mené à bien, plusieurs conditions doivent être réalisées. Il faut un lait de bonne qualité, produit et conservé dans des conditions déterminées ; il faut en outre que ce lait soit donné à doses convenables et avec des précautions spéciales.

LAIT DE VACHE. — Trop souvent on vend dans le commerce un liquide qui n'a du lait que le nom. Il faut exiger que le lait destiné aux bébés soit le *produit intégral* de la traite totale et ininterrompue d'une vache bien portante et bien nourrie.

Le lait de vache est un liquide blanc ou blanc jaunâtre,

de consistance légèrement crémeuse, de saveur douce, d'odeur fade.

Composition chimique. — La composition chimique moyenne d'un litre de lait de vache est la suivante :

Densité	1 031 à 1 033	
Beurre	40	grammes.
Lactose	50	—
Caséine et albumines	34 à 36	—
Sels	6 à 7	—

Dans la pratique, pour apprécier la valeur d'un lait, on tient surtout compte de sa *teneur en beurre*. On dit qu'un lait qui contient par litre :

Plus de 40 grammes de beurre est *très bon* ;
35 à 40 grammes de beurre est *bon* ;
30 à 35 grammes de beurre est *médiocre* ;
Moins de 30 grammes de beurre est *mauvais*.

Mais ce mode d'appréciation est défectueux, car la composition du lait n'est pas toujours la même. Il y a des laits qui peuvent être utilisés avec succès pour l'alimentation des nourrissons, malgré leur faible teneur en beurre.

L'influence de la *race* sur la composition du lait est en effet considérable.

Certaines races fournissent un lait *riche* (40 à 60 grammes de beurre par litre) ; par exemple, les vaches bretonnes, normandes, flamandes, suisses. D'autres donnent un lait relativement *pauvre* (35 à 37 grammes de beurre par litre) ; par exemple, les vaches charolaises, morvandelles, hollandaises. Aussi une vacherie, destinée à produire du lait pour nourrissons, doit avoir un troupeau mixte, composé de vaches de différentes races en proportions déterminées.

Alimentation des vaches laitières. — L'alimentation des vaches laitières doit être l'objet d'une attention spéciale. Les meilleurs aliments sont le foin sec, les farines d'orge, d'avoine, de maïs, la menue paille, le son de blé et de seigle ; on peut y ajouter de la luzerne et du fourrage vert pendant l'été, de la betterave et des pommes de terre pendant l'hiver.

Il faut interdire l'herbe verte, les navets, les raves, les feuilles de betteraves, d'artichauts, de choux, les résidus industriels, tels que pulpes de betteraves, drêches de distillerie, drêches de brasserie, tourteaux, etc. Les laits des vaches qui mangent ces aliments déterminent souvent de la diarrhée chez les bébés.

État de santé des vaches laitières. — Il faut interdire le lait des vaches en *état de gestation* ou qui viennent de mettre bas (*lait colostral*), le lait des vaches en *période de chaleur* ou de *rut*, les laits de *vaches malades*, atteintes de mammite, de fièvre aphteuse, etc. En particulier, il faut éliminer les *vaches tuberculeuses* et pratiquer chez tout animal l'*épreuve de la tuberculine* ; nous reviendrons sur ce sujet dans un autre chapitre.

Traite. — La traite doit être faite avec une propreté minutieuse, contrairement à ce qui se passe le plus habituellement. Autant que possible, il faut la pratiquer, non pas dans l'étable, où voltigent toujours des poussières, mais dans une salle spéciale. Il faut laver à l'eau tiède et au savon les mamelles et les trayons. Le trayeur doit se brosser et se savonner les mains. Les vases seront lavés avec de l'eau propre, additionnée de carbonate de soude dans la proportion de 1 p. 100, puis passés à l'eau bouillante. Les premiers jets de lait seront laissés de côté.

On évitera ainsi en grande partie la souillure du lait.

Cependant, même avec ces précautions, il contiendra toujours des microbes. Dans certains établissements, où l'on emploie pour la traite les mêmes précautions d'antisepsie et d'asepsie que pour une opération chirurgicale, on obtient un *lait cru aseptique* ou pratiquement tel.

Sophistications. — Les deux sophistications du lait les plus communes sont l'*écrémage* et le *mouillage*. Elles sont extrêmement nuisibles aux bébés, car, d'une part, elles en diminuent la valeur alimentaire, et, d'autre part, le souillent par l'addition d'eaux malpropres.

Pour toutes les raisons qui viennent d'être énumérées, et pour d'autres, sur lesquelles il n'est pas nécessaire d'insister ici, il ne faut donner aux nourrissons qu'un *lait de provenance connue*. Malheureusement il est difficile, dans bien des circonstances, de se procurer un tel lait, et, actuellement, la plupart des bébés, dans les grandes villes, sont nourris avec des *laits de ramassage*, recueillis dans les campagnes par des laitiers en gros, qui les livrent aux détaillants. L'emploi de tels laits fait courir de grands dangers aux bébés, s'ils ne sont pas recueillis et transportés avec tous les soins désirables.

Conservation du lait et procédés de stérilisation. — Sauf quand il est recueilli dans des conditions spéciales, le lait de vache contient toujours des microbes après la traite : les uns proviennent de la vache, les autres des mains du trayeur, des vases où il est reçu, de l'air, de l'eau qui y est ajoutée frauduleusement. Les microbes y pullulent avec une extrême rapidité et leur pullulation est d'autant plus rapide que la température est plus chaude.

On voit alors le lait « tourner ». C'est le résultat de la multiplication des microbes qui l'acidifient par formation d'acide lactique aux dépens du lactose : la caséine se coagule dès que l'acidité atteint un certain taux, et la précipitation se produit plus rapidement lorsqu'on chauffe le lait. Mais il faut bien savoir que des laits non tournés peuvent contenir des microbes dangereux pour l'enfant.

Si le lait ne doit pas être consommé immédiatement, il faut prendre des précautions spéciales pour le conserver. On distingue des *procédés de conservation chimiques, mécaniques* et *physiques*.

Les *procédés chimiques* consistent dans l'addition de *substances antiseptiques* : acide borique, borax, acide salicylique, chromates alcalins, formol, eau oxygénée, etc. Ils sont dangereux pour l'enfant et doivent être sévèrement proscrits. Il faut défendre également l'addition de *bicarbonate de soude*, parce qu'il n'empêche pas la pullulation des microbes, mais masque leur développement, en s'opposant à l'acidification et en retardant la coagulation.

Les *procédés mécaniques* sont réalisés par la *filtration* sur coton hydrophile imbibé d'eau stérile et par la *centrifugation*. Ils ne privent pas le lait de microbes.

Les *procédés physiques* comprennent le *refroidissement* et le *chauffage*.

Le *refroidissement* ne détruit pas les germes, mais empêche leur pullulation. Il est bon, à ce titre, de plonger, aussitôt la traite, les vases contenant le lait dans de l'eau froide ou de la glace ; le lait en effet ne se refroidit spontanément que très lentement ; refroidi rapidement, il se conserve mieux. L'industrie laitière emploie encore le transport en *wagons frigorifiques* ou dans des vases entourés de glace, ainsi que la *congélation* à — 10° ; on peut ainsi transporter le lait à grandes distances. Le lait congelé a l'inconvénient, au moment du réchauffement, de ne plus être parfaitement homogène.

La *chaleur* réalise le meilleur moyen de conserver le lait.

Pour permettre le transport à longue distance, on pratique souvent la *pasteurisation*, c'est-à-dire le chauffage à 75°-80° pendant vingt minutes. Les ferments lactiques sont ainsi détruits, mais beaucoup d'autres germes résistent et de tels laits ne peuvent être conservés plus de vingt-quatre heures.

L'*ébullition* est un procédé de conservation d'usage domestique courant. Elle demande quelques précautions. Le lait, chauffé à l'air libre, monte vers 80° par formation d'une mince pellicule d'albumine coagulée, la frangipane ; il faut la briser, pour pouvoir atteindre la température d'ébullition, 100°-101°, qui doit être maintenue pendant cinq ou six minutes. On peut se servir de vases spéciaux munis d'une plaque percée de trous qui brise la frangipane. Les laits bouillis contiennent encore des microbes, car tous ne sont pas détruits ; aussi doivent-ils être consommés rapidement. Une bonne précaution, pour retarder la

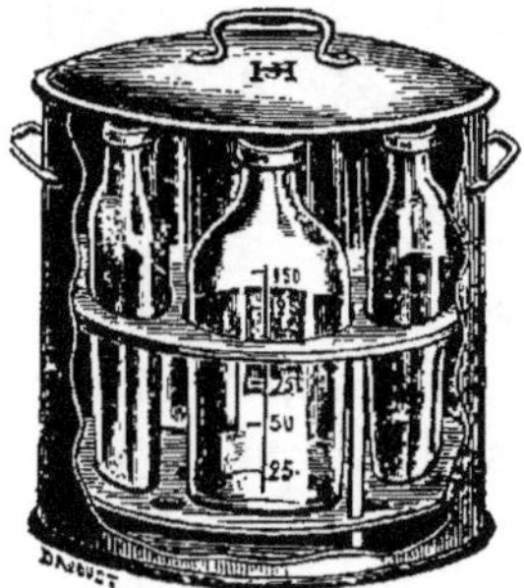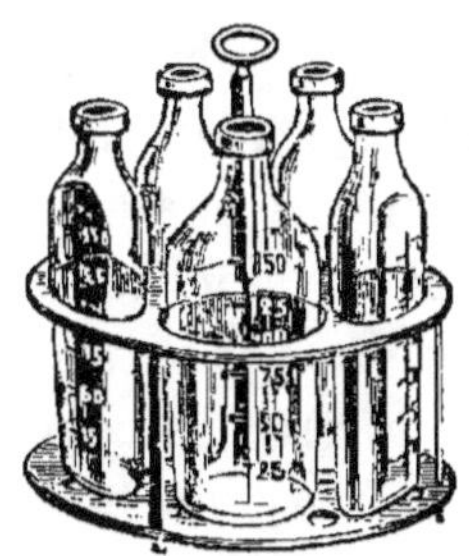

Fig. 28. — Appareil Soxhlet-Budin pour la stérilisation du lait.

pullulation des microbes, est le refroidissement brusque aussitôt après l'ébullition et la conservation au frais. Le lait qui a bouilli doit être laissé dans le même vase jusqu'à la consommation.

Dans les familles, il vaut mieux, à la place de l'ébullition, employer le *chauffage au bain-marie* à 100°. On le réalise avec des *appareils du type Soxhlet-Budin* (fig. 28).

L'appareil se compose :

1° D'une marmite de dimension variable, en métal, portant un couvercle, qui la ferme hermétiquement ;

2° D'un porte-bouteilles pour huit ou dix flacons ;

3° De flacons de verre très solides, portant des graduations, d'une contenance de 50, 100, 150 ou 200 centimètres cubes ;

4° D'obturateurs en caoutchouc, ayant la forme d'un disque ou mieux d'un capuchon.

Pour faire fonctionner l'appareil, on met dans les flacons la quantité voulue de lait ayant subi ou non la correction que nous indiquerons plus loin ; on les dispose dans le porte-bouteilles et on place ce dernier dans la marmite. On verse dans celle-ci de l'eau jusqu'au niveau du lait contenu dans les flacons. On met sur le feu ; lorsque l'eau commence à bouillir, on laisse se dégager de la vapeur pour chasser l'air, puis on couvre et on poursuit l'ébullition pendant quarante-cinq minutes.

On enlève alors le couvercle et on sort le porte-bouteilles. A mesure que le refroidissement se fait, la vapeur contenue dans les flacons se condense et, par suite du vide, les bouchons s'appliquent hermétiquement.

Les méthodes précédentes ne fournissent qu'une *stérilisation relative*. Pour réaliser une *stérilisation absolue*, il faut soumettre le lait au *surchauffage*. Celui-ci ne peut être pratiqué que par l'industrie. Les *laits stérilisés industriellement* sont soumis à des températures de 108° ou 110° pendant quarante-cinq minutes dans des étuves à vapeur sous pression, par conséquent sans qu'il se produise d'ébullition.

Ils se trouvent dans le commerce en flacons de 100, 125, 150 centimètres cubes et plus, bouchés à l'aide de dispositifs variés. Leur conservation est indéfinie.

Les laits surchauffés employés pour les nourrissons ne doivent pas être trop anciens, car ils paraissent subir à la longue des modifications nuisibles. Un de leurs inconvénients réside dans la montée de la crème, qui forme à la surface une couche plus ou moins épaisse et ne se désagrège jamais complètement.

On évite cet inconvénient en pratiquant, avant la stérilisation, la *fixation* ou *homogénéisation*, qui a pour but de briser les globules graisseux. Les *laits fixés* ou *homogénéisés* conservent une émulsion parfaite. Les bébés les consomment volontiers, mais leur usage prolongé n'est pas sans danger : on les a accusés, avec quelque raison, de provoquer à la longue le *scorbut infantile* ou *maladie de Barlow*.

Dans ces dernières années, on a préconisé l'emploi, pour l'alimentation des bébés, de *laits desséchés* et de *laits condensés*.

Les *laits desséchés* ou *laits en poudre* sont constitués par le résidu sec du lait privé de son eau. On reconstitue le lait par addition de cette eau. Il existe plusieurs procédés de fabrication : procédé Bévenot de Neveu, procédé Just-Hatmaker, procédé Mignot-Plumey et Kunick. Suivant que le lait a été évaporé en entier ou privé au préalable d'une partie de son beurre, on a le *lait entier* ou *lait gras*, le *lait demi-écrémé* ou *demi-gras*, qui contient 12 à 15 p. 100 de graisse, le *lait totalement écrémé* ou *lait maigre*, qui renferme moins de 1 p. 100 de graisse. Les laits gras rancissent facilement, les laits demi-gras se conservent mieux. Dans tous ces laits, la caséine est coagulée et est plus ou moins soluble, les sels de chaux solubles sont transformés en sels insolubles. La digestibilité est généralement bonne. Les laits secs ont l'avantage d'être peu coûteux ; un litre de lait préparé avec eux revient en moyenne à 0 fr. 30-0 fr. 35 (laits gras), 0 fr. 20-0 fr. 25 (laits demi-gras), 0 fr. 12-0 fr. 15 (laits maigres). Ces laits se conservent bien, mais il ne faut pas oublier qu'ils ne sont pas aseptiques ; on doit tenir compte de ce fait dans la préparation des biberons.

Les *laits condensés* ou *concentrés* sont des laits privés d'une partie de leur eau par la chaleur et par le vide. Ils se présentent comme un liquide sirupeux, ayant la consistance d'une bouillie épaisse, que l'on conserve en boîtes de fer-blanc soudées. On prépare des laits écrémés ou non. Souvent on y ajoute, avant l'évaporation, 12 p. 100 de sucre de canne, qui facilite la conservation. Ces laits se conservent bien et sont habituellement bien digérés.

Choix du lait à donner au bébé. — Les notions précédentes permettent de choisir le lait que l'on devra donner aux nourrissons, suivant les circonstances.

Si l'on connaît la provenance d'un lait, s'il peut être apporté rapidement au domicile après la traite, on l'utilisera après l'avoir fait bouillir ou stériliser dans un appareil Soxhlet-Budin. Il ne faut employer du lait cru que s'il est aseptique.

Si on ne sait pas d'où provient le lait, si on ignore le mode de conservation pour le transport, il est préférable d'avoir recours soit à du lait stérilisé industriellement par surchauffage, soit, à défaut, à du lait sec ou à du lait condensé.

Procédés de correction du lait de vache destiné a l'alimentation des nourrissons. — La composition chimique du lait de vache est très différente de celle du lait de femme. Le premier contient un peu plus de beurre, beaucoup plus (le double environ) de matières albuminoïdes, beaucoup plus de sels ; par contre, il renferme environ un tiers en moins de lactose. Au total, sa valeur alimentaire est plus grande.

Pour ce motif, et pour d'autres, les jeunes nourrissons supportent mal, en général, le lait de vache pur. Il faut le corriger de façon à lui donner une composition se rapprochant sensiblement de celle du lait de femme.

De nombreux *procédés de correction* ont été proposés. Nous ne retiendrons que le plus simple, qui est à la portée de tous.

Il consiste à ajouter de l'eau, pour diminuer la proportion de matières azotées, et à ajouter du sucre pour compenser la diminution de beurre, qui résulte du coupage, et la faible teneur en lactose. Le sucre et le beurre peuvent, en effet, en principe, être substitués l'un à l'autre dans la proportion de 2 grammes du premier pour 1 gramme du second.

Nous avons vu déjà que, pour le nouveau-né, on utilise un lait additionné d'eau à parties égales. Pour le nourrisson, on se sert de *coupages au tiers* et *au quart*, c'est-à-dire des mélanges de deux parties de lait et d'une partie d'eau, ou de trois parties de lait et d'une partie d'eau.

Pour ajouter le sucre, on peut utiliser deux méthodes : ou bien on se sert pour le coupage d'eau sucrée avec 10 grammes de sucre pour 100, ou bien on ajoute à 100 grammes du mélange, lait et eau, une cuiller à café de sucre en poudre (3 grammes environ).

Si on emploie du lait cru, on prépare les biberons avec le lait coupé, avant de les stériliser au bain-marie. Si on emploie du lait stérilisé, il ne faut utiliser que de l'eau bouillie et prendre les précautions nécessaires pour éviter les souillures.

On a beaucoup discuté sur le sucre qu'il convient d'utiliser. Le mieux est de se servir du *sucre ordinaire* ou *saccharose*. Si cependant le bébé est constipé, on peut avoir recours au *sucre de lait* ou *lactose*, qui est légèrement laxatif. Il faut se défier du lactose commercial, souvent impur, et n'employer que du lactose de bonne qualité, dont le prix est relativement élevé.

RATIONS DE LAIT DE VACHE. — Il est presque impossible de fixer *a priori* les rations de lait qui conviennent à un bébé. En principe, on peut se conformer aux règles suivantes, qui se rapprochent de celles que nous avons données pour l'allaitement naturel.

1º *Aux bébés pesant 3 et 4 kilogrammes* (après la première semaine), on donne le *mélange de deux parties de lait et d'une partie d'eau sucrée*, aux mêmes doses que le lait de femme, réparties en *huit biberons* :

Poids du corps.	Volume de lait coupé au 1/3 pour 100 grammes du poids du corps.	par 24 heures.	Nombre de biberons.	Volume de lait coupé au 1/3 par biberon.
3 kilogrammes ·	18 c. c.	540 c. c.	8	65 à 70 c. c.
4 — .	16 —	640 —	8	80 —

Les biberons sont donnés à *intervalles de deux heures et demie*.

2º *Aux bébés pesant 5 kilogrammes*, on donne le *mélange de trois parties de lait et d'une partie d'eau sucrée*, aux mêmes doses que le lait de femme, réparties en *sept biberons, espacés de trois heures*.

Poids du corps.	Volume de lait coupé au 1/4 pour 100 grammes du poids du corps.	par 24 heures.	Nombre de biberons.	Volume de lait coupé au 1/4 par biberon.
5 kilogrammes.	15 c. c.	750 c. c.	7	105 à 110 c. c.

3º *Quand les bébés pèsent 6 kilogrammes* (à quatre mois)

et plus, on leur donne du *lait pur*, additionné de 2 grammes de sucre pour 100 grammes, soit un peu moins d'une cuillerée à café de sucre en poudre. Les rations de lait de vache doivent être plus faibles que celles de lait de femme. *Le nombre des biberons est de sept*, puis de *six*, *espacés de trois heures*.

Poids du corps.	Volume de lait pur		Nombre de biberons.	Volume de lait pur par biberon.
	pour 100 grammes du poids du corps.	par 24 heures.		
6 kilogrammes.	12 c. c.	720 c. c.	7	100 à 105 c. c.
7 — .	11 —	770 —	6	130 —
8 — .	10 —	800 —	6	135 —
9 — .	10 —	900 —	6	150 —

Il faut bien savoir que *ces rations théoriques ne sont pas forcément celles qui conviennent aux bébés*. Les règles précédentes ne peuvent servir que de bases.

Chaque enfant a son individualité physiologique et demande une ration qui lui est particulière.

Il faut *procéder par tâtonnements*, en tenant compte de l'état général, de la croissance, du fonctionnement du tube digestif. L'allaitement artificiel est, nous ne craignons pas de le répéter, une entreprise très délicate ; il doit être pratiqué sous la direction du médecin. Beaucoup d'enfants deviennent malades ou se développent mal parce qu'ils n'ont pas été surveillés et que leur régime n'a pas été modifié à temps.

Si, au lieu de lait ordinaire, on utilise un *lait sec* ou un *lait condensé*, il faut tenir compte de leur composition pour établir les rations. Il faut se défier des indications données par les prospectus, qui sont souvent erronées.

Voici comment on utilisera, *en principe*, un lait sec demi-gras, contenant, pour 100 grammes, 24 grammes de caséine,

12 grammes de beurre, 54 grammes de lactose. Une cuiller à café en contient approximativement 3 grammes, une cuiller à soupe 9 grammes.

Poids du corps.	Nombre de biberons.	Préparation du biberon.	
		Poudre de lait.	Eau.
3 kilogrammes · ·	8	10 grammes.	60 c. c.
4 — · ·	8	12 —	70 —
5 — · ·	7	17 —	90 —
6 — · ·	7	18 —	100 —
7 — · ·	6	23 —	110 —
8 — · ·	6	25 —	120 —

Naturellement, de même que pour le lait ordinaire, *ces chiffres n'ont qu'une valeur toute relative.*

Biberons. — Pour faire prendre le lait aux nourrissons, on se sert d'un biberon.

L'usage des biberons à tube est dangereux et est interdit par la loi depuis 1910.

Le biberon le plus simple est le meilleur; il se compose d'un flacon gradué en grammes ou en centimètres cubes, d'une capacité de 100 à 200 centimètres cubes (fig. 29).

Au moment de la tétée, on adapte sur le goulot une *tétine* en caoutchouc (fig. 30). Le caoutchouc ne doit pas être vulcanisé. Les modèles de tétines sont nombreux. Les meilleures ont la forme d'un doigt de gant ; elles sont percées à leur extrémité d'un ou de deux orifices en piqûres d'épingles, qui ne doivent pas être trop grands pour éviter le passage trop rapide du lait. Il est inutile qu'elles présentent sur le côté un trou pour le passage de l'air ; le lait coule alors trop facilement dans la bouche, et, dans l'intérêt de la digestion, il vaut mieux que le bébé fasse des efforts de succion.

Le biberon sera tenu avec une propreté minutieuse. On

le nettoie à l'eau chaude additionnée de carbonate de soude,
à l'aide d'un écouvillon ; puis on le rince à l'eau bouillante
et même, si le verre est solide, on
le fait bouillir. La tétine est brossée
et conservée entre les tétées dans
un récipient rempli d'eau bouillie.
Avant la tétée, le biberon préparé
du matin est mis pendant deux

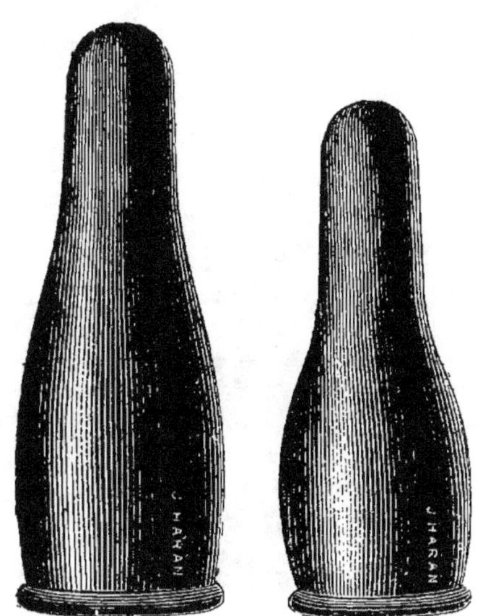

Fig. 29. — Biberon gradué.   Fig. 30. — Tétines.

ou trois minutes dans de l'eau chaude (à 50º), pour faire
tiédir le lait.

Pendant la tétée, le biberon doit être tenu à la main, pour
que le lait arrive continuellement dans la tétine (fig. 31) ;
sans cette précaution, le biberon pend, le bébé s'épuise à
sucer une tétine vide, déglutit de l'air et devient aérophage.
La tétée doit durer environ dix minutes.

En résumé, pour que l'allaitement artificiel soit poursuivi avec succès, il faut utiliser un lait de bonne qualité, stérilisé par la chaleur, soit à la maison, soit industriellement, suivant les conditions où on peut se le procurer ; il ne faut pas donner ce lait pur, mais convenablement corrigé, avant que le bébé pèse 6 kilogrammes, c'est-à-dire soit âgé de quatre mois

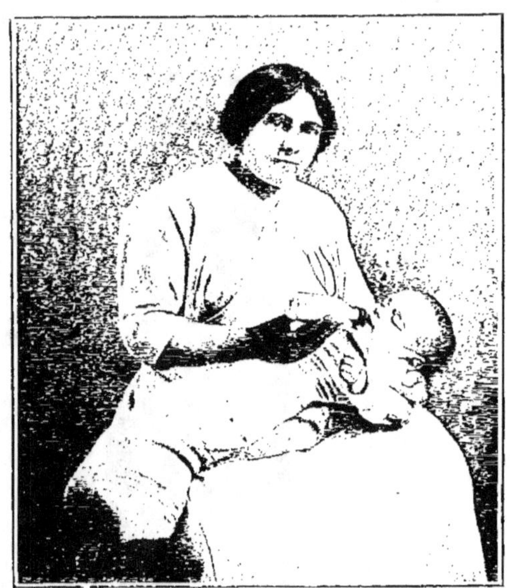

Fig. 31. — *Allaitement*. — Manière de donner le biberon.

environ ; il faut prescrire des rations appropriées à chaque enfant et divisées en repas régulièrement espacés, plus ou moins nombreux ; il faut enfin tenir les biberons et les tétines avec une propreté minutieuse.

Allaitement avec le lait de chèvre. — Le lait de chèvre est d'usage courant dans certains pays, où les vaches font défaut ou sont rares, en particulier dans plusieurs régions montagneuses. Dans les grandes villes, le lait de chèvre est peu utilisé. A Paris pourtant, on peut voir dans les rues des bergers conduire de petits troupeaux de chèvres de porte en porte et distribuer du lait qu'ils viennent de traire ; il existe également quelques chèvreries modèles.

En faveur du lait de chèvre, on peut invoquer la modicité du prix ; une chèvre fournit pendant neuf ou dix mois quotidiennement 3 à 5 litres de lait avec une nourriture peu abondante.

Composition chimique. — La composition chimique moyenne d'un litre de lait de chèvre est la suivante :

Densité	1 030
Beurre	48 grammes.
Lactose	47 —
Caséine et albumines	37 —
Sels	8 —

La composition du lait de chèvre est encore plus variable que celle du lait de vache ; elle diffère suivant le moment de la traite, l'âge du lait, la bête considérée, l'alimentation et surtout suivant la race. La chèvre de Malte fournit un lait bien plus riche que la chèvre des Alpes. Aussi a-t-on cherché, en utilisant diverses races de chèvres, en les sélectionnant, à obtenir des laits de composition différente, appropriés à l'âge de l'enfant : chèvre des Alpes pour le nouveau-né normal, chèvre des Pyrénées pour les enfants à tube digestif normal, chèvre de Malte pour l'enfant sevré.

Mais les différences entre ces laits et le lait de femme sont encore bien considérables.

Maladies des chèvres. — On a dit que la chèvre est rarement tuberculeuse. Le fait est vrai pour la chèvre élevée en plein air ; en étable, elle peut contracter la tuberculose d'une vache tuberculeuse.

Le lait de chèvre est capable de transmettre une maladie infectieuse, la *fièvre de Malte* ou *mélitococcie*. La moitié des chèvres maltaises est contaminée et il faut se renseigner avec soin sur l'origine de la chèvre employée.

Lait cru. — Si l'état de santé de la chèvre est parfait, on peut, après nettoyage des trayons au moment de la traite, autoriser l'emploi du lait cru, soit par l'intermédiaire d'un biberon, soit par la tétée directe au pis de l'animal, comme le fait se pratique depuis longtemps à la campagne.

Il est préférable de se servir de lait bouilli.

RATIONS DE LAIT DE CHÈVRE. — Pour établir les rations d'un lait de chèvre, il est nécessaire de connaître sa composition chimique ; suivant les cas, on le donnera pur, ou bien on le corrigera par l'adjonction d'eau et de sucre.

On cherchera à obtenir des mélanges, dont la composition chimique se rapproche de celle du lait de femme.

Allaitement avec le lait d'ânesse. — Le lait d'ânesse se rapproche beaucoup plus, par divers caractères, du lait de femme que les laits de vache et de chèvre.

La composition chimique moyenne d'un litre de lait d'ânesse est la suivante :

Densité	1 033
Lactose	63 grammes.
Beurre	11 —
Caséine et albumines	19 —
Sels	4^{gr},50

La teneur du lait d'ânesse en lactose et en caséine est donc voisine de celle du lait de femme ; mais il est plus pauvre en beurre que ce dernier, car il en renferme

11 grammes au lieu de 35 grammes. Aussi sa valeur alimentaire est faible, un tiers en moins que le lait de femme.

C'est un aliment d'exception, qui est parfois indiqué dans les premiers jours de la vie et pour certains nourrissons malades.

Il est d'ailleurs difficile de se le procurer. Pour entretenir la sécrétion lactée, il faut conserver l'ânon, et l'ânesse ne peut fournir à la consommation qu'un litre à un litre et demi de lait par jour. Son prix est très élevé. En outre, il doit être consommé sur place. La surveillance de la bête doit être très sévère : elle ne doit pas consommer du fourrage vert. La traite doit être faite aseptiquement, de préférence au domicile de l'acheteur, pour éviter toute fraude.

C. — ALLAITEMENT MIXTE

Quand l'allaitement naturel complet est impossible, il faut, toutes les fois que faire se peut, instituer l'allaitement mixte. Celui-ci est bien préférable à l'allaitement artificiel exclusif.

On peut avoir recours à l'allaitement mixte soit au début, soit dans le courant de l'allaitement. Il peut être utilisé d'une façon passagère ou définitive.

Au début, si la montée du lait est tardive, ou, dans le cours de l'allaitement, si le lait diminue sous l'influence d'une cause transitoire, on pèse chaque tétée et on la complète, quand il est nécessaire, avec la quantité de lait voulue. Il importe en effet de continuer régulièrement les tétées, car la succion du mamelon constitue le meilleur stimulant de la sécrétion lactée.

Dans d'autres cas, la baisse du lait est définitive ou bien les conditions d'existence empêchent l'allaitement naturel exclusif. On remplace alors un certain nombre de tétées par autant de biberons.

On réalise l'allaitement mixte avec le lait de vache coupé ou avec le lait de vache pur, suivant l'âge de l'enfant, comme nous l'avons exposé plus haut.

Les rations de lait de femme et de lait de vache sont calculées de façon à donner la ration totale nécessaire au bébé.

RÉSULTATS DE L'ALLAITEMENT

Nous venons d'étudier la façon d'alimenter les nourrissons pendant les huit ou neuf premiers mois.

L'enfant bien alimenté a un aspect florissant ; ses chairs ont une consistance ferme ; il n'est cependant pas trop gros. Vif, bien éveillé, la peau saine, il croît en poids et en taille d'une façon régulière, sans à-coups, comme nous l'avons décrit plus haut. Ses digestions se font avec régularité.

Cependant, *si l'on compare l'allaitement naturel et l'allaitement artificiel*, on note des différences, qui sont tout en faveur de l'allaitement naturel.

Les selles présentent, suivant le lait utilisé, des aspects particuliers, sur lesquels nous reviendrons plus loin.

La courbe des poids du nourrisson normal élevé au sein est plus régulière que celle de l'enfant nourri au biberon ; cette dernière présente des périodes d'ascension et des périodes d'arrêt. Si l'accroissement se fait trop rapidement, tôt ou tard apparaissent des troubles dyspeptiques ; il est plus facile, en effet, de réaliser la suralimentation avec le lait de vache qu'avec le lait de femme, et le premier est plus difficile à digérer et à assimiler que le second.

La taille paraît moins influencée que le poids par le mode

d'allaitement. Par contre, l'apparition de la première dent est généralement plus tardive chez les enfants au biberon que chez les enfants au sein ; chez les premiers, l'époque des premiers pas est souvent retardée.

D'ailleurs, l'aspect extérieur du nourrisson trahit souvent la nature de son alimentation. L'enfant allaité au sein a le teint plus clair, plus coloré, la peau plus élastique, les chairs plus fermes ; il est plus animé que le bébé élevé au biberon.

Il résulte de toutes ces considérations que le nourrisson allaité artificiellement se trouve dans des conditions d'infériorité physiologique. Aussi *la morbidité et la mortalité des enfants nourris au biberon sont-elles supérieures à celles des enfants élevés au sein.* Le pourcentage de mortalité est deux, trois, parfois même quatre fois plus considérable. La mortalité pendant la première année va en croissant pour les groupes d'enfants soumis à l'allaitement maternel, à l'allaitement artificiel dans la famille, à l'allaitement naturel à distance, à l'allaitement artificiel à distance.

Les causes de l'infériorité de l'allaitement artificiel sont nombreuses. Les unes sont la conséquence d'une réalisation défectueuse et peuvent être évitées. Les autres existent dans tous les cas, quelles que soient les précautions prises, et sont inhérentes à l'emploi d'un lait animal : différences de composition quantitative et qualitative, digestion et assimilation moins parfaites, excès de travail digestif nécessité, enfin absence de certains ferments et enzymes. Une loi générale veut que les femelles, dans chaque espèce animale, sécrètent un lait spécifique, adapté au rejeton auquel il est destiné ; ce rejeton ne trouve pas dans le lait d'une autre espèce un aliment aussi parfait.

Enfin, dans chaque cas particulier, intervient le facteur individuel, propre au nourrisson considéré, qui explique les succès ou les insuccès dans des conditions en apparence identiques.

B. — ALIMENTATION DU SEVRAGE

Pendant les premiers mois, le lait doit constituer l'aliment du nourrisson. Mais son usage exclusif ne peut être sans inconvénients continué indéfiniment. Il arrive un moment où, pour subvenir aux besoins de l'organisme, il faudrait des rations de lait trop considérables et où d'ailleurs des substances plus variées deviennent indispensables.

Dès lors le bébé entre dans la *période du sevrage.* A proprement parler, sevrage veut dire suppression définitive de l'allaitement au sein. En pratique, ce mot sert à désigner la période pendant laquelle on associe et on substitue progressivement au lait une alimentation plus variée. On donne encore à cette période le nom d'*ablactation.*

Ainsi compris, le sevrage *se prolonge jusque vers deux ans ou deux ans et demi.* A partir de cet âge, l'alimentation est devenue suffisamment variée et ne se modifiera plus guère pendant quelques années.

Le sevrage, quand l'enfant est bien portant, *doit commencer* vers huit mois, alors qu'il pèse 8 kilogrammes ; à ce moment il a déjà deux ou quatre dents.

Si l'éruption dentaire n'a pas encore débuté, il est préférable de le retarder, car l'observation montre que les farines sont alors moins bien digérées.

Pendant la période du sevrage, *deux faits très importants doivent servir de guide* dans la fixation des régimes alimentaires.

En premier lieu, la *croissance,* dont l'activité a diminué

progressivement depuis la naissance jusqu'à huit mois, *devient dès lors moins rapide et plus uniforme.*

Le *poids*, à huit mois, est en moyenne de 8 kilogrammes ; il atteint 9 kilogrammes à douze mois, 12 kilogrammes à vingt-quatre mois, 12^{kg},500 à trente mois. De huit à vingt-quatre mois, l'accroissement mensuel n'est que de 250 grammes et l'accroissement quotidien de 8 grammes.

La *taille*, à huit mois, mesure 66 centimètres ; elle est à douze mois de 70 centimètres, à vingt-quatre mois de 80 centimètres, à trente mois de 84 centimètres environ.

Tandis que, dans les huit premiers mois, l'enfant a augmenté de 5 kilogrammes et de 16 centimètres, dans les vingt-deux mois qui suivent il n'augmente que de 4^{kg},500 et de 18 centimètres. La croissance est donc à peu près trois fois moins rapide.

Le second fait est la *diminution relative de la surface du corps* par rapport au poids, à mesure que celui-ci augmente. L'enfant de 3 kilogrammes présente, en chiffres ronds, une surface cutanée de 6 décimètres carrés par kilogramme de poids ; celle-ci n'est plus que de 5 décimètres carrés lorsque l'enfant pèse 6 kilogrammes, et elle tombe à 4 décimètres carrés pour un enfant pesant plus de 8 kilogrammes.

Donc, d'une part, les besoins de l'organisme pour la croissance sont moindres pendant la période du sevrage que pendant la période de l'allaitement exclusif ; d'autre part, les besoins de l'organisme pour l'entretien n'augmentent que dans de faibles proportions. Il en résulte que les rations alimentaires ne doivent être augmentées que peu à peu et dans de faibles proportions. Il s'agit, somme toute, *plutôt d'une substitution d'aliments que d'une addition.*

ALIMENTS UTILISÉS PENDANT LE SEVRAGE

Le choix des aliments doit être l'objet de soins attentifs. Ils appartiennent soit au *règne végétal*, soit au *règne animal*.

1º Aliments tirés du règne végétal. — Les aliments tirés du règne végétal sont :

a) *Les farines de céréales.* — Ce sont les premiers aliments auxquels on a recours. On emploie surtout les farines de *froment*, d'*orge*, d'*avoine*, de *maïs*, de *riz*. Les farines de *seigle* et de *sarrasin* sont utilisées également dans quelques pays.

Les farines de froment et d'orge, pauvres en graisse, sont les plus légères et les plus faciles à digérer. En chiffres ronds, au point de vue de la valeur nutritive, 5 grammes de ces farines, c'est-à-dire une cuillerée à café, correspondent à 25 grammes de lait de femme et à une quantité un peu moindre de lait de vache.

Les autres farines ont une valeur alimentaire un peu plus élevée.

Les farines s'emploient mélangées au lait sous forme de *bouillies*.

La bouillie se fait de la manière suivante. On délaye dans un peu d'eau froide la quantité de farine voulue, afin d'éviter la formation de grumeaux ; on ajoute du lait bouillant, et on fait cuire à petit feu, en remuant constamment pendant une dizaine de minutes ; on met enfin un morceau de sucre.

On trouve dans le commerce diverses farines, qui ont parfois leur utilité.

La *farine d'embryon de blé*, très riche en phosphore organique, est indiquée pour les enfants débiles, anémiques et pour ceux dont le système osseux se développe mal.

Les *farines torréfiées* ont un parfum agréable ; leur digestibilité est augmentée.

Les *farines diastasées* ou *maltées* sont indiquées chez certains enfants malades ou débiles. On peut aussi pratiquer le *maltosage* au moment de la préparation de la bouillie.

Les *farines lactées* sont d'un emploi très courant : elles sont faites avec du lait concentré dans le vide, du pain cuit ou de la farine torréfiée et du sucre.

On ajoute souvent du *cacao* aux farines ; tel est le *racahout*, mélange de farine de riz, de fécule de pommes de terre, de sucre, de cacao et de vanille.

Les farines de céréales entrent enfin dans la composition de plusieurs aliments usuels.

Le *pain de froment* sert à la confection des *panades*.

Celles-ci seront faites avec du pain grillé ou des biscottes. On émiette le pain dans de l'eau bouillante, on fait bouillir jusqu'à consistance de bouillie, on passe, on ajoute du beurre et du sel.

Citons enfin les *pâtes alimentaires*, macaroni, nouilles, vermicelle, les *semoules*, l'*orge perlé*, le *riz en grains*, etc. Ces derniers aliments servent à préparer des potages, des gâteaux, des puddings.

b) *Les farines de légumineuses amylacées ou fécules.* — Elles sont plus pauvres que les farines de céréales en matières azotées, mais plus riches en amidon.

Les plus utilisées sont la farine d'*arrow-root*, extraite de plantes cultivées à la Jamaïque, facile à digérer, mais peu nutritive, la *farine de manioc*, qui sert à faire le tapioca, le *sagou*.

La *pomme de terre* est communément employée sous forme de fécule ou de purées. Elle est peu nutritive ; il en faut 150 grammes pour obtenir l'équivalence avec 100 grammes de lait.

Les *pois secs*, les *haricots blancs secs*, les *lentilles*, les *châtaignes* sont des aliments d'usage fréquent.

c) *Les légumes et les fruits.* — On peut utiliser les *carottes*, les *navets*, les *fruits,* tels que les bananes, le raisin, les pommes ou poires en marmelades.

Les légumes cuits à l'eau donnent un *bouillon* qui sert à la préparation de potages et de bouillies.

Les recettes de *bouillons de légumes* n'ont rien d'absolu. En voici trois.

1º Prendre :

Pommes de terre.	40 grammes.
Carottes	50 —
Navets	10 —
Pois secs.	4 —
Haricots secs.	4 —
Poireau.	nº 1
Eau	1 litre 1/2.

Faire bouillir à petit feu dans une marmite couverte pendant quatre ou cinq heures. Passer et saler.

2º Faire bouillir trois heures dans une marmite fermée :

Carottes	65 grammes.
Pommes de terre	65 —
Navets	25 —
Haricots secs	25 —
Pois cassés	25 —
Sel marin	5 —
Eau	2 litres.

Passer en pressant légèrement. Compléter à 1 litre, s'il y a lieu, par adjonction d'eau bouillie.

3º Mettre dans un litre d'eau une poignée de riz, une poignée de lentilles, une grosse pomme de terre, une carotte, un poireau. Faire bouillir pendant deux heures, passer et ajouter du sel.

2º **Aliments tirés du règne animal.** — Les aliments tirés du règne animal sont :

Le *lait* et ses dérivés : le *beurre*, les *fromages*, en particulier le petit-suisse ;

L'*œuf de poule*, qui équivaut à 125 grammes de lait ;

Les *viandes*, poulet, mouton, jambon ;

Les *cervelles* et le *ris de veau*, dont il faut n'user qu'avec modération, car ils sont très riches en substances albuminoïdes ;

Les *poissons maigres* : merlan, sole, barbue ;

Le *bouillon de viande*, préparé avec du poulet, du veau, du bœuf, utile par les sels qu'il contient.

RÉGIMES DU SEVRAGE

Les aliments que nous venons de passer en revue ne doivent pas être donnés indifféremment ; en outre, ils doivent être utilisés à doses convenables. Il existe une *progression* dans leur emploi, de même que dans l'augmentation des rations alimentaires.

On peut prendre comme modèles les régimes que nous allons indiquer. Nous envisagerons successivement des périodes pendant lesquelles le poids des enfants augmente de 1 kilogramme, périodes dont chacune a environ une durée de quatre mois.

1º *Enfants dont le poids passe de 8 à 9 kilogrammes, c'est-à-dire âgés de huit à douze mois.* — A huit mois, l'enfant prend six tétées de 165 grammes environ ou six biberons de 135 centimètres cubes de lait sucré à 2 p. 100.

Pour commencer le sevrage, on remplace l'une des tétées ou l'un des biberons, vers le milieu de la journée, de préférence avant le sommeil du jour, par une *bouillie.*

Cette bouillie sera faite avec 100 grammes de lait, 5 grammes de farine (une cuillerée à café), un morceau de sucre (6 grammes). On utilisera le froment, l'orge ou l'arrow-root. On fera prendre cette bouillie à la cuiller. Petit à petit on l'épaissira en portant la quantité de farine à 10 grammes.

Vers dix mois, alors que le bébé pèse $8^{kg},500$, on remplace une deuxième tétée ou un deuxième biberon par une *seconde bouillie,* en se comportant comme pour la première. L'enfant prend ainsi quatre tétées ou biberons et deux bouillies.

On peut également à ce moment changer la variété de farine. La farine d'avoine est légèrement laxative ; la farine de riz est au contraire indiquée quand il y a tendance à la diarrhée.

2º Enfants dont le poids passe de 9 à 10 kilogrammes, c'est-à-dire âgés de douze à seize mois. — On varie les aliments : on donne des panades, de la purée de pommes de terre, des potages de semoule ou de tapioca au bouillon de légumes ou au bouillon de viande. Enfin on ajoute trois ou quatre fois par semaine un jaune d'œuf à la panade ou à la purée.

D'autre part, on diminue la ration de lait.

Si l'enfant est au sein, c'est à ce moment qu'on le supprime, c'est-à-dire du treizième au quinzième mois. Il n'y a aucun intérêt à continuer plus longtemps l'alimentation au sein, sauf dans des cas particuliers. On aura soin cependant de ne pas supprimer complètement le sein au cours des grandes chaleurs de l'été ou au moment d'une poussée dentaire.

L'enfant qui, petit à petit, a été habitué à prendre de moins en moins le sein s'en sépare sans difficulté. Ce n'est habituellement que dans les cas de sevrage brusque, nécessité par une maladie de la nourrice, par exemple, qu'il est parfois difficile de faire prendre à l'enfant une autre nourriture et que, pendant quelques jours, on assiste à des cris et à un refus souvent complet de tout aliment.

La nourrice, qui ne fournit plus que peu de lait, n'éprouve que peu de dommage de l'arrêt de l'allaitement. On fait une forte compression ouatée des seins à l'aide d'un bandage de corps, on donne un purgatif, et, en général, la sécrétion se tarit en trois ou quatre jours.

On réduit le nombre des repas à cinq par vingt-quatre heures, en les faisant plus copieux.

Voici un menu pour un enfant de quatorze à seize mois :

7 heures, bouillie : lait, 200 gr. ; farine, 20 gr. ; sucre, 5 gr.
10 heures, lait, 150 c. c. ; sucre, 5 gr.
13 heures, panade faite avec pain, 25 gr.,
        ou purée préparée avec pommes de terre··· 50 gr.
        auxquelles on ajoute { Jaune d'œuf······ 1
                   { Beurre·········· ,5 gr.
·16 heures, lait comme à 10 heures.
19 heures, potage au bouillon ou au lait (comme à 7 heures).

Un demi-litre de lait suffit dans la ration alimentaire. En tout cas, jamais un enfant ne doit prendre plus d'un litre de lait par vingt-quatre heures, y compris le lait employé à faire la bouillie.

3° Enfants dont le poids passe de 10 à 11 kilogrammes, c'est-à-dire âgés de seize à vingt mois. — L'enfant peut jouir d'un régime plus varié : on ajoute des purées de pois, de lentilles, des gâteaux ou puddings de riz, de tapioca, de semoule, des pâtes (macaroni, nouilles), un œuf entier, du fromage frais, genre petit-suisse, des compotes et même des légumes verts. On diminue le nombre des repas : il n'est plus que de quatre, composés, par exemple, de la manière suivante :

7 heures, bouillie au lait, comme précédemment.
11 heures 1/2, un œuf.
—   une purée ou des pâtes.
—   une compote ou du fromage.
16 heures, lait sucré, 150 c. c.
19 heures, potage, comme précédemment.

— gâteau :
$$\begin{cases} \text{Riz} \dots & 10 \text{ grammes.} \\ \text{Lait} \dots & 100 \quad — \\ \text{Sucre} \dots & 5 \quad — \end{cases}$$

Il ne faut pas donner à l'enfant plus d'un œuf par jour.

4° *Enfants dont le poids passe de 11 à 12 kilogrammes, c'est-à-dire âgés de vingt à vingt-quatre mois.* — On remplace de temps en temps l'œuf par un peu de poisson blanc (merlan, limande, sole) ou de viande (poulet, mouton, jambon) hachés.

Certains auteurs n'autorisent la viande qu'après trois ans. Cette pratique ne nous paraît pas recommandable ; il vaut mieux donner un peu de viande que d'abuser des œufs.

5° *De deux ans à deux ans et demi* (12 *kilogrammes à* 12^{kg},500), le régime n'a pas à subir de modifications.

Pendant toute la période du sevrage, on ne doit pas donner de lait comme boisson aux repas. On fait prendre un peu d'eau bouillie additionnée, si l'on veut, d'extrait de malt.

Les régimes précédents n'ont rien d'absolu ; il faut tenir

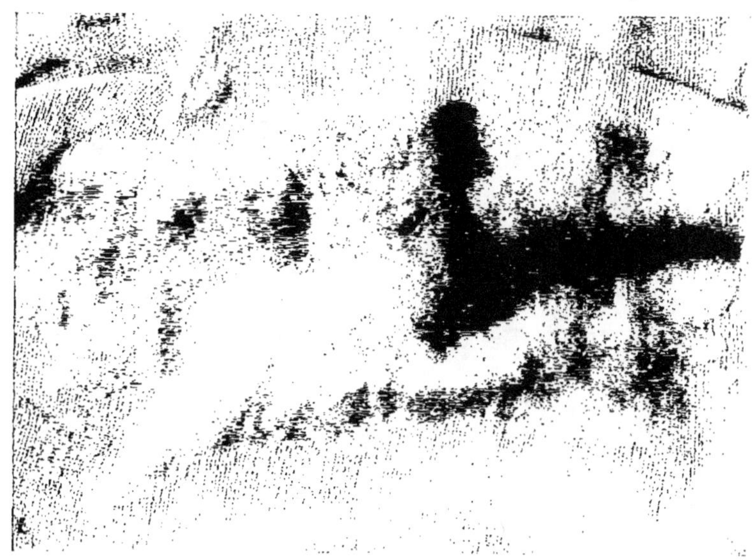

PLANCHE II. — Selle normale du nourrisson au sein.
(D'après les moulages du Dr René Gaultier exécutés par Jumelin.)

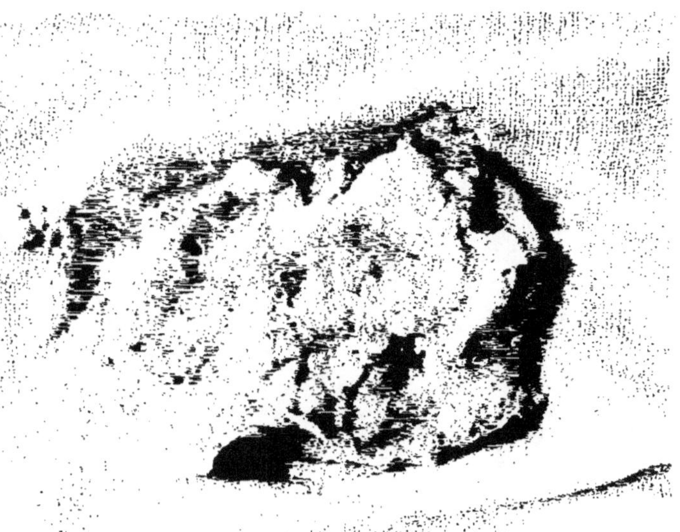

PLANCHE III. — Selle normale du nourrisson au biberon.
(D'après les moulages du Dr René Gaultier exécutés par Jumelin.)

compte, pour l'alimentation de l'enfant, de l'état général, du mode de développement, du fonctionnement du tube digestif, des aptitudes individuelles.

Ce qu'il importe de se rappeler, c'est qu'il ne faut pas de saut brusque, mais une transition insensible.

Dans certains cas, il sera nécessaire d'utiliser des *régimes spéciaux* avec des farines modifiées, maltées, etc. Ce seront des procédés thérapeutiques dont le médecin jugera l'opportunité.

Nous ne saurions trop mettre en garde contre l'*abus des farines à base de cacao*. Certes il ne faut pas repousser l'usage de telles farines, mais il faut être très réservé dans leur emploi ; il peut entraîner de la diminution de l'appétit, de la constipation, surtout de l'agitation et de la perte de sommeil.

Enfin l'*usage exclusif des laits et des farines conservés* fait parfois apparaître chez l'enfant une variété de *scorbut* connue sous le nom de *maladie de Barlow*.

Un sevrage bien conduit n'apporte aucun trouble à la santé de l'enfant. Il se développe bien, sa dentition se fait sans malaises ; les premiers pas ne sont pas retardés, les os sont droits et ne présentent aucun stigmate de rachitisme.

C. — LES FONCTIONS DIGESTIVES CHEZ LES NOURRISSONS.

Le bébé qui prend régulièrement le sein ou le biberon, qui reçoit des doses convenables de lait, qui, plus tard, au moment du sevrage, est alimenté suivant les règles que nous avons données, se développe en général régulièrement et présente l'aspect de la santé. Nous avons vu cependant qu'il existe certaines différences dans l'aspect des enfants suivant le mode d'allaitement.

La DIGESTION GASTRIQUE dure une heure et demie à deux heures, quel que soit le lait utilisé ; elle est peut-être un peu plus longue avec le lait de vache qu'avec le lait de femme.

Quand l'enfant tète rapidement ou prend une trop grande quantité de lait, il en rejette souvent par la bouche quelques gorgées ; il a des *régurgitations*. Souvent elles surviennent parce qu'on le balance après la tétée ; c'est une mauvaise habitude, qu'il faut se garder de lui donner ; on doit le coucher dans son berceau aussitôt qu'il a terminé.

Dans certains cas apparaissent, plus ou moins longtemps après le repas, de véritables *vomissements*, qui, en général, se produisent sans malaise préalable et sans contraction des muscles de la paroi abdominale. Le lait, ainsi rejeté, est plus ou moins modifié suivant le moment de la digestion ; c'est un liquide séreux contenant des caillots en suspension. Ces vomissements relèvent de causes multiples, d'un excès d'aliments (*hyperalimentation*), aussi bien que d'une insuffisance (*hypoalimentation*), de l'usage d'aliments indigestes, de la mauvaise qualité du lait, de maladies diverses, de l'habitude de sucer les doigts ou des sucettes, provoquant de l'aérophagie. Leur répétition impose un examen médical.

Les SELLES diffèrent d'aspect suivant le mode d'alimentation. Le bébé élevé *au sein* a chaque jour une, deux ou trois selles homogènes, demi-molles, de coloration jaune d'or, d'odeur fade ; on les compare volontiers à des œufs brouillés. Avec le *lait de vache*, les selles sont plus rares, plus abondantes, plus denses, plus pâteuses, plus sèches ; elles sont plus blanchâtres et plus odorantes.

Il faut examiner chaque jour les selles pour se rendre

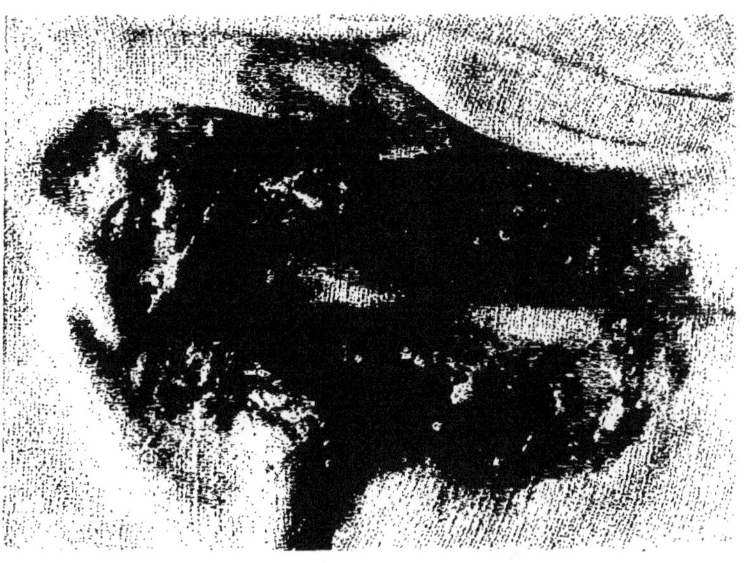

PLANCHE IV. — Selle mélangée.
(D'après les moulages du Dr René Gaultier, exécutés par Jumelin.)

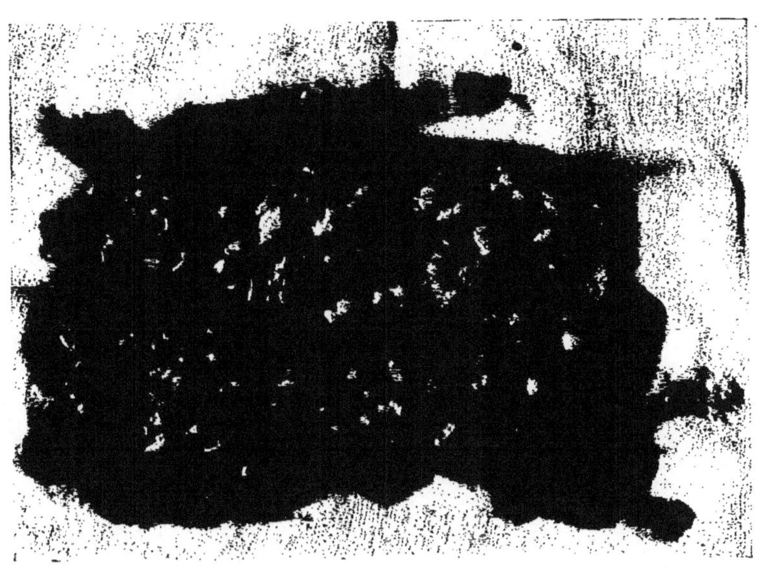

PLANCHE V. — Selle de diarrhée verte.
(D'après les moulages du Dr René Gaultier, exécutés par Jumelin.)

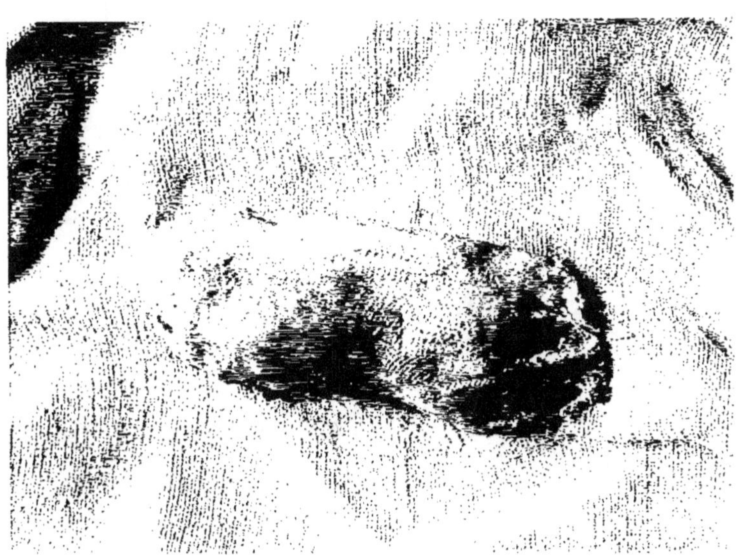

PLANCHE VI. — Selle blanche d'affection gastro-intestinale chronique.
(D'après les moulages du Dr René Gaultier, exécutés par Jumelin.)

compte des modifications qu'elles peuvent présenter. Ces modifications permettent de déceler des troubles digestifs, dont il faut rechercher la cause aussitôt, pour éviter le développement d'affections souvent redoutables. Elles peuvent porter sur le nombre, le volume, la consistance, la coloration, et s'accompagner de la présence de substances anormales.

La *constipation* consiste soit dans des évacuations insuffisantes comme nombre ou comme volume, soit dans des matières trop fermes. Elle peut être *passagère, occasionnelle,* ou *habituelle.* Quand elle persiste, elle est souvent provoquée par une faute d'alimentation. Elle comporte des traitements différents suivant les cas ; il faut, en tout état de cause, se garder d'user inconsidérément, comme on le fait trop souvent, des laxatifs.

La *diarrhée* consiste dans l'augmentation du nombre des selles, qui peut aller jusqu'à dix ou vingt par vingt-quatre heures, et dans leur caractère plus ou moins liquide. Tantôt elles sont *homogènes* et ont l'aspect d'une bouillie plus ou moins liquide, bien liée, jaune foncé, jaune clair, verte, blanche, grisâtre ou gris verdâtre. Tantôt elles sont *hétérogènes,* panachées de diverses couleurs, formées de grumeaux blanchâtres, jaunâtres ou verdâtres, de mucus coagulé sous forme de glaires et d'un liquide plus ou moins abondant. Tantôt elles sont franchement *liquides,* verdâtres, contiennent des grumeaux de mucus, rappellent le bouillon d'herbes, ou bien elles sont incolores.

Certains enfants n'ont pas de diarrhée ; mais leurs selles sont mal digérées, grumeleuses, panachées. D'autres enfin ont des selles peu copieuses, très glaireuses, contenant des traînées purulentes ou sanguinolentes.

Parfois, surtout au moment du sevrage, les selles paraissent peu modifiées, mais elles ont une *odeur fétide*, presque putride.

Ce n'est donc pas seulement la *coloration verte* des matières, connue de toutes les mères, qui doit attirer l'attention. Celle-ci d'ailleurs n'a pas toujours une signification fâcheuse. Il n'est pas rare, en outre, de voir les selles prendre, quelque temps après l'émission, une teinte verte, qui n'a rien de pathologique.

Dans toutes les circonstances que nous venons de passer en revue, il convient de demander l'avis du médecin; après avoir établi la *cause des troubles digestifs*, il indiquera un traitement pour les faire disparaître et les précautions à prendre pour en éviter le retour.

Nombreux sont, en effet, les facteurs qui peuvent les déterminer : les uns *dépendent de l'alimentation* (mauvaise réglementation, mauvaise qualité du lait et des autres aliments), les autres *dépendent de l'enfant* (intolérance pour le lait, congénitale ou acquise, mauvais fonctionnement des glandes digestives, du foie, etc.).

S'agit-il d'un enfant nourri au sein? — Il peut y avoir excès ou insuffisance d'alimentation : tantôt l'enfant tète trop souvent, ou prend chaque fois une trop grande quantité de lait ; tantôt la nourrice est insuffisante, ou rationne volontairement trop le bébé, inconvénient de l'abus des pesées et des idées théoriques arrêtées.

D'autres fois, le lait fourni par la mère ou la nourrice est de mauvaise qualité. Il est trop riche ou trop pauvre. Il contient des substances nuisibles dont l'origine est complexe : émotions vives, menstruation, alimentation trop riche, surtout en viande, aliments défendus (huîtres, coquillages, choux, substances avariées, etc.), abus des boissons alcooliques, médicaments (rhubarbe, séné, bromures, chloral, sels de quinine, opium, etc.), intoxications professionnelles (plomb, mercure, tabac). Il est adultéré au cours de maladies générales ou locales.

Rarement il s'agit d'une intolérance congénitale ou acquise, soit pour le lait de la mère seul, soit pour le lait de femme en général.

S'agit-il d'un bébé élevé artificiellement ? — Souvent intervient une mauvaise technique : l'hyperalimentation est fréquente, car il est facile de donner trop de lait ; l'hypoalimentation est également commune, car, en se conformant à certaines données théoriques, on exagère le rationnement. Souvent le lait est de mauvaise qualité : lait fourni par des vaches mal alimentées (herbe verte, navets, raves, feuilles de betterave, d'artichauts, de choux, pulpes de betteraves, drêches de distillerie, drêches de brasserie, tourteaux), par des vaches au voisinage du vêlage, en période de rut ou en état de gestation, par des vaches malades (fièvre aphteuse, etc.). Le lait peut être encore additionné de substances chimiques pour sa conservation, adultéré par écrémage ou par mouillage. Enfin souvent il est conservé sans précautions et a subi des fermentations microbiennes.

D'autre part, certains enfants, plus ou moins délicats, sont intolérants pour le lait de vache.

S'agit-il d'un enfant arrivé à la période du sevrage ? — On peut incriminer la réglementation défectueuse de l'alimentation : repas irréguliers, rations alimentaires mal appropriées à l'enfant (hyperalimentation ou hypoalimentation), mauvais choix des aliments, abus du lait, des œufs ou de la viande, usage prématuré ou abus des farineux, abus des sucres, abus des farines contenant du cacao. D'autres fois on a fait usage d'aliments de mauvaise qualité ou mal préparés.

Il est fréquent de voir aussi les troubles digestifs dus à l'emploi prématuré d'aliments grossiers. Combien d'enfants deviennent malades parce qu'on leur donne trop tôt des pommes de terre, des soupes et des panades grossières.

Parfois enfin on intoxique le bébé avec du vin et de l'alcool.

Tous ces facteurs déterminent non seulement des troubles gastro-intestinaux, mais aussi des troubles de la nutrition. C'est aux fautes que nous venons d'indiquer qu'il faut attribuer l'*athrepsie*, ou cachexie des bébés de moins de quatre mois, des *retards de croissance* (hypotrophie), des stagnations de poids, les déformations des os qui caractérisent le *rachitisme*. Sans compter que les enfants mal alimentés sont la proie facile de la tuberculose, des bronchopneumonies et des diverses maladies infectieuses, rougeole, coqueluche, etc., qui, chez eux, sont toujours très graves.

III. — HABILLEMENT

Comme nous l'avons dit, en étudiant l'alimentation, les bébés les plus jeunes ont, proportionnellement à leur poids, une surface cutanée beaucoup plus étendue que les adultes ; à mesure que l'enfant avance en âge et augmente de poids, sa surface s'accroît relativement moins vite.

Or, la perte de chaleur, qui se fait par la peau, est proportionnelle à l'étendue de la surface cutanée ; elle est par suite, pour un poids donné, d'autant plus grande que l'enfant pèse moins et diminue à mesure que l'enfant pèse davantage. Autrement dit, le bébé, surtout pendant les premiers mois, se refroidit avec une grande facilité. Il faut donc le vêtir chaudement et d'autant plus qu'il est plus jeune.

En étudiant l'hygiène du nouveau-né, nous avons déjà indiqué les trois modes d'habillement des bébés :

1º Le *maillot* ;

2º L'*habillement à l'anglaise* ;

3º L'*habillement à l'américaine*.

Maillot. — Le maillot s'applique chez le nourrisson comme chez le nouveau-né. Nous ne reviendrons donc pas à nouveau sur les pièces qui le composent et sur la manière de pratiquer l'emmaillotement.

Pendant les premiers mois, le maillot est nécessaire pour soutenir l'enfant dont la charpente osseuse est encore frêle et pour éviter les refroidissements.

On en continue l'usage plus ou moins longtemps, suivant la saison. Pendant l'été, on peut le quitter à partir de deux ou trois mois ; pendant l'hiver, on peut en prolonger l'emploi jusqu'à quatre ou cinq mois. Il convient de ne pas l'abandonner trop tôt, quand les enfants sont débiles ou peu vigoureux. Généralement, d'ailleurs, on continue d'y avoir recours pendant la nuit jusque vers douze ou quinze mois.

On a beaucoup médit du maillot, on lui a fait endosser de nombreux méfaits. Certes, tel qu'il était autrefois et tel qu'il est encore dans certaines provinces, il est incommode et dangereux. Mais, tel qu'il est mis aujourd'hui, il ne gêne pas le développement de l'enfant. L'important est de ne pas serrer celui-ci trop fortement dans son vêtement. Il ne faut pas porter obstacle au libre fonctionnement du thorax ni à la circulation des vaisseaux axillaires, ce qui provoquerait de l'œdème des bras ; il ne faut pas emprisonner les bras, ni trop immobiliser les jambes. Mais, d'un autre côté, il ne faut pas que le maillot trop lâche permette le refroidissement de l'enfant.

Habillement à l'anglaise. — Il comprend, comme le précédent, une chemise, une ou deux brassières, une couche. Mais, au lieu de langes, on utilise une *culotte* de flanelle de forme triangulaire, munie de boutons (fig. 33) : la base s'enroule autour du tronc, la pointe est ramenée entre les jambes, et se boutonne autour des cuisses et sur le ventre.

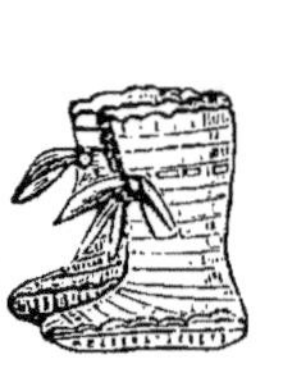 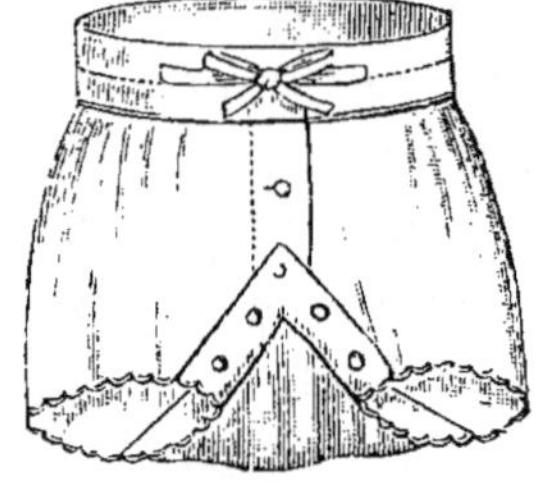 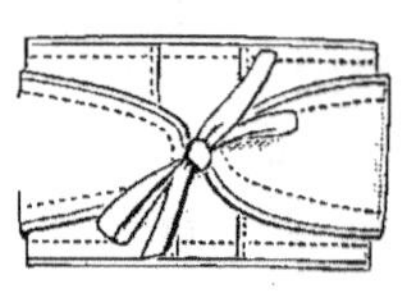

Fig. 32. — Chaus-
sons de laine.

Fig. 33. — Culotte
de bébé.

Fig. 34. — Bande
de flanelle.

Par-dessus on met une robe de flanelle sans manches, et une robe de toile ou de piqué à manches courtes, toutes deux très longues ; des petits bas et des chaussons complètent l'habillement.

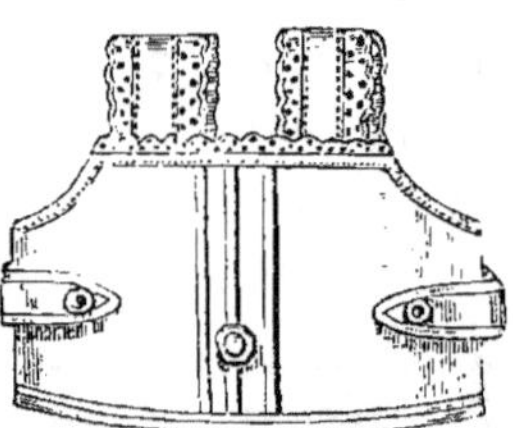 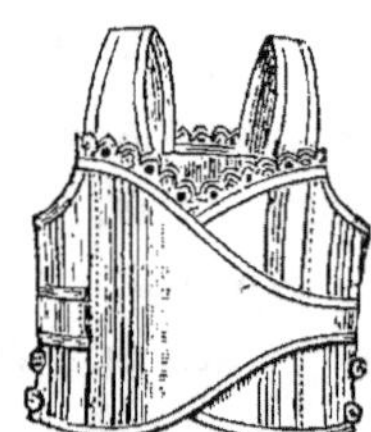

Fig. 35. — Corset.

Fig. 36. — Corset.

Dans ce mode d'habillement, on aura soin de plier la couche suivant une de ses diagonales, de façon à former un triangle. La base est placée autour du thorax au-dessous des aisselles et ses deux angles viennent se croiser sur la ligne médiane ; le sommet passe entre les jambes et est replié en avant où il rejoint la base de la couche : celle-ci, dans son ensemble, forme une petite culotte. Entre la couche et la culotte, on dispose un carré de tissu-éponge.

Les deux robes que l'on fait revêtir ensuite ne couvrent pas suffisamment l'enfant : aussi a-t-on soin d'entourer l'abdomen avec une *bande de flanelle* (fig. 34), ou de mettre un *corset* sans baleines (fig. 35 et 36), et de garantir les membres inférieurs avec des *bas* ou des *chaussettes* et des *chaussons de laine* (fig. 32).

L'habillement à l'anglaise a sur le maillot l'avantage de laisser les membres inférieurs plus libres ; mais il expose davantage au refroidissement. Quand on a utilisé le maillot, on y a recours quand le bébé est devenu suffisamment grand pour n'en plus avoir besoin.

Habillement à l'américaine. — Il est le même que l'habillement à l'anglaise, mais les robes n'ont pas de manches et sont très décolletées, ce qui rend les refroidisse-- ments faciles.

A la maison, la *tête* de l'enfant ne doit pas être couverte, sauf s'il est petit et débile. En pareil cas, la déperdition de chaleur est, comme nous l'avons vu dans le deuxième chapitre, très appréciable et le refroidissement qui en résulte n'est pas sans inconvénient ; on met donc un *bonnet de toile*.

A partir du troisième mois, une *bavette* est indispensable, car la salive devient abondante et l'enfant bave continuel- lement.

D'une façon générale, il faut tenir compte, pour vêtir le bébé, de la température extérieure. Il convient d'éviter les excès et de ne l'habiller ni trop ni trop peu.

Il n'est pas inutile d'insister sur la confection et le mode de nettoyage des pièces de vêtements en rapport avec la peau du nourrisson. Toutes les coutures seront soigneusement rabattues. On proscrira autant que possible les boutons qui peuvent faire souffrir. Jamais on n'emploiera d'autres épingles que les épingles de sûreté, dites épingles de nourrices. Les couches, les chemises seront lavées à grande eau ; on proscrira absolument l'usage de l'eau de Javel. Jamais on ne mettra de linge mouillé ; une couche salie par l'enfant sera lavée, et non seulement séchée, avant d'être employée à nouveau. On évitera ainsi bien des cris et bien des irritations de la peau.

Lorsque l'on habille ou déshabille un nourrisson, il faut agir avec beaucoup de douceur, car les membres sont très flexibles, sujets à des fractures, à des disjonctions épiphysaires ; il faut aussi agir rapidement, pour éviter le refroidissement, et se placer en hiver devant le feu.

Composition des layettes. — Le *trousseau du bébé* ou *layette* varie suivant son âge.

Pour les *trois premiers mois*, il doit comprendre, en principe :

Chemises de toile	4
Brassières de flanelle	4
— de piqué	4
Couches	36
Carrés éponges	18
Langes-éponge	6
Langes de laine	6
Chaussons	10 paires.
Bavettes	18
Ceintures de flanelle	2

Il faut y joindre des fichus de batiste fine, des longues robes ou cache-maillots, des pelisses ouatées pour l'hiver, des pelisses de piqué pour l'été, des bonnets pour les sorties, un voile de tulle.

Pour les *enfants de trois à douze mois*, il doit être composé de :

Chemises de toile	6
Brassières de flanelle	6
— de piqué	6
Couches	36
Corsets	3
Culottes de flanelle	6
— éponge ou de coton	12
Jupons de piqué	6
— de percale	6
Robes de piqué	3
— de percale	2
— de batiste	2
Bavettes	18
Bas	18 paires.
Chaussons de laine	8 —
Capelines	2
Pelisse avec pèlerine	1

Dès que le bébé commence à se tenir sur ses jambes, on lui met des *souliers découverts* (fig. 37), et, après un an, de petites *bottines* en cuir souple, sans talons, hautes de tige, larges et longues ; les robes seront courtes. L'hiver, on mettra, pour les sorties, des guêtres en drap.

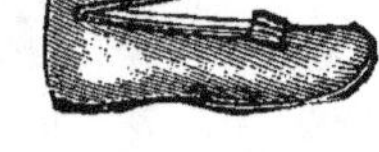
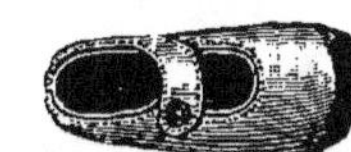

Fig. 37. — Souliers.

IV. — SOINS DE PROPRETÉ

Le nourrisson doit être tenu dans un très grand état de propreté. Sa peau et ses muqueuses sont fines et délicates ; elles s'irritent et rougissent facilement, sous l'influence des moindres causes ; elles ne tardent pas à s'excorier et à laisser pénétrer les microbes qui pullulent toujours à leur surface et déterminent alors des infections souvent redoutables. Les soins de la peau, des cheveux, de la bouche, si utiles à tous les âges, ont chez lui une importance encore plus grande.

A. — SOINS DE LA PEAU ET DU CUIR CHEVELU

1º **Bains.** — Pendant la première année, le jeune enfant prendra un bain chaque jour. Puis il suffira de le lui

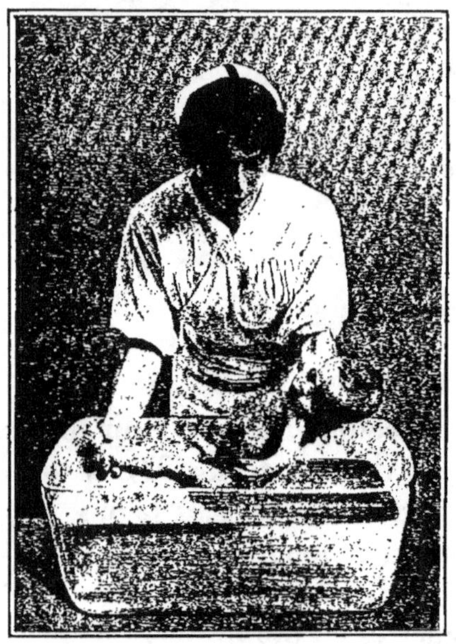

Fig. 38. — *Bain du bébé.* — 1. Manière de porter le bébé (1).

donner tous les deux jours, et à deux ans et demi on pourra se contenter de deux bains par semaine.

Les premiers temps, on donnera le bain à 36º. La seconde année, la température pourra être abaissée à 34º ou 35º. Il n'y a pas d'ailleurs de règles absolument fixes ; chaque bébé réagit à sa façon : en principe, il est préférable d'utiliser de

(1) Les clichés photographiques qui illustrent ce volume sont dus à l'obligeance de **M.** de Acevedo, que nous sommes heureux de remercier ici.

l'eau relativement fraîche, qui tonifie mieux la peau que
l'eau chaude et a une action plus stimulante sur l'organisme.

Pour apprécier la température de l'eau, on se sert
d'un thermomètre spécial dit *thermomètre à bain* (fig. 40).
A défaut, on y trempe l'avant-bras jusqu'au pli du coude,
car la main seule n'est pas capable d'apprécier une diffé-

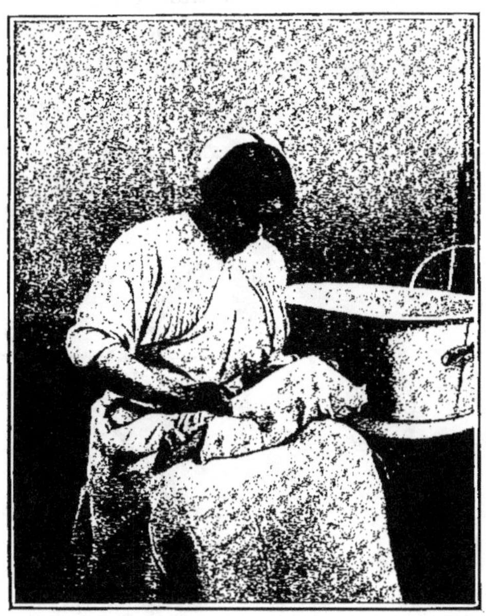

Fig. 39. — *Bain du bébé.* — 2. Manière d'essuyer le bébé.

rence de température minime ; il faut n'avoir ni sensation
de chaud, ni sensation de froid. On n'emploie que de l'eau
bien propre et même de l'eau bouillie. On ne doit pas
conserver l'eau d'un bain à l'autre; avant le bain, la baignoire
sera soigneusement lavée.

On se sert d'une petite *baignoire* portative. Lorsqu'on la
pose directement sur le sol, la mère est obligée de se pen-

cher pour tenir son enfant, et cette position ne tarde pas à provoquer des douleurs dans les reins et de la fatigue. Il est préférable de la poser sur un tréteau spécial (fig. 41), ou, si l'on n'en a pas, sur une chaise ; on trouve dans le commerce des baignoires montées sur pieds. La mère peut ainsi donner le bain en restant assise à côté de la baignoire.

La pièce où l'on donne le bain doit être chauffée. L'hiver, on place la baignoire près du feu pour éviter tout refroidissement.

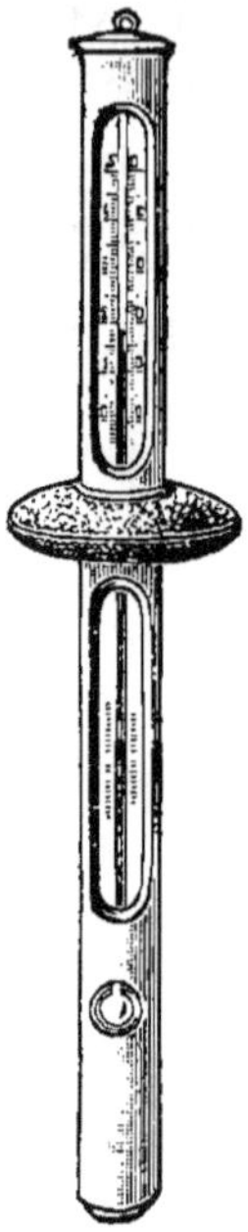

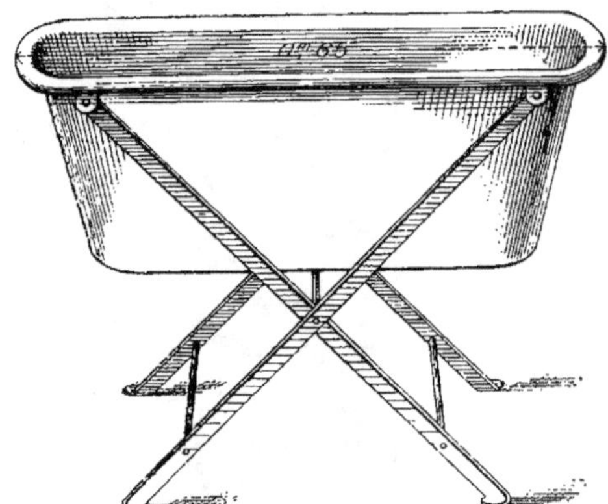

Fig. 40. — Thermo-
mètre à bain.

Fig. 41. — Baignoire pour bébés.

A portée de la main, on dispose du coton hydrophile, de la poudre, ainsi que les linges chauds dans lesquels on enveloppe l'enfant à sa sortie du bain.

Pour porter l'enfant dans le bain (fig. 38), la mère le saisit avec les deux mains ; l'une est placée sous la nuque, l'autre sous les jambes. On le met dans l'eau sans brusquerie. Il y est soutenu par la main située derrière la tête, tandis qu'avec l'autre la mère passe de la ouate hydrophile sur les diverses parties du corps. Il ne faut pas lâcher l'enfant dans sa baignoire ; il glisserait et se noierait.

Il vaut mieux se servir, pour nettoyer l'enfant, d'ouate hydrophile, jetée après l'usage, que d'une éponge, difficile à conserver en parfait état de propreté. On a soin de charger la ouate hydrophile de savon pour effectuer un nettoyage plus complet. Toutes les parties du corps seront légèrement frictionnées et tout particulièrement les parties génitales, les plis d'articulation, la tête.

Le bain dure environ cinq minutes.

L'enfant, retiré du bain avec les précautions précédemment décrites, est placé dans une serviette-éponge préalablement chauffée (fig. 39), ou dans un lange de flanelle, légèrement frictionné, bien essuyé surtout au niveau des articulations, puis poudré et revêtu de ses effets également chauffés.

On donne habituellement le bain dans la matinée.

Lorsque l'enfant dort mal, il est recommandé de le reporter au soir, avant la mise au lit; on peut, dans ces cas, donner un *bain de tilleul*. On le prépare en ajoutant de l'eau dans laquelle on a fait bouillir 90 à 100 grammes de fleurs de tilleul.

Si la peau est irritée, on a recours au *bain d'amidon* ou au *bain de son*.

Le bain d'amidon se prépare en ajoutant à l'eau 100 à 200 grammes de poudre d'amidon préalablement ramollie et délayée dans 1 litre d'eau froide.

Le bain de son s'obtient de la façon suivante : on fait bouillir 3 litres de son dans 3 litres d'eau ; on verse le tout dans un sac de toile fine, en laissant couler l'eau ainsi filtrée dans la baignoire. Le sac lui-même enfin est ficelé et plongé dans l'eau du bain.

Le bain donné dans de bonnes conditions fait plaisir à

l'enfant. Il s'y trouve bien, s'y amuse et prend ainsi, à mesure qu'il grandit, l'habitude de la propreté corporelle.

La balnéation peut être contre-indiquée quand le bébé présente une affection de la peau, un érythème étendu, de l'eczéma, de l'urticaire, par exemple. Le contact de l'eau avec la peau enflammée est, en effet, une cause d'irritation et fait plus de mal que de bien. Dans ces cas, on nettoie l'enfant avec de la vaseline mise sur du coton hydrophile.

2º **Change.** — L'enfant ne doit pas rester souillé. Le contact d'un lange sali par de l'urine ou des matières fécales provoque de l'irritation cutanée, des rougeurs ou érythèmes. Le bébé crie et son sommeil est troublé. Que d'enfants crient et s'agitent, qui se calment dès qu'on leur a mis une couche propre. Souvent c'est cette agitation de l'enfant qui indique la nécessité du change. Il vaut mieux ne pas attendre cette indication et changer l'enfant avant chaque tétée pour qu'il puisse s'endormir aussitôt celle-ci terminée.

Pour faire le change, la nourrice dispose auprès d'elle, sur une petite table ou sur une toilette spéciale (*toilette de bébé*), de l'eau tiède, des tampons d'ouate hydrophile, de la poudre, ainsi qu'un seau pour recevoir le linge sale, qui ne doit jamais traîner par terre ; les vêtements de rechange sont tout prêts. Elle démaillote ou déculotte l'enfant, lui lave les régions souillées, les sèche avec de la ouate, les poudre et enfin remet le vêtement.

De bonne heure, on essaie de rendre le nourrisson propre. De temps en temps on le déculotte et on le maintient dans la position assise avec les mains soutenant les cuisses écartées. La fraîcheur de l'air excite souvent le réflexe vésical et le bébé prend l'habitude de satisfaire ses besoins à ce moment. Avec un peu de patience, dès le cinquième mois on peut obtenir ce résultat. Il vaut mieux ne pas le rechercher avant trois ou quatre mois.

La nuit, on doit changer l'enfant avant la tétée.

3° **Lavage des mains**. — Lorsque l'enfant commence à s'animer, il prend l'habitude de porter les mains à sa bouche ; il faut donc veiller à leur propreté et les laver toutes les fois qu'il est nécessaire.

Il faut de temps en temps couper les ongles pour éviter que l'enfant ne s'égratigne, et avoir soin de les nettoyer chaque jour.

4° **Soins de la tête**. — La chevelure est très inégalement développée suivant les bébés ; certains ne possèdent pendant longtemps qu'un duvet assez rare, tandis que d'autres ont, dès les premières semaines, des cheveux longs de 2 ou 3 centimètres.

Pendant le bain, on a soin de laver la tête de l'enfant avec de l'eau savonneuse. Ensuite on l'essuie soigneusement et on lisse les cheveux avec une brosse douce.

Il ne faut pas craindre de frictionner le cuir chevelu. Certaines personnes redoutent le voisinage des fontanelles et craignent de provoquer des accidents en appuyant à leur niveau ; ces craintes ne sont pas fondées. Beaucoup de gens, surtout dans les campagnes, partagent encore l'antique croyance, qui assignait un rôle protecteur aux croûtes recouvrant comme d'une calotte la tête du nourrisson. L'eau et le savon ne suffisent pas toujours pour détacher ces produits formés d'un mélange de poussière et de matières sébacées ; la vaseline les dissout assez facilement, si on en fait des applications journalières.

5° **Poudres**. — Nous avons indiqué à plusieurs reprises la nécessité de poudrer l'enfant. Après le bain, il est bon de poudrer tout le corps ; à chaque change, il convient de poudrer les fesses, les cuisses, les plis inguinaux.

On emploie souvent la *poudre d'amidon* ou la *poudre de lycopode*; elles forment, sous l'influence de l'humidité, de petits grumeaux. Il est préférable de se servir de *poudre de talc*.

6° Érythèmes fessiers. — Il n'est pas rare de voir apparaître, sur les fesses, les cuisses et les organes génitaux, des rougeurs plus ou moins persistantes, ou *érythèmes*, qui s'atténuent momentanément sous la pression du doigt. Souvent la peau est rouge et luisante. Parfois, il se surajoute des fissures, des érosions et même de véritables ulcérations. Ces altérations relèvent souvent d'une mauvaise hygiène, soit d'un défaut de propreté locale, soit d'un allaitement défectueux, les selles diarrhéiques irritant la peau avec laquelle elles sont en contact. Mais ce ne sont pas là les seules causes ; ces érythèmes peuvent être dus à de l'eczéma ou à la syphilis. Il ne faut jamais les négliger ; quand il ne s'agit pas d'une simple rougeur passagère, on doit demander l'avis du médecin.

Dans les cas simples, on emploie de l'eau de son ou de l'eau d'amidon pour les bains et les lavages. Parfois même on supprime ceux-ci ; on nettoie les parties irritées avec de la vaseline stérile et l'on saupoudre ensuite avec du talc ou avec un mélange approprié.

Il faut éviter de se servir de langes neufs, veiller à ce qu'ils soient rincés avec soin avec de l'eau claire pour enlever toutes les substances irritantes employées pour le nettoyage.

7° Impétigo. — L'impétigo, connu de tous sous le nom de *gourme*, est commun chez les bébés. Il débute sur les joues, soit par des plaques rouges plus ou moins foncées, qui se recouvrent de squames minces, soit par des petits boutons isolés. La surface est humide et suintante ; bientôt elle se recouvre de croûtes jaunâtres ou brunâtres.

L'enfant souffre, se gratte, et ne tarde pas à s'inoculer les doigts, puis secondairement d'autres parties du corps.

Les plaques d'impétigo gagnent le cuir chevelu, le pourtour des oreilles, les commissures labiales.

L'impétigo peut devenir dangereux. Lorsqu'il gagne les yeux, il entraîne parfois la formation de taies sur la cornée et la cécité. D'autres fois, l'inflammation se propage aux ganglions du cou, détermine leur tuméfaction et même leur suppuration. Assez souvent enfin, il se produit une infection généralisée, qui détermine de la fièvre, et peut causer des altérations de divers organes, notamment des reins ; certaines néphrites, accompagnées parfois d'urines sanglantes (*néphrites hématuriques*), reconnaissent cette cause.

L'impétigo apparaît souvent chez de gros enfants, à l'aspect floride et à peau fine, qui présentent les attributs du tempérament lymphatique.

La cause la plus habituelle est une mauvaise hygiène alimentaire. C'est le plus souvent la suralimentation qui est en cause, que l'allaitement soit naturel, mixte ou artificiel, ou que l'enfant en soit déjà à la période de sevrage.

Le traitement de l'impétigo est toujours difficile ; il demande l'application de méthodes variées et différentes suivant les sujets. Généralement il faut modifier l'alimentation du bébé ou changer le régime alimentaire de la nourrice. En outre, il convient d'instituer un traitement local approprié. Le traitement ne peut être institué que par le médecin.

B. — SOINS DE LA BOUCHE

Nous avons déjà montré, en étudiant la dentition, la nécessité de nettoyer la bouche de l'enfant. Ce nettoyage devient de plus en plus indispensable à mesure que le bébé grandit et surtout quand se produit l'éruption dentaire. A ce moment, l'enfant commence à prendre contact avec le monde extérieur ; il porte à sa bouche non seulement ses mains, mais encore tous les objets qu'il peut saisir ; comme il se traîne à terre, ses mains sont souvent sales et souillées par les poussières. Les microbes, rares dans la bouche pendant les premières semaines, y deviennent abondants et variés au bout de quelques mois et ne demandent qu'à déterminer des inflammations locales.

Les *inflammations de la muqueuse buccale* ou *stomatites* ne sont pas rares. Elles se traduisent par de la rougeur, par la formation de dépôts pultacés, par des ulcérations, etc. Elles provoquent de la douleur à chaque tétée, et sont parfois la cause de phénomènes graves. Elles demandent à être traitées dès leur apparition.

Assez souvent apparaît du *muguet*, qui est dû au développement d'un champignon spécial. Il débute par de petites houppettes blanchâtres, adhérentes, sur le dos de la langue, sur la face interne des lèvres et des joues, sur la voûte palatine. S'il n'est pas soigné, il s'étend, envahit toute la cavité buccale et peut devenir grave.

Il apparaît surtout chez les bébés mal alimentés et ayant des troubles digestifs chroniques, chez les cachectiques et les débiles, surtout chez ceux qui sont allaités artificiellement. Il est contagieux et se transmet facilement d'un enfant à l'autre par les cuillers, les tétines, etc. Il faut donc prendre les précautions voulues pour éviter sa propagation dans les groupements d'enfants, crèches, pouponnières. On observe assez souvent de petites épidémies chez les nouveau-nés, dans les maternités.

V. — COUCHER ET SOMMEIL

Le sommeil du bébé doit être entouré de précautions, car il est indispensable à sa santé.

Lit. — Jamais le nourrisson ne doit être mis dans un lit

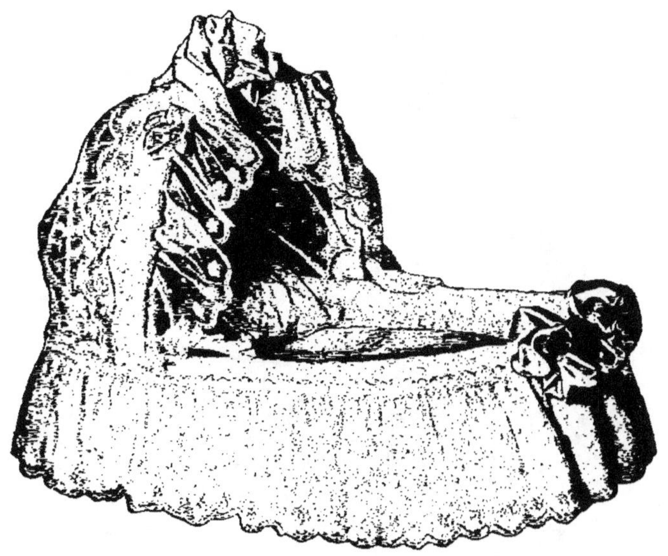

Fig. 42. — Moïse.

avec des grandes personnes. Il court le risque d'être étouffé.

Dans les premières semaines, lorsque le bébé ne remue pas, on peut le coucher dans une corbeille d'osier munie d'une capote, appelée *moïse* (fig. 42). Le fond de la corbeille est occupé par un petit matelas de balle d'avoine, que l'on recouvre d'un drap, et par un oreiller de crin, enveloppé d'une taie d'oreiller ; un drap et une couverture de laine recouvrent l'enfant. L'avantage du moïse est son facile transport sur le lit de la mère, sur une table, sur un trépied spécial. On lui reproche parfois cette facilité de transport ; il est certain qu'il ne faut pas en abuser pour faire changer le bébé continuellement de pièce.

Il convient de ne placer l'enfant dans le moïse que pendant

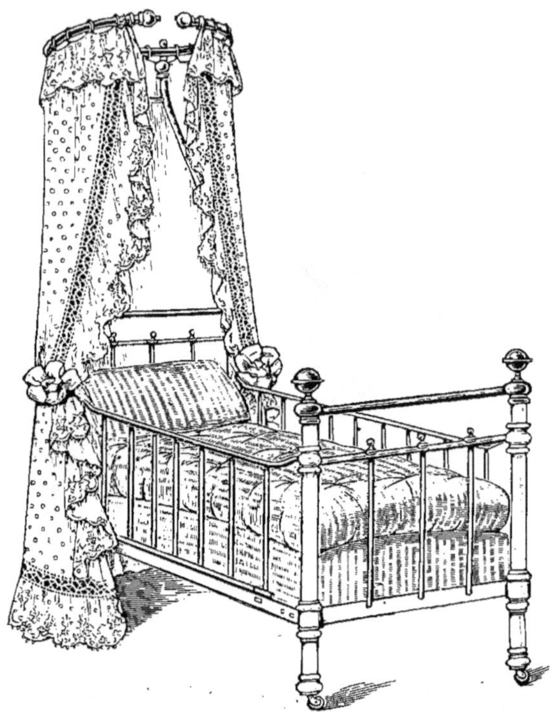

Fig. 43. — Lit d'enfant.

le jour et il vaut mieux pour la nuit le mettre dans un lit. Au reste, dès qu'il grandit et devient remuant, il a besoin d'un véritable lit.

Le *lit* (fig. 43) sera en métal, fer ripoliné ou cuivre, pour être facile à nettoyer. Ses parois seront à claire-voie, mais les mailles ou l'intervalle des barreaux seront suffisamment

étroits pour éviter l'engagement de la tête de l'enfant ou
de ses membres ; sinon on les garnira d'un filet. Elles
devront être mobiles,
pour permettre d'ap-
procher l'enfant, s'il
est malade.

Le lit sera fixe ; il
est inutile de bercer
un enfant dans son lit
pour l'endormir, et
cette manière de faire
n'est peut-être même
pas sans inconvénients.
Il n'est donc pas indis-
pensable d'avoir un
berceau suspendu
(fig. 44), qui devra
bientôt être abandonné.
En ayant un lit dès la
naissance, on évite une
double dépense, car le
lit peut être d'emblée
suffisamment grand
pour servir jusqu'à six
ou sept ans et même
plus.

Le lit sera suffisam-
ment élevé au-dessus
du sol pour que les
animaux ne puissent

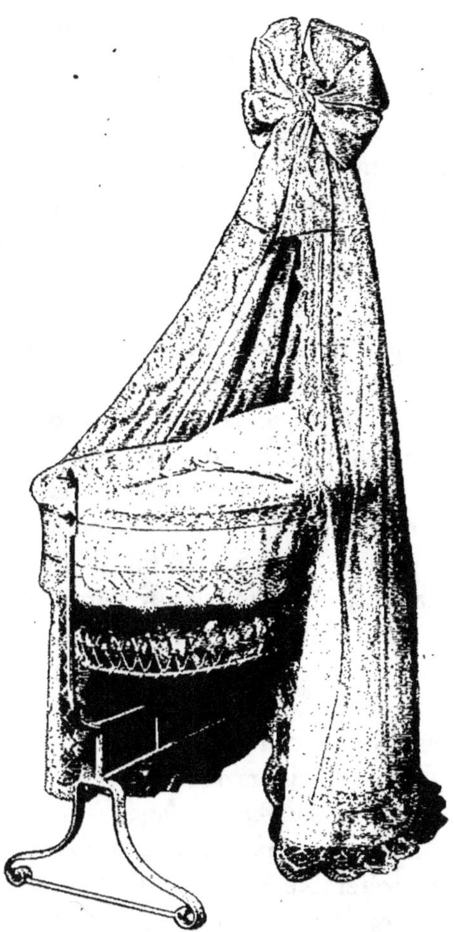

Fig. 44. — Berceau.

l'atteindre ; le chien, le chat de la maison ne doivent
pas prendre l'habitude d'y dormir ; ils pourraient s'éten-

dre sur la poitrine du bébé et entraver la respiration.

L'usage est d'entourer le lit avec des *rideaux*. Ils garantissent l'enfant contre les courants d'air, il est vrai, mais ils sont souvent des réceptacles de poussières ; ils doivent être secoués tous les jours. Il importe qu'ils ne soient pas complètement opaques et que, sous prétexte de mettre l'enfant dans l'obscurité pour qu'il puisse s'endormir, on ne les ferme pas hermétiquement ; l'enfant ne pourrait que se trouver incommodé de respirer dans un air confiné. Avec ces restrictions, l'usage des rideaux de lit peut être autorisé. Dans les pays où il y a des mouches et des moustiques, des rideaux de mousseline ou une moustiquaire sont indispensables.

La *literie* se compose habituellement de deux matelas. L'un, le plus profond, est en varech ; l'autre, le superficiel, en balle d'avoine ou en crin. Deux fois par an au moins, il faut changer la balle d'avoine et nettoyer la toile.

Quand on se sert d'un lit, on remplace avec avantage le matelas inférieur par un sommier élastique.

On recouvre le matelas supérieur avec un drap. Puis on dispose une large toile cirée plus grande que l'enfant et l'on met dessus un lange de coton en double. C'est sur ce lange que l'on place l'enfant emmailloté.

Tous les jours le lange sera changé et la toile lavée. On remplace souvent le lange par un feutre absorbant, mais, comme on ne peut le changer tous les jours, l'usage du lange est préférable.

L'oreiller est rempli de crin ; cette matière légère, douce, n'est pas trop échauffante. Toutes les semaines, le crin sera étiré. Il faut rejeter les oreillers de plume qui sont trop mous et tiennent chaud à la tête.

Au-dessus de l'enfant, séparées de lui par un second drap.

on placera des couvertures de coton ou de laine suivant la température, et l'hiver un couvre-pied de duvet. Il ne faut pas que, dans son lit, l'enfant ait trop chaud ni qu'il ressente le froid.

Dans le lit des petits enfants, on met, au besoin, de chaque côté du corps une boule d'eau chaude ; elle ne doit pas

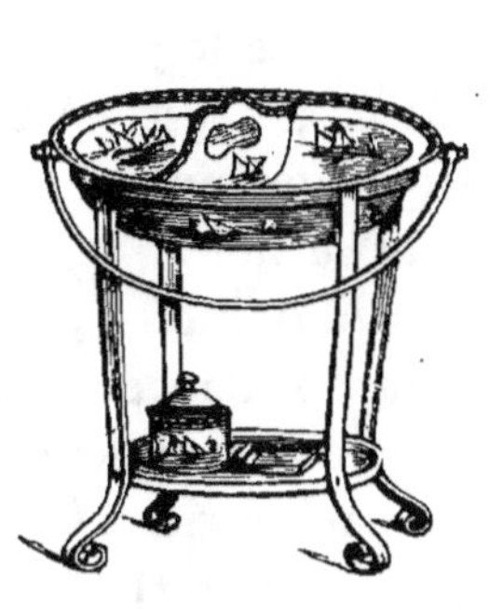

Fig. 45. — Toilette de bébé.

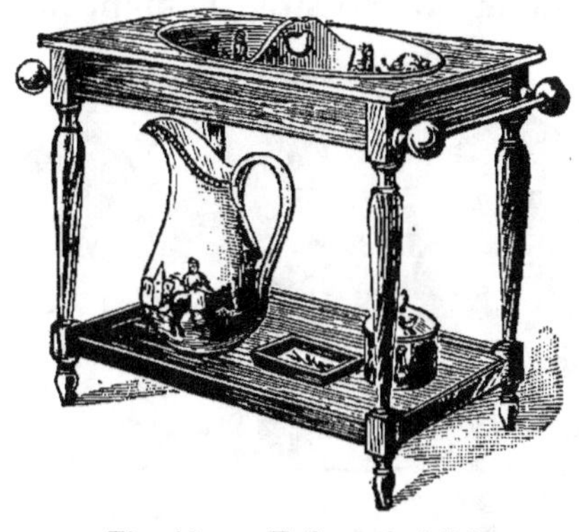

Fig. 46. — Toilette de bébé.

être en contact direct avec lui et il faut l'envelopper d'une toile pour éviter les brûlures.

Chaque jour, quand l'enfant est levé, il faut défaire le lit et exposer la literie au soleil, pour la sécher et la désinfecter.

Chambre. — Le lit doit être placé dans une chambre vaste, convenablement exposée, lumineuse. Elle doit être vaste, car le bébé a, par rapport à l'adulte, un besoin d'oxygène proportionnellement plus grand, à cause de l'activité des combustions nécessitées par la croissance. Elle doit être bien exposée : une chambre au nord est toujours froide, une chambre au midi ou au couchant se trouve purifiée par l'action des rayons solaires, merveilleux bactéricides. Elle doit être lumineuse, car il faut que ces rayons solaires puissent pénétrer dans toute la pièce et remplir leur office. Il est criminel de placer les chambres d'enfants, comme dans beaucoup d'appartements, sur des courettes étroites et sombres.

Il faut aérer largement la chambre pendant les heures où l'enfant ne s'y trouve pas.

Autant que possible, l'enfant ne dormira pas dans la pièce où il passe le jour. En tout cas, il est nécessaire de renouveler l'air avant la nuit.

Le lit doit être placé de façon à recevoir la lumière soit par devant, soit par derrière. On a accusé, à tort d'ailleurs, l'éclairage latéral d'entraîner le strabisme.

En plus du lit, la chambre doit contenir des chaises, une *toilette*

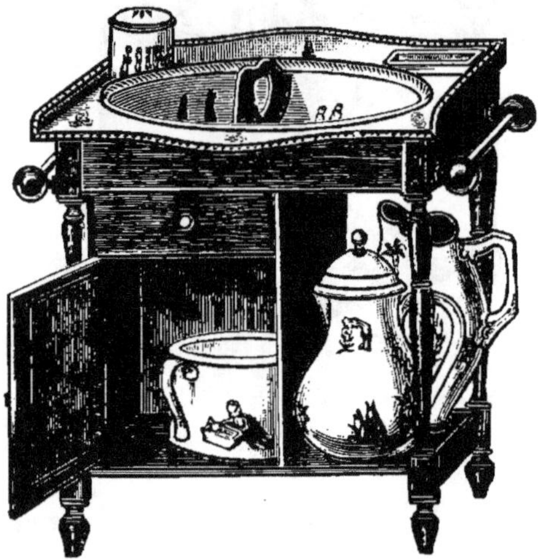

Fig. 47. — Toilette de bébé.

dite *de bébé* (fig. 45, 46 et 47). On évite les tentures, mais on la rend gaie et claire par des peintures ou des papiers à sujets amusants et à couleur fraîche.

Le lit de la nourrice est placé à côté du lit de l'enfant. Si la pièce n'est pas assez grande, elle couche dans la pièce voisine, mais il faut qu'elle puisse surveiller l'enfant.

Il ne faut pas laver le linge ni le faire sécher dans la chambre à coucher ; il n'y faut pas conserver le linge sale.

Pendant les premiers mois, on n'ouvrira pas la nuit la fenêtre de la chambre, mais il sera bon de laisser entr'ouverte la fenêtre de la pièce voisine ; plus tard, on pourra laisser la fenêtre entr'ouverte, à condition que des rideaux épais empêchent l'arrivée directe de l'air sur l'enfant.

Le *chauffage* doit être réalisé soit par la cheminée à coke ou à bois, soit par l'eau chaude ou la vapeur à basse pression. Il faut rejeter le chauffage à air chaud.

L'été, on protège la chambre contre la pénétration directe du soleil avec des stores ou des jalousies et on ferme les fenêtres pendant le milieu du jour. Le bébé est en effet très sensible à la grande chaleur ; elle peut provoquer chez lui des troubles digestifs et des manifestations diverses. Il est bon souvent de le placer pendant le jour dans une pièce exposée au nord.

Pour l'*éclairage*, on se servira de lampes électriques et, à défaut, de lampes à pétrole ou de bougies.

Sommeil. — Pour le sommeil, on laisse le nourrisson en maillot. Après deux ans, on le revêtira d'une chemise de nuit ; celle-ci sera bien plus longue que l'enfant et fermée à l'aide d'une coulisse, pour éviter qu'il ne se découvre et prenne froid.

La *durée du sommeil* varie suivant l'âge du nourrisson.

Pendant les premières semaines, le bébé ne cesse de dormir. Quand il est en bon état et a une alimentation bien réglée, il se réveille régulièrement à l'heure de la tétée. S'il ne le fait pas spontanément, il faut le réveiller, sinon les repas ne seraient plus assez nombreux et ce serait aux dépens de sa ration alimentaire quotidienne. Nous ne saurions trop insister sur l'importance de la régularité des tétées.

A partir de la troisième ou de la quatrième semaine, l'enfant veille sans interruption, d'abord un quart d'heure, puis une demi-heure. Au cinquième mois, il reste éveillé une heure et davantage, mais il dort entre chaque tétée. Vers dix ou douze mois, il dort encore plus qu'il ne veille.

Pendant la deuxième et la troisième année, l'enfant reste éveillé plusieurs heures consécutives. On aura soin de le laisser au lit pendant dix ou douze heures la nuit; dans la journée, on le fera dormir deux ou trois heures. Les heures de sommeil seront aussi réglées que celles des repas.

Lorsqu'on couche un nourrisson, il faut veiller à ce qu'il ne se trouve pas serré dans ses vêtements ; le cou surtout doit être libre. On ne le couvre pas trop, sinon il dort mal, et s'il est déjà grand, il rejette violemment les couvertures trop chaudes et, nu sur son lit, il peut contracter des rhumes et des bronchites. Il faut toujours, un quart d'heure environ après le coucher, aller jeter un coup d'œil sur l'enfant pour le recouvrir ou au contraire le découvrir, s'il y a lieu.

L'enfant urine au lit sans se réveiller ; pour l'habituer à être propre, il faut, à partir de six ou sept mois, le mettre sur un vase, même pendant son sommeil : l'enfant urine sans se réveiller et l'on arrive à éviter les mictions involontaires.

Souvent l'enfant a de la peine à s'endormir. Il faut le laisser dans son lit, sans s'occuper de lui; surtout il ne faut pas le bercer, ni chanter des airs doux à côté de lui. Il ne tarde pas en effet à prendre l'habitude de ces chants ou de ce bercement; il ne pourra plus s'en passer, au grand détriment de la mère ou de la nourrice.

On ne doit pas non plus endormir un enfant sur les bras ou les genoux, pour le mettre ensuite au lit tout endormi.

Le nourrisson sera couché sur le côté, tantôt d'un côté, tantôt de l'autre. S'il était pris de vomissements quand il est sur le dos, les matières vomies pénétreraient dans les voies aériennes et pourraient l'étouffer. Le change-

ment de côté évite la déformation possible du crâne, qui est
mou et malléable à cette période de la vie.

VI. — SORTIES

Il n'est pas bon de faire sortir trop vite le nouveau-né.
Il se défend mal contre le froid ; l'air vif du dehors peut lui
être funeste. Le refroidissement provoque des coryzas, des
bronchites, des bronchopneumonies, toutes affections souvent très graves chez les tout petits.

On tient compte, pour la *première sortie*, de la température
extérieure. Autant que possible on choisit une belle journée
et une température d'au moins 10 degrés. Par suite, elle
peut avoir lieu plus tôt en été qu'en hiver.

En été, l'enfant sort à partir du quinzième jour ; en hiver,
on attend un mois ou six semaines. Plus l'enfant est petit,
plus on recule sa sortie ; le prématuré doit vivre longtemps
à l'abri des variations atmosphériques.

La première sortie est d'une demi-heure seulement; elle
s'effectue à l'heure la plus chaude de la journée. Puis on prolonge la durée de la promenade et l'on atteint progressivement une heure, deux heures. Passé trois mois, l'enfant
doit rester au moins deux ou trois heures dehors; par le beau
temps, il reste dehors une partie de la journée, si la température le permet. Au printemps et à l'automne, il faut se
méfier du refroidissement brusque de l'atmosphère avant le
coucher du soleil ; l'enfant doit être rentré avant ce moment.

Contrairement à une habitude trop répandue, il est inutile et même nuisible de faire sortir un bébé par tous les
temps. La pluie, la neige, le vent violent le feront laisser à

la maison. De même, il faut se défier de la grande chaleur: pendant les étés chauds, on sort l'enfant de bonne heure le matin, puis on le rentre à la maison à partir de 11 heures

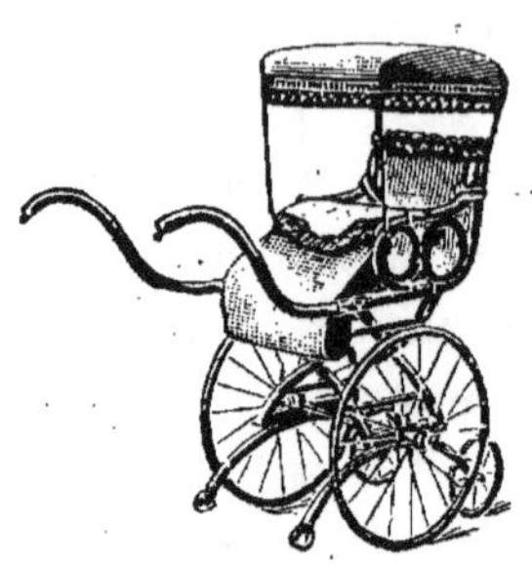

Fig. 48. — Voiture de bébé.

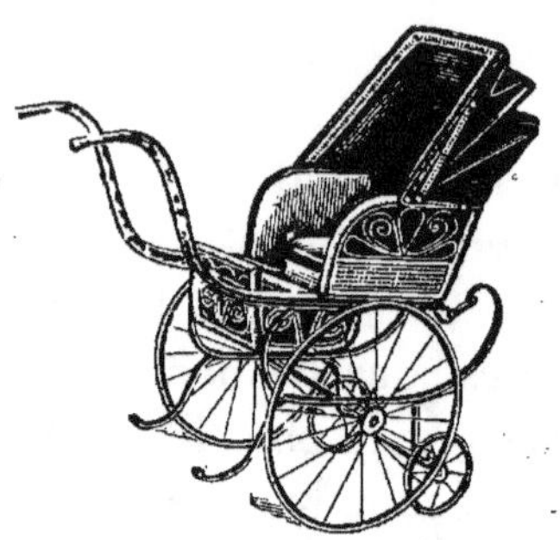

Fig. 49. — Voiture de bébé.

jusque vers 3 ou 4 heures et on le sort alors de nouveau. Il faut craindre non seulement l'action d'un soleil brûlant, le *coup de soleil*, que l'on évite en plaçant le bébé à l'ombre des arbres, mais aussi le *coup de chaleur*, qui provoque de la fièvre, de la pâleur, de l'agitation ou de l'abattement, tous symptômes simulant parfois une méningite.

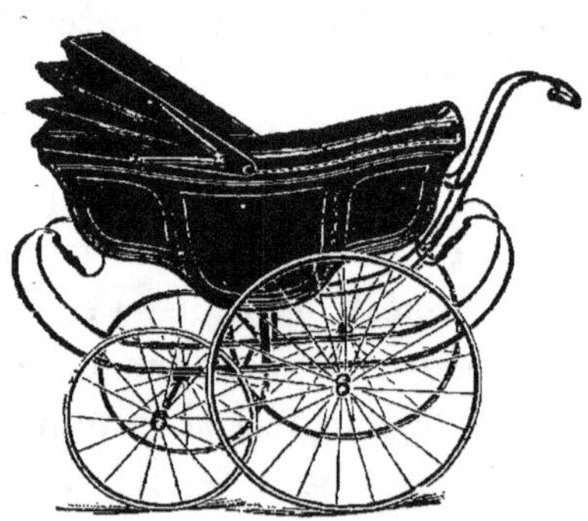

Fig. 50. — Voiture de bébé.

Vêtements pour la sortie. — Pour combattre la déperdition de la chaleur du corps, il est nécessaire, lors de la sortie, de couvrir suffisamment l'enfant ; il est inutile cependant d'exagérer les précautions et de trop l'envelopper.

En hiver, on lui met une grande pelisse ouatée ; en été, une pelisse de flanelle ou de piqué. On couvre la tête d'un bonnet ou d'une capeline, plus tard d'un chapeau, pour éviter l'action trop vive soit du froid, soit des rayons du soleil; l'été, ce dernier sera en paille et aura de larges bords rabattus. Enfin, dans les premiers mois, plus tard seulement lorsque

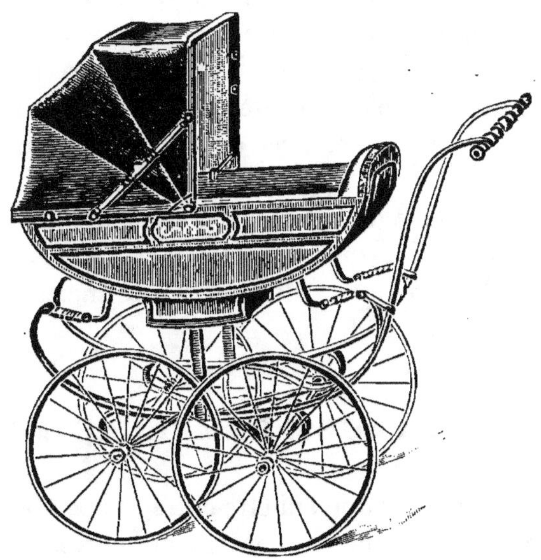

Fig. 51. — Voiture de bébé.

le temps est humide, on met un voile de mousseline ou même de laine devant la figure. Ce voile arrête les poussières qui peuvent irriter les yeux et la peau et empêche le refroidissement. Lorsque l'enfant est en culotte, on lui met ou des bottines ou des guêtres.

Voitures. — Pendant les premiers mois, on porte le bébé sur les bras. Après trois ou quatre mois, on le promène dans une petite voiture. Celle-ci sera bien suspendue et munie d'une capote mobile permettant de le mettre à l'abri du vent, de la pluie et du soleil. Elle sera suffisamment grande pour lui permettre d'être allongé et de dormir pendant la promenade (fig. 51). Pendant les premiers mois, on le couche sur une paillasse et sur un oreiller. Plus tard, on l'assied et on le cale avec un oreiller; d'autres modèles peuvent alors être utilisés (fig. 48, 49 et 50).

Il faut prendre les précautions nécessaires pour que l'enfant, par suite de son immobilité, ne se refroidisse pas dans sa voiture. On place auprès de lui des boules d'eau chaude et on le recouvre avec de chaudes couvertures de laine.

L'enfant se trouve très bien de ces sorties quotidiennes, il y trouve un plaisir qu'il manifeste dès qu'il est en âge. Souvent il dort dehors, alors qu'à la maison le sommeil tarde à venir.

VII. — VOYAGES. CAMPAGNE. MER

Les longs *voyages* ne doivent être entrepris pendant les premiers mois de l'existence qu'en cas de nécessité absolue. Toutefois, si l'on a soin de prendre les précautions suffisantes pour que l'enfant ne prenne pas froid, si une personne attentive et dévouée veille sur lui, l'enfant peut voyager sans accident.

Le *séjour à la campagne* est spécialement indiqué pour les nourrissons anémiques ou convalescents. Quand la situation des parents le permet, il est utile de faire passer à tous les bébés la saison chaude à la campagne ; on ne tarde pas, après quelques jours de séjour, à en apprécier le bénéfice. Il devrait exister des *colonies de nourrissons*, comparables aux colonies scolaires, où les mères de la classe populaire seraient envoyées chaque année avec leurs bébés. Il faudrait des *pouponnières de plein air* pour recueillir, pendant leur convalescence, les bébés soignés dans les hôpitaux pour des maladies aiguës.

Le *séjour à la mer* est souvent trop excitant pour les enfants avant un an. Mais, dès cet âge, de même que dans la deuxième et la troisième années, intervient surtout une question de tempérament, sur laquelle le médecin doit être appelé à donner son avis.

Le bébé qui marche peut, quand le temps est beau et ni trop chaud ni trop froid, se promener pieds nus sur le sable et tremper les pieds dans les flaques d'eau. On peut lui donner des bains d'eau de mer chaude, d'une durée de cinq minutes, tous les deux ou trois jours ; si la température est élevée et la mer calme, on peut même le plonger dans la lame pendant quelques secondes à partir de deux ans.

Il convient, en général, d'éviter les plages du Nord, où l'air est vif et excitable ; les plages bretonnes, mieux protégées et avoisinées d'une campagne où on promène les bébés dans la journée, sont préférables, à moins d'indications médicales spéciales.

Pour le *séjour à la montagne*, il faut, autant que possible, éviter les altitudes supérieures à 800 ou 900 mètres ; bien des bébés ne les supportent pas, maigrissent et ont de l'insomnie.

VIII. — JEUX

Le nourrisson ne commence à s'amuser que vers six ou sept mois. Il se contente de son hochet et de jouets simples. Ces jouets seront en caoutchouc brut et ne seront pas revêtus de peinture. Sans doute, l'usage de peinture à base de plomb est prohibé pour les jouets d'enfants, mais, comme le jouet à cet âge est presque toujours dans la bouche, il est préférable que le bébé, en le suçant, ne puisse absorber aucune substance nuisible. On veillera à ce qu'il ne saisisse rien qui puisse lui faire mal (épingle de nourrice) ou être avalé (bouton, grelot).

Dans le cours de la deuxième année, l'enfant commence à ne plus autant porter les objets à la bouche ; on pourra donc lui donner des joujoux en laine ou en feutre, poupées, animaux, ou bien des petites voitures qu'il s'essayera à traîner. Il faut l'habituer de bonne heure à s'occuper seul.

C'est à ce moment qu'il commence à jouer avec le sable, plaisir qu'il faut se garder de lui refuser. Malheureusement, le sable des promenades est souvent souillé et l'expose à des dangers, sur lesquels nous reviendrons dans le chapitre suivant.

IX. — PREMIERS PAS

Les mouvements du bébé sont d'abord automatiques et réflexes. Les mouvements volontaires ne se montrent guère qu'à partir du troisième mois : il commence à tendre les mains à sa nourrice ou vers un objet qui attire son regard. Vers quatre mois, il tient sa tête droite. A mesure qu'il grandit, le besoin de mouvement se développe, il remue pour le besoin de remuer. Il faut faciliter ces mouvements et il est bon, dès le sixième mois, de mettre l'enfant sur le tapis, libre de se mouvoir à son gré. On le voit se rouler, se traîner ; puis bientôt il se soulève et enfin il parvient à se tenir debout vers onze ou douze mois. Peu de temps après, il commence à marcher, en se tenant aux objets d'abord des deux mains, puis avec une seule main ; enfin, il se lance tout seul sans point d'appui. La marche se fait d'abord les pieds écartés, à pas inégaux ; elle se régularise petit à petit.

L'âge des premiers pas est variable ; l'enfant les fait en général entre douze et quinze mois. Le bébé nourri au sein marche plus tôt que celui soumis à l'allaitement artificiel.

Lorsque l'enfant atteint dix-huit mois et qu'il ne marche pas encore, le *retard de la marche* devient manifeste ; il est nécessaire qu'un examen médical en précise les causes.

Il dépend le plus souvent d'un certain degré de rachitisme, maladie générale qui se localise tout particulièrement sur les os et qui relève principalement de troubles de l'alimentation. Les maladies aiguës ou chroniques jouent également un rôle. Parfois, il s'agit soit d'une affection du système nerveux, arrêt de développement intellectuel, lésion du cerveau ou de la moelle, paralysie infantile, etc., soit d'une lésion locale, pied bot, etc.

On n'apprend pas à l'enfant à marcher et il est nuisible de le placer dans des chariots roulants, dans des glissières. On se contente de le soutenir sous les bras en ayant soin d'éviter que tout le poids du corps n'appuye sur les jambes. On peut aussi utiliser des *lisières*, ceinture passée sous les bras, sur laquelle on fixe des bretelles ; elles permettent à la mère de se tenir droite et de ne pas se fatiguer en se baissant.

Souvent l'enfant, dans les premiers temps de la marche, tourne ses pieds en dedans ou en dehors ; de petites bottines à hautes tiges les maintiendront en position correcte et combattront cette tendance vicieuse.

X. — ORGANES DES SENS.
FONCTIONS PSYCHIQUES. CRIS ET PAROLE

Il est difficile d'apprécier le développement des organes des sens pendant les premiers mois de la vie.

Dès le premier mois, le bébé semble percevoir les *bruits* forts qui se produisent autour de lui : claquement des mains, cloche. Dans le troisième mois, il tourne la tête du côté d'où vient le bruit.

Le nouveau-né semble distinguer l'obscurité de la lumière. Pendant le premier mois, les yeux se déplacent, sans s'arrêter sur rien. A partir de cinq ou six semaines, le bébé tourne la tête vers la fenêtre ou vers la lumière. A partir de trois mois, il commence à reconnaître sa mère ou sa nourrice.

Le *goût* et l'*odorat* ne paraissent se développer qu'assez lentement.

Le bébé ne donne guère quelques preuves d'*intelligence* qu'à partir de trois mois. Plus tard, il manifeste par ses cris, par son sourire, par ses pleurs ou par ses mouvements, la peine, la douleur, la colère, la joie. Après douze ou quinze mois, le développement des fonctions psychiques est rapide.

Le *toucher* joue un grand rôle dans la connaissance que les bébés prennent du monde extérieur. « Ils cherchent à toucher tout ce qu'on leur présente », écrit Buffon ; « on les voit s'amuser et prendre plaisir à manier les choses que leurs petites mains peuvent saisir ; il semble qu'ils cherchent à connaître la forme des corps, en les touchant de tous côtés et pendant un temps considérable ; ils s'amusent ainsi ou plutôt ils s'instruisent de choses nouvelles. »

Cris, parole. — Pendant les premiers temps de la vie, le bébé traduit par des cris ses sensations de faim, de soif, les douleurs qu'il ressent.

Lorsqu'il se réveille, le nourrisson crie. On ne doit pas céder à ses cris ; il faut ne donner la tétée qu'à l'heure fixée ; l'enfant s'habitue et ne crie plus.

A mesure que l'enfant grandit, il se rend compte de l'importance que l'entourage attache à ses cris ; il crie lorsqu'il veut être porté, il crie lorsqu'il veut sortir et cesse ces cris dès qu'on a cédé à ses caprices. Certaines mères n'ont pas le courage de laisser l'enfant crier, elles craignent que les cris répétés n'amènent des hernies, des convulsions, de la méningite ; cette opinion est erronée, et, en agissant comme elles le font, elles se créent des complications inutiles.

Cependant les cris ne sont pas toujours la manifestation d'un caprice ; quand un enfant ne crie pas habituellement et hors de propos, il faut rechercher s'ils ne sont pas le résultat d'une souffrance ou d'un état morbide.

Parfois ils sont dus à la piqûre d'une épingle ou à la blessure causée par un lange mal plié.

Souvent ils sont dus aux sensations désagréables provoquées par une couche mouillée ; la mise d'une couche propre apaise immédiatement l'irritation de l'enfant.

Parfois ils sont provoqués par le malaise dû au manque d'air, à l'excès de chaleur dans le lit, à une atmosphère orageuse.

Ils sont fréquents au moment des éruptions dentaires.

Ils traduisent encore des abus alcooliques commis par la nourrice.

Enfin ils peuvent être la manifestation d'un état maladif. On découvre que l'enfant reçoit trop de nourriture ou souffre de la faim, qu'il a des mauvaises selles, qu'il souffre des os, etc. Nous reviendrons dans un autre chapitre sur ce sujet. Il importe de provoquer, en présence de cris anormaux, l'intervention du médecin.

Pour calmer les cris et hâter le sommeil, on donne, dans certains pays, de l'infusion de têtes de pavots. Il faut bien se garder de cette pratique ; des accidents mortels sont trop souvent observés.

Vers le huitième mois, l'enfant commence à vouloir parler ; ses cris prennent un timbre particulier et des sons commencent à être perçus. Les premiers mots sont bégayés vers un an : *baba, mama, papa*. Les premières phrases ne sont guère construites qu'après deux ans. Habituellement les petites filles parlent plus tôt que les petits garçons. Quand, entre deux ou trois ans, un enfant ne parle pas, il y a lieu de s'inquiéter ; il peut s'agir d'une arriération mentale, d'un trouble de l'audition (sourd-muet), d'une malformation de la langue ou du voile du palais.

Il faut avoir soin de toujours parler correctement à l'enfant, car il apprend à parler en reproduisant tous les sons qu'il perçoit, et prend facilement de mauvaises habitudes. Lorsque celles-ci se produisent, il faut les combattre de suite sans attendre que l'enfant parle avec plus de facilité.

*
* *

Nous nous sommes arrêtés longuement sur l'hygiène de la première enfance, car elle présente des particularités importantes et demande à être très bien connue. Le bébé a un organisme extrêmement délicat ; il ne possède pas les moyens d'éviter de lui-même les dangers auxquels il est exposé, ni de manifester ses besoins et ses souffrances d'une façon précise. C'est la sollicitude avertie des mères et des nourrices qui leur permet de les découvrir. Encore faut-il qu'elles aient appris à observer les enfants et à se rendre compte de leur état de santé.

Toutes les jeunes filles et toutes les jeunes femmes devraient être instruites de ces questions. L'enseignement de l'hygiène du premier âge devrait se faire, non seulement par des lectures, mais aussi par la fréquentation des institutions où l'on élève les bébés. Cet enseignement, donné par les médecins, commence à être organisé dans les crèches, les consultations de nourrissons, les pouponnières ; des stages obligatoires devraient y être faits par les élèves des écoles primaires ou secondaires. Il faudrait également que les futures institutrices le reçoivent, pour qu'elles puissent apprendre les principes essentiels de l'hygiène à leurs élèves dans les nombreux villages où les institutions dont nous venons de parler font défaut.

Cette diffusion de l'hygiène de la première enfance parmi les mères appartenant à toutes les classes de la société contribuera grandement à diminuer la *mortalité infantile*. Sans doute, elle est en décroissance ; mais elle est encore beaucoup trop considérable.

Les statistiques en font foi. En 1910, il y a eu en France 774 390 naissances et 88 000 décès dans la première année ; sur 100 enfants, 10 n'ont pas atteint l'âge d'un an.

CHAPITRE IV

HYGIÈNE DE LA DEUXIÈME ENFANCE

PAR

NOBÉCOURT et Léon TIXIER

La deuxième ou moyenne enfance.
I. Croissance. — Poids, taille : leurs variations. — Circonférence du crâne. — Périmètre thoracique. — Phénomènes pathologiques.
II. Alimentation. — Besoins alimentaires, inconvénients du rationnement. — Aliments autorisés. — Répartition des aliments ; menus.
III. Soins de propreté. Hydrothérapie.
IV. Habillement. — Sous-vêtements, vêtements, coiffure.
V. Chambre a coucher. Sommeil.
VI. Promenades. Jeux. Voyages.
VII. Hygiène intellectuelle. Éducation et instruction.

Vers le milieu de la troisième année, l'enfant a achevé sa première dentition, ses organes digestifs se sont perfectionnés et lui permettent de digérer une alimentation mixte assez complexe, ses os et ses muscles ont acquis de la force, son intelligence s'est éveillée. Il n'est plus un bébé; il entre dans la *deuxième* ou *moyenne enfance*, et celle-ci se prolonge jusqu'à six ans, âge où commence l'évolution de la deuxième dentition.

Pendant cette période, le *petit enfant* se développe progressivement sans présenter de phénomènes physiologiques importants. La croissance, à ce moment, subit une sorte de

ralentissement ; elle est moins rapide que chez le nourrisson
et nécessite un travail nutritif moins intense. Cependant
l'intelligence s'éveille de plus en plus, la parole et l'en-
tendement se perfectionnent, la marche devient assurée,
les mouvements sont de plus en plus habiles, l'activité
est incessante. Mais ces perfectionnements se font d'une
façon insensible, parce qu'ils sont continus.

L'enfant ne supporte plus l'isolement ; il se mêle, pour
jouer, à des camarades de son âge. Les contacts continuels
facilitent la diffusion des maladies contagieuses. C'est alors
que fréquemment il contracte la rougeole, la scarlatine, la
varicelle, la coqueluche, la diphtérie.

Sans doute le petit enfant résiste mieux aux maladies que
le nourrisson. Il n'en est pas moins un organisme fragile,
qui a besoin de soins vigilants, pour conserver la santé et se
développer régulièrement.

I. — CROISSANCE

Comme dans la première enfance, la croissance s'évalue
par la mensuration du poids et de la taille. ainsi que
par l'appréciation de
quelques autres fac-
teurs.

Poids. — Le *poids*
s'obtient à l'aide des
balances ou des *bas-*
cules. Il en existe des
modèles divers (fig.
52 et 53). L'important

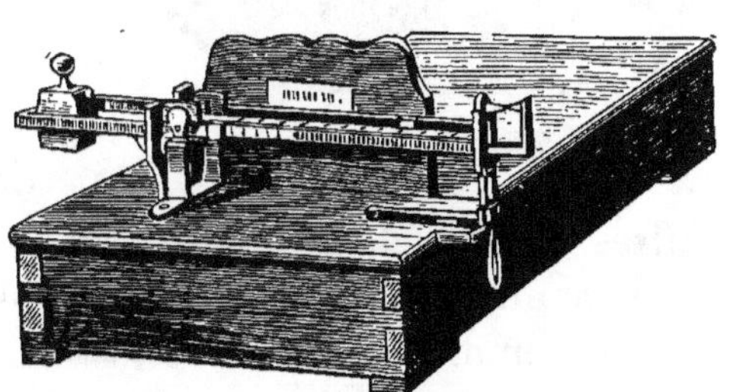

Fig. 52. — Bascule.

est de se servir d'un instrument précis et de peser l'enfant
toujours dans les mêmes conditions, à la même heure,

après l'évacuation de la vessie et de l'intestin, avant le repas, le matin à jeun par exemple. Si la pesée est effectuée à la maison, l'enfant doit être nu ; si elle est faite au dehors, il faut

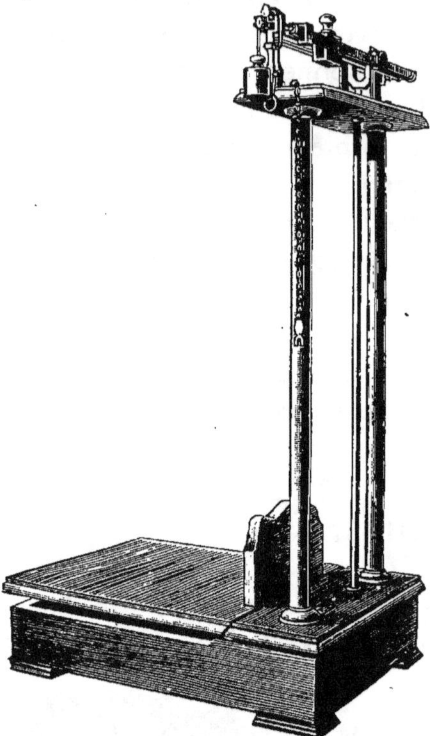

Fig. 53. — Bascule.

déduire le poids des vêtements, facile à obtenir avec une petite balance de ménage.

Quand l'enfant est bien portant, il n'est pas nécessaire de multiplier les pesées ; deux par an suffisent.

Le poids est inscrit sur une feuille spéciale (fig. 54).

Divers auteurs ont publié des *tables de poids* aux différents âges. Elles sont assez discordantes, parce qu'ils ne se sont pas placés dans des conditions comparables. Au demeurant, il importe peu, en pratique, de donner des chiffres absolus. D'une façon générale, on peut admettre que l'enfant, qui pesait 3 kilogrammes à la naissance et 12 kilogrammes à deux ans, pèse :

A 3 ans . . . . 13 kilogrammes.
A 4 ans . . . . 14 —
A 5 ans . . . . 15 —
A 6 ans . . . . $16^{kg},500$

A cinq ans l'enfant pèse environ cinq fois plus qu'à la naissance; de deux à cinq ans, l'accroissement annuel est en moyenne d'un kilogramme ; de cinq à six ans, il est un peu plus grand.

Souvent, les poids sont un peu plus faibles chez les filles

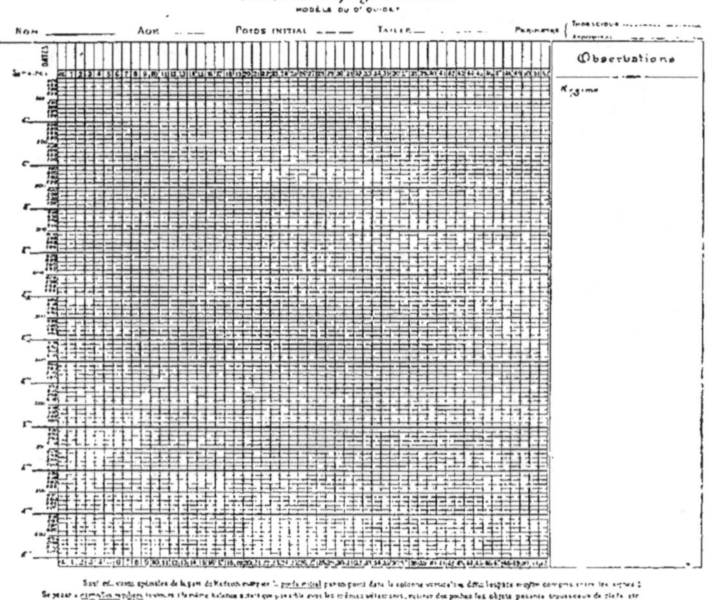

Fig. 54. — Feuille de poids.

que chez les garçons ; mais le fait n'est pas constant.

Taille. — La taille se mesure d'une façon très simple en plaçant l'enfant debout le long d'un mur ou d'une porte. Une règle plate est placée sur la partie la plus élevée du crâne et maintenue bien horizontalement ; on trace au crayon sur le mur un trait correspondant. Il suffit de mesurer la distance de ce trait au sol pour avoir la taille. Il faut que les pieds soient nus, les talons réunis et appuyés au mur, que les filles aient les cheveux dénoués.

Si on veut avoir une précision complète, on utilise une *toise*, dont il existe des modèles plus ou moins compliqués (fig. 55).

On peut faire, pour la taille, les mêmes remarques que pour le poids. En moyenne, l'enfant, qui à la naissance mesure 50 centimètres et à deux ans 80 centimètres, mesure :

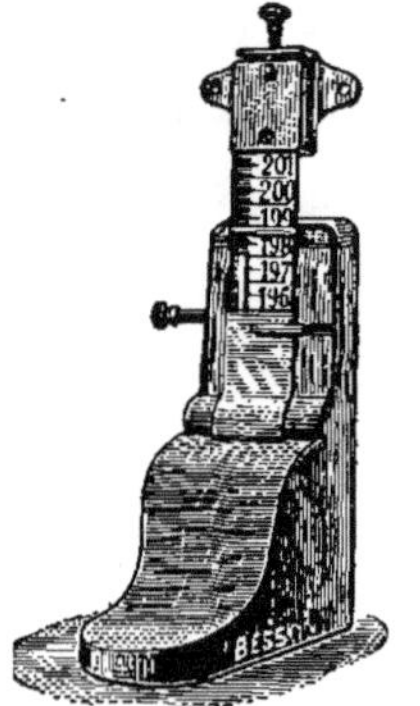

Fig. 55. — Toise mobile Féraud.

A 3 ans......... 88 centimètres.
A 4 ans......... 95 —
A 5 ans......... 100 —
A 6 ans......... 106 —

D'une façon générale, donc, la taille de la naissance est doublée à cinq ans. D'autre part, en chiffres ronds, de trois à quatre ans, elle augmente de 7 centimètres, et, de quatre à six ans, de 5 ou 6 centimètres par an.

La taille des filles est un peu moindre que celle des garçons.

En moyenne, le *rapport du poids à la taille* $\frac{P}{T} = 1,5$.

Qu'il s'agisse du poids ou de la taille, les chiffres précédents n'ont aucune valeur absolue. Ils varient suivant les races, les milieux, les familles. Les tables de croissance dressées en Amérique, par exemple, donnent des moyennes plus élevées que celles obtenues en France et en Belgique. Souvent elles sont établies à l'aide de mensurations faites dans la population des écoles, sur des enfants ayant plus ou moins souffert, et, même alors, dans une même ville, les chiffres diffèrent avec les auteurs. Enfin chacun sait que l'hérédité familiale joue un rôle important.

Il n'existe pas un parallélisme étroit entre la croissance de la taille et celle du poids. Il est généralement admis que, dans les périodes d'accroissement rapide, l'augmentation porte d'abord sur la taille et ensuite sur le poids. L'influence des saisons est aussi notée : en hiver, de novembre à mars, la croissance est lente et l'augmentation de la taille surpasse celle du poids ; au printemps et en été, d'avril à août, il y a un accroissement rapide de la taille et le poids varie peu ; à l'automne, d'août à novembre, c'est le contraire, le poids augmente beaucoup et la taille ne varie pas. Le système osseux a donc un mode de nutrition qui lui est propre ; il se rapproche en cela du système nerveux qui est normalement en anticipation de croissance sur presque tous les autres organes.

Comme nous l'avons fait remarquer pour le nourrisson, il faut interpréter les mensurations et se rappeler que les moyennes résultent de la comparaison de chiffres parfois très différents. Il ne faut pas dire d'un enfant, sur la simple inspection de son poids et de sa taille, qu'il est anormal pour son âge, mais tenir compte, avant de formuler un tel jugement, de l'examen général et de l'étude des différentes parties du corps.

Crâne. — Les *mensurations du crâne* ont leur intérêt. Pour être complètes, elles doivent porter sur les différents diamètres. La circonférence, passant par les bosses frontales et l'occiput, fournit à elle seule quelques renseignements. En chiffres ronds, elle mesure 34 centimètres à la naissance et atteint :

De 1 à 2 ans . . . . 46 centimètres.
De 2 à 3 ans 47   —

De 3 à 4 ans . . . .   48 centimètres.
De 4 à 5 ans   49   . —
De 5 à 6 ans   49   —
De 6 à 7 ans   50   —

Périmètre thoracique. — Il en est de même pour le *périmètre thoracique*. Pris au-dessous des mamelons, il est chez le nouveau-né un peu inférieur à la circonférence crânienne ; à partir de deux ou trois ans, il lui devient égal ou supérieur de 2 ou 3 centimètres.

Nous ne mentionnons ces données que pour montrer la complexité des questions à résoudre, quand il s'agit de se rendre compte de l'état de développement d'un petit enfant, et pour rappeler, une fois de plus, l'erreur qu'il y aurait à n'apprécier que le poids et la taille.

Phénomènes pathologiques. — Bien des facteurs peuvent, pendant la moyenne enfance, troubler la croissance ou seulement déterminer des modifications dans le développement d'une partie du squelette.

De même que pour le nourrisson, la mauvaise alimentation et l'alimentation insuffisante, la vie dans des rues et des logements mal aérés et mal ensoleillés, la misère physiologique ont une influence fâcheuse. Il suffit, pour en avoir la démonstration, de constater avec quelle rapidité se transforment des enfants malingres, quand ils sont convenablement alimentés et quand ils font un séjour de quelques semaines à la campagne.

Interviennent également les maladies aiguës et les maladies chroniques, héréditaires ou acquises.

Les conséquences d'une mauvaise alimentation pendant les premiers mois se font encore sentir pendant la deuxième enfance.

Le petit enfant porte la trace des troubles divers dont il a souffert alors qu'il était bébé. On retrouve souvent chez lui les *déformations rachitiques* des os ou des membres, du thorax, du crâne ; elles peuvent même s'accentuer et, en tout cas, demandent à être traitées.

A cette période de la vie, des déformations de la face et du thorax, conséquences de *végétations adénoïdes* obstruant le naso-pharynx, deviennent souvent très apparentes.

C'est également alors que l'on commence à se rendre compte parfois des *retards de la croissance* qui sont l'indice d'altérations de certaines glandes (corps thyroïde, hypophyse, glandes génitales, etc.); elles iront en s'accentuant, si on n'y prend pas garde.

On ne saurait trop attirer l'attention sur ces faits. Quand les parents constatent un phénomène anormal, ils ne doivent pas le négliger ; ils doivent provoquer un examen médical, pour instituer à temps un traitement approprié.

II. — ALIMENTATION

Nous avons dit qu'à partir de huit ou neuf mois le nourrisson normal ne doit plus être laissé à l'alimentation lactée exclusive et nous avons indiqué la progression qu'il convient de suivre pour lui substituer une alimentation plus complexe et plus variée. Arrivé à deux ans et demi, l'enfant doit encore être soumis à un régime spécial, tant au point de vue de la quantité que de la qualité des aliments.

Il ne faut pas oublier que le petit enfant a une existence de plus en plus active, qu'il est continuellement en mouvement, qu'il doit mener une vie de plein air, que ses muscles, ses os, sa substance cérébrale, ses divers organes continuent de se développer.

Ration alimentaire. — La ration alimentaire doit être suffisante pour subvenir aux différents besoins de l'organisme. Comme pour le bébé, la *ration totale* doit comprendre une *ration d'entretien* et une *ration de croissance*.

La *ration d'entretien* est surtout destinée, nous le savons, à compenser les déperditions de chaleur qui se font à la surface du revêtement cutané ; comme l'étendue de cette dernière correspondant à 1 kilogramme du poids reste la même à partir de deux ans, la ration d'entretien par kilogramme ne doit pas être modifiée.

La *ration de croissance* est relativement faible, puisque celle-ci est peu active ; elle reste à peu près fixe de deux ans et demi à six ans.

Il faut donc augmenter petit à petit, à mesure que l'enfant grandit, les quantités d'aliments, mais dans des proportions relativement minimes.

Les physiologistes et les médecins se sont attachés à calculer les rations alimentaires qu'il convient de fixer d'après le poids, la taille, l'âge des enfants. Leurs recherches, malgré leur intérêt, ne sortent guère du domaine de la théorie et ne comportent que peu de déductions utiles à la pratique. Il faut se garder de considérer l'enfant comme une machine à qui on fournit une quantité donnée de charbon pour obtenir un rendement fixe. Chaque organisme a son individualité propre, et, de plus, est soumis à des influences multiples, genre de vie, milieu, etc. Nous ne pouvons que souscrire à l'opinion d'Herbert Spencer : « Au fond, la confiance, avec laquelle beaucoup de personnes établissent des lois à l'égard de l'estomac de leurs enfants, prouve leur ignorance de la physiologie : si elles étaient plus instruites, elles seraient plus modestes. »

Il faut, quand les enfants sont bien portants, les laisser un peu manger à leur guise et se fier à leur appétit. J.-J. Rousseau a écrit fort justement : « Soyez sûrs qu'ils ne mangeront jamais trop et n'auront point d'indigestion ; mais si vous les affamez la moitié du temps, et qu'ils trouvent le moyen d'échapper à votre vigilance, ils se dédommageront de toute leur force, ils mangeront jusqu'à regorger, jusqu'à crever. »

Nous ne voulons pas dire qu'il faille laisser les enfants manger de tout, inconsidérément et sans aucune règle. Bien au contraire. L'enfant doit manger à son appétit, mais seulement un certain nombre d'aliments autorisés, recommandables par leur *digestibilité* et leurs *qualités nutritives*. Le nombre de ces aliments doit être assez grand pour permettre des *menus variés* et éviter la satiété, conditions nécessaires à une bonne digestion.

Aliments autorisés. — 1° Le *lait* et les *laitages*, riches en albumine, doivent entrer pour une part assez large dans l'alimentation des enfants du deuxième âge. Ces aliments seront donnés sous forme de bouillies ; dans leur composition on fera entrer tour à tour les nombreuses farines simples, composées ou maltées, que l'on trouve dans le commerce. Les potages au lait (tapioca, semoule, vermicelle, riz), les gâteaux, les soufflés, les crèmes renversées ou fouettées constituent autant de façons de donner le lait ; dans ces conditions, il est généralement très bien accepté. La crème et le beurre seront ajoutés aux mets de préférence en nature, sans avoir été cuisinés préalablement. Les fromages frais (fromage à la crème, petit-suisse) sont autorisés.

2° Les *potages* préparés soit avec du bouillon de légumes, soit avec du bouillon de poulet, de veau ou de bœuf, ont une saveur agréable, condition très appréciable pour lutter contre l'inappétence assez commune chez les enfants des grandes villes. Ils fournissent en outre à l'organisme diverses matières minérales, qui lui sont indispensables.

3º Les *panades*, faites avec du pain grillé ou des biscottes, une petite quantité de beurre et un jaune d'œuf, un peu de sel, sont à la fois nutritives et utiles aux enfants, assez nombreux, qui ne tolèrent pas bien le lait.

4º Les *œufs*, sous différentes formes, à la coque, pochés, sur le plat, brouillés, en omelettes, constituent une précieuse ressource. On doit veiller d'une façon particulière à ne donner que des œufs frais et sans odeur. L'ingestion d'un seul œuf nocif peut être responsable de sérieuses indigestions.

5º La *viande* sera autorisée sans aucune hésitation, mais seulement au repas de midi. Les viandes blanches ne sont ni plus recommandables ni plus faciles à digérer que les viandes rouges. On les donne rôties, grillées, ou bouillies ; on évite les sauces et les ragoûts. On les débarrasse soigneusement des tendons et on les coupe menu ; en outre, on surveille l'enfant pour le faire manger lentement et mastiquer convenablement.

On permettra la cervelle, le poulet, les côtelettes, les beefsteaks, le jambon, mais on évitera les viandes dont la fibre est difficile à mastiquer (bœuf bouilli, par exemple).

6º Les *poissons* sont donnés avec avantage. Une fraîcheur absolue est indispensable pour éviter les accidents digestifs et l'urticaire. On donnera la préférence aux poissons à chair blanche : merlan, sole, truite. Il faudra avoir grand soin d'ôter les arêtes.

7º Les *légumes* constituent la base de l'alimentation du deuxième âge. On les administrera sous forme de purées de pommes de terre, de pois, de haricots blancs, de lentilles, de châtaignes ; quand l'enfant mastique bien, on peut les donner entiers, cuits au beurre. Les légumes frais ou verts sont moins nutritifs, mais leur utilité est indéniable pour la régularisation de l'intestin et l'absorption du fer : carottes nouvelles, épinards, haricots verts, artichauts, choux-fleurs.

8º Les *farineux* et les *féculents* ont de bonnes qualités nutritives, mais il faut en éviter l'abus. Les farines, le riz, la semoule, le tapioca servent à la préparation de bouillies, de potages, de gâteaux, de puddings. Les pâtes, fabriquées avec la farine de froment, sont préparées à l'eau ou au lait ; on les donnera sous forme de macaroni, de nouilles, de gnocchi.

9º Les *fruits* doivent être donnés régulièrement ; il est préférable de les faire cuire et de les préparer sous forme de marmelades, de compotes, de gelées, de confitures. Le sucre qu'on y ajoute est un très bon aliment pour l'enfant et la cuisson augmente leur digestibilité.

On s'abstiendra des fruits laissant beaucoup de résidus, comme les groseilles, les framboises, les fraises, les noix, les noisettes.

Le raisin est autorisé, mais il faut faire rejeter les peaux et les pépins. La poire, la pêche, la prune, l'orange, la mandarine peuvent être données crues, en petite quantité, à condition d'avoir une maturité parfaite. La banane, crue ou cuite, est très nutritive.

10º Le *pain* doit être mis sur le même plan que les légumes et les farineux au point de vue de la consommation journalière. C'est un aliment de première nécessité, préférable aux gâteaux. Il sera donné aux repas et au goûter, sous forme de tartines de beurre ou de confiture. Il entre encore dans la préparation des soupes, des panades, de certains entremets. Les biscottes n'ont aucune utilité pour l'enfant bien portant.

11° Le *sucre* occupe une place importante dans l'alimentation de l'enfant. Il est pris sous sa forme la plus assimilable avec les fruits qui contiennent en proportion variable de la *glycose*. Le *sucre de canne* est incorporé dans les bouillies, dans les entremets, dans les confitures. Le *sucre de miel*, déjà inverti dans l'estomac de l'abeille, est d'une assimilation facile ; des tartines faites avec un mélange de miel et de beurre constituent un goûter agréable et nourrissant ; le miel jouit en outre de propriétés laxatives qui devraient être mises à profit d'une façon plus large qu'on n'a coutume de le faire.

12° Les *boissons* seront constituées par de l'eau de bonne qualité, eau peu minéralisée (Évian, Thonon, etc.), eau filtrée ou stérilisée par la chaleur sous pression ; l'eau bouillie et l'eau distillée ne sont pas recommandables, en raison de leur faible minéralisation. Il est préférable de ne donner, pendant les premières années, ni vin, ni bière, ni cidre, ni boisson naturellement ou artificiellement fermentée. On peut ajouter à l'eau un quart d'extrait de malt. Il faut éviter de faire boire du lait en nature au repas ; il augmente trop la ration alimentaire et rend la digestion plus difficile.

Répartition des aliments. Menus. — Le petit enfant prendra quatre repas par jour, espacés de trois ou quatre heures. Les quantités d'aliments varieront un peu suivant les âges. Voici celles qui, en principe, conviennent à un enfant pesant 15 kilogrammes, âgé de cinq ans environ :

PETIT DÉJEUNER : 7 heures et demie.

Bouillie : lait, 200 c. c. ; farine, 20 gr. ; sucre, 5 gr.
Farines d'orge, de blé, d'avoine, etc. Ne pas donner chaque jour la

même farine. Ne donner qu'une fois ou deux par semaine des farines contenant du cacao. Éviter le chocolat, le café au lait.

Déjeuner : midi.

Un œuf, ou une viande, ou du poisson (80 gr.).

Purée de pommes de terre (100 gr.), préparée avec lait (50 gr.), ou de pois secs, de lentilles (50 gr.), ou du macaroni, des nouilles (50 gr.), ou des légumes verts. On mettra environ 5 gr. de beurre.

Compote de fruits (50 gr.) ou fromage frais avec sucre (10 gr.).

Pain, 25 gr.

Goûter : 16 heures.

Pain, 50 gr.

Beurre, 5 gr., ou confitures.

Dîner : 19 heures.

Potage au lait ou au bouillon, avec semoule, tapioca, pâtes, etc., ou potage aux légumes frais (carottes, navets).

Gâteau ou pudding de riz, semoule, tapioca ou de farines diverses, contenant un jaune d'œuf, 100 c. c. de lait et 5 gr. de sucre.

Dans les *écoles maternelles*, on donne souvent aux enfants qui les fréquentent, âgés de trois à six ans, le repas de midi. Ce repas devra comprendre, en principe, pour un enfant de cinq ans, du poids de 15 kilogrammes, pris comme type :

Un œuf ou 80 gr. de viande.

Un légume : pommes de terre (100 gr.) ou lentilles (50 gr.), ou macaroni (50 gr.), etc.

Pain, 25 gr.

Sucre, 5 gr. ; beurre, 5 gr. ; lait, 50 c. c.

A 16 heures, on donnera le goûter indiqué plus haut.

Les menus types doivent être variés en choisissant dans la liste des aliments autorisés. Les quantités indiquées n'ont d'ailleurs rien d'absolu et sont simplement rapportées pour fixer les idées : elles fournissent la *ration théorique*, mais nullement la *ration pratique*, qui est essentiellement individuelle.

Il faut tenir compte principalement, dans la composition des repas, de la donnée suivante. L'alimentation doit être *mixte*, c'est-à-dire contenir en proportions convenables des substances de nature animale et de nature végétale ; si, à un des repas, on donne un peu plus des premières, on les diminue d'autant à l'autre. Si un des aliments est peu nutritif, on lui en associe un autre qui l'est davantage : par exemple, le jour où on donne un légume vert à midi, on remplace la compote par un peu de fromage ; le jour où l'on donne le soir un potage aux légumes, on fait prendre une crème à la place du pudding. C'est une question de mesure et de bon sens.

L'enfant, aux repas, ne doit boire ni trop ni trop peu; une timbale (150 à 200 c. c.) constitue, en général, une quantité suffisante de liquide.

Nous terminerons ces notions essentielles concernant l'alimentation de l'enfant de deux à six ans, en soulignant la nécessité d'une *cuisson* convenable des aliments. Elle leur fait subir une transformation qui accroît leur digestibilité. Sous l'influence de la chaleur et de l'eau, la cellulose des légumes ramollit, les cellules éclatent ; ces modifications sont d'autant plus importantes à provoquer que la mastication est souvent imparfaite. Dans certains cas, il peut être utile de tamiser les légumes et d'enlever l'excès de cellulose qui augmente le travail de la digestion; mais il ne faut pas oublier qu'elle est utile au bon fonctionnement de l'intestin. De même, c'est grâce à la chaleur du four ou des liquides auxquels elles sont incorporées que les farines subissent un début de dextrinisation. Enfin la saccharification de

'amidon des pâtes sera d'autant plus rapide que la cuisson
.ura été effectuée dans une quantité d'eau suffisamment
.bondante.

Le goût des préparations culinaires sera relevé par l'ad-
onction d'un peu de sel; le poivre, les épices, ne convien-
.ent naturellement pas aux jeunes enfants.

II. — SOINS DE PROPRETÉ. HYDROTHÉRAPIE

La propreté du corps est un élément important de l'hy-
·iène. Nous avons vu combien elle doit être stricte pour le
.ourrisson. Quand l'enfant grandit, il faut continuer à y
·eiller, pour qu'il en prenne l'habitude et qu'elle devienne
·our lui un véritable besoin.

Elle est indispensable au bon fonctionnement de la peau
t à la conservation de la santé. Elle est utile pour fortifier
'organisme, stimuler et régulariser les fonctions nerveuses,
t, par suite, rendre le corps moins sensible aux variations du
roid et du chaud, pour l'aguerrir aux intempéries.

Elle a en outre une véritable influence morale. Suivant
'expression de La Rochefoucauld, « elle est au corps ce que
'amabilité est à l'âme ». Elle conduit au respect de soi-
nême et des autres.

Quand l'enfant fréquente l'école maternelle, le devoir de
a maîtresse est d'exiger qu'il se présente propre. Elle doit
aire une visite de propreté à l'arrivée ; si le visage, les
nains, la chevelure laissent à désirer, elle doit les faire
.ettoyer par une femme de service.

Toutes les écoles devraient posséder des lavabos pour le
avage des mains.

La *toilette journalière* comportera un lavage minutieux
.on seulement de la figure, des mains et des pieds, mais

aussi et surtout des aisselles, des aines, de l'anus, des organes génitaux. Le savon est un des meilleurs désinfectants lorsqu'il est employé avec de l'eau tiède. De l'eau faiblement glycérinée servira au nettoyage du conduit auditif externe, qui sera fait prudemment.

De bonne heure, il faut habituer les enfants à la *propreté de la bouche* : c'est une condition indispensable de la conservation des dents. Un linge fin ou mieux une brosse douce mouillée et imprégnée d'une pâte de savon sera passée sur les deux faces des arcades dentaires. La bouche sera ensuite rincée à l'eau tiède aromatisée avec un élixir. Il faut éviter tout ce qui peut compromettre l'émail ou la vitalité de la dent : vinaigre, fruits verts, boissons alternativement froides et chaudes. A partir de quatre ou cinq ans, il est indispensable de faire vérifier de temps en temps l'état de la dentition par un spécialiste.

La *propreté des mains* doit être minutieuse. L'enfant doit s'habituer à brosser ses ongles et à les nettoyer avec le cure-ongles. Il doit les laver après le jeu et la classe, avant de se mettre à table. On obtiendra de lui qu'il ne porte pas continuellement à la bouche les doigts et les jouets ayant eu contact avec le sol des habitations ou le sol des jardins publics. Les parquets et les tapis contiennent de nombreux microbes dans les interstices de leurs lames ou entre les fibres de la laine ; les mains se trouvent souillées par leur contact et c'est par leur intermédiaire que se contractent certaines maladies contagieuses. Le sol des jardins est d'autant plus dangereux qu'il reçoit des crachats de malades, des déjections de nombreux animaux, des chiens en particulier, dont l'intestin est souvent habité par différentes variétés de vers ; les œufs de ces parasites ont des dimensions microscopiques, et l'on conçoit la facilité de leur transport par l'intermédiaire des ongles dans les voies digestives de l'enfant où ils se développent ultérieurement.

Le *cuir chevelu* des garçons sera lavé chaque jour à l'eau tiède et au savon; on choisira de préférence des savons de goudron et des savons peu alcalins ; après rinçage à l'eau claire, on séchera suffisamment et on fera une légère friction avec une solution alcoolique aromatisée. Pour les fillettes, un savonnage bi-mensuel suffit ; les lavages trop fréquents sont plus nuisibles qu'utiles aux cheveux; ils nuisent à leur souplesse. Il est rare de voir pendant la deuxième enfance apparaître des pellicules abondantes : elles sont surtout l'apanage de la période de puberté, et nous verrons, en étudiant cette dernière, comment il faut se comporter pour en débarrasser l'enfant.

Les cheveux des garçons seront coupés vers deux ans et demi ou trois ans, puis la chevelure sera régulièrement rafraîchie. Les cheveux longs entretiennent au niveau de la nuque un état de transpiration d'autant plus accusé que les jeux demandent davantage de mouvements ; il en résulte naturellement une tendance plus accusée aux refroidissements et aux rhumes.

Les fillettes auront les cheveux peignés au peigne fin et brossés matin et soir; les cheveux longs arrêtent les poussières et le cuir chevelu se salit peu ; mais il faut consacrer chaque fois cinq minutes au moins au brossage. Une natte modérément serrée est plus hygiénique qu'esthétique, mais elle a le grand avantage de ne pas emmagasiner la poussière comme une chevelure laissée flottante sur les épaules.

Le peigne et la brosse à cheveux doivent être *individuels*. Ils seront nettoyés fréquemment avec du savon et de l'eau chaude additionnée de carbonate de soude.

Hydrothérapie. — Le meilleur moyen, pour enlever les

squames de la peau qui se forment insensiblement et assurer les fonctions du revêtement cutané, est de donner un *bain* une ou deux fois par semaine. Les bains froids et les bains très chauds sont administrés dans un but thérapeutique; le médecin est seul juge de leurs indications. Seuls, les bains tièdes concernent directement l'hygiène de la peau. Le bain dit de santé sera pris à une température de 33° à 35° C. ; il sera de courte durée, dix minutes à un quart d'heure. Le bain qui dure une vingtaine de minutes exerce une action sédative et le bain prolongé au delà d'une demi-heure est débilitant. Toutes les parties du corps seront savonnées successivement.

Le *bain-douche* à température agréable est couramment utilisé dans certains établissements d'éducation ; il s'adresse plutôt aux grands enfants.

Le *bain de rivière* n'est guère recommandé aux petits enfants. En tout cas, il doit être de courte durée, pour ne pas entraîner d'inconvénients et donner de bons effets. Après le bain, il faut solliciter par des jeux de plein air une bonne réaction, qui assure une vaso-dilatation des capillaires périphériques et le réchauffement.

Les mêmes remarques concernent le *bain de mer*. Toutefois ce dernier peut être pris à une température ambiante plus basse que le bain de rivière, en raison du mouvement de la vague et de la minéralisation de l'eau.

Les *lotions fraîches*, à 26° ou 28°, sont préférables aux tubs froids donnés aux environs de 20°, surtout chez les enfants nerveux, impressionnables, issus d'arthritiques, de rhumatisants. Le tub froid est au contraire excellent pour les sujets vigoureux dont l'accoutumance au froid constitue la meilleure prophylaxie à l'égard des maladies des voies respiratoires. Dans tous les cas, il est bon, après que l'enfant est séché, de faire une friction à l'eau de Cologne ou à l'eau de lavande.

IV. — HABILLEMENT

L'habillement des enfants a suscité et suscite encore des discussions. Les uns disent, avec J.-J. Rousseau, que les vêtements doivent être légers « afin de s'habituer à toutes les vicissitudes de l'air et à tous les degrés de température, sans en être incommodés ». Les autres, comme Herbert Spencer, admettent qu'il faut tenir compte des sensations. « Parmi les sensations qui servent à nous guider sont celles du chaud et du froid, et le vêtement pour enfants qui ne tient pas compte de ces sensations doit être condamné. L'opinion courante sur l'*endurcissement* est une dangereuse erreur. »

En réalité, il faut un juste milieu. De même que les nourrissons, les petits enfants doivent être vêtus chaudement quand il fait froid, légèrement quand la température est élevée. C'est une question de bon sens. La composition de l'habillement diffère naturellement suivant les climats et les saisons.

Il est indispensable, pour utiliser les tissus en connaissance de cause, d'en connaître les propriétés de conductibilité à l'égard de la chaleur. L'air est un mauvais conducteur du calorique ; aussi le tissu le plus chaud est celui qui emmagasine dans ses mailles la plus grande quantité d'air, comme la laine, les fourrures.

D'une façon générale, les gilets, vestes, robes, pantalons doivent être amples et souples, ne pas comprimer l'abdomen, ni gêner la circulation ou la respiration, et permettre l'évaporation cutanée. Il faut interdire les liens constricteurs, tels que les jarretières, les ceintures serrées à la taille, les corsets munis de baleines. Les petits garçons et les filles porteront des *corsets-ceintures* pour soutenir les vêtements de la partie inférieure du corps (fig. 56) ; les garçons, à partir de cinq ans, auront des bretelles en tissu élastique et souple,

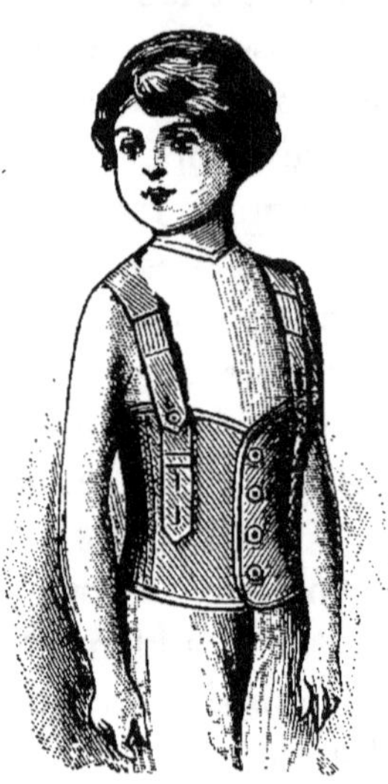

n'exerçant qu'une pression modérée sur les épaules.

Après trois ans, les vêtements diffèrent en général pour les filles et les garçons ; mais ils doivent toujours répondre aux mêmes indications générales.

Les *sous-vêtements* doivent varier suivant les saisons. L'été, ils seront en tissus d'origine végétale (coton et lin) qui laissent rayonner la chaleur et absorbent la sueur. L'hiver, ils seront en tissus d'origine animale (laine, soie), ou en tissus mixtes (laine et coton), qui sont mauvais conducteurs et conservent mieux la chaleur du corps. Ces deux tissus sont préférables

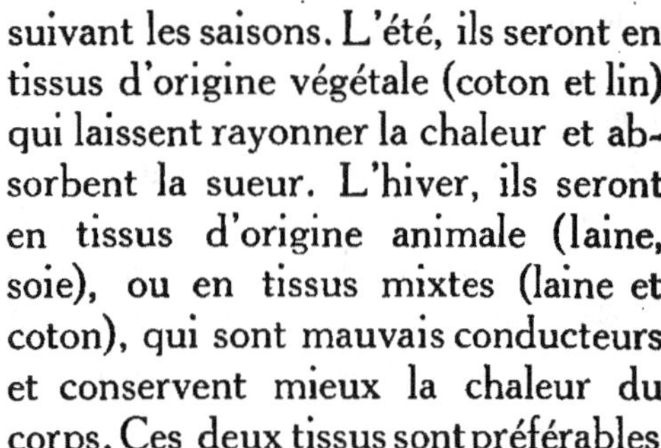

Fig. 56. — Corset-ceinture.

à la flanelle, qui supporte mal les lavages répétés. L'été, on se contente d'un simple gilet ; l'hiver, on utilise des *combinaisons*, qui couvrent à la fois le tronc et les membres inférieurs (fig. 57).

L'utilité de ces tissus est incontestable, surtout pour les enfants qui transpirent beaucoup. Ils sont indispensables pour les enfants délicats qui s'enrhument facilement, pour les fils de rhumatisants, dans les pays où les variations atmosphériques sont nombreuses et brusques. Leur inconvénient est leur prix assez élevé.

Par-dessus ces tissus, l'enfant portera une chemise de toile, et en outre le garçon un caleçon, la fille une culotte fermée, nécessaire pour éviter la souillure de la vulve quand elle s'assied.

Toutes ces pièces seront très propres et changées fréquemment.

Les *vêtements proprement dits* seront faits avec des tissus

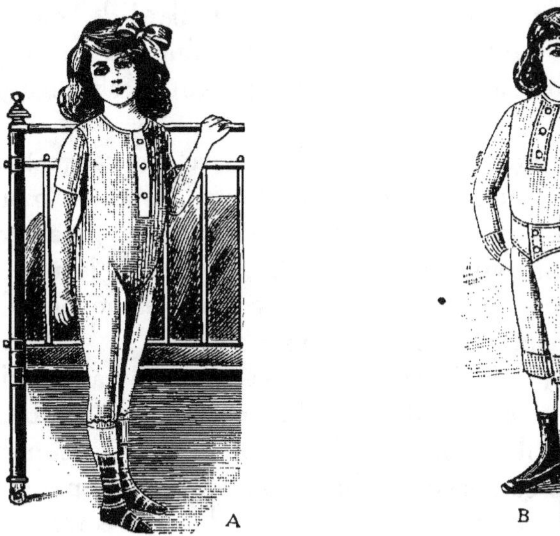

Fig. 57. — Sous-vêtements pour filles (A) et garçons (B).

de laine pour l'hiver ; au printemps, on emploiera des tissus de drap léger et l'été de la toile. Ils comprennent essentiellement une veste et une culotte courte pour les garçons, une robe et un corsage d'une seule pièce pour les filles.

Presque en toute saison, on utilisera des *manteaux*, faciles à mettre et à retirer. Il faut que l'enfant, qui vient de s'échauffer en jouant, puisse en être revêtu, quand il s'arrête, pour éviter les refroidissements.

Il faut se méfier des vêtements en *tissu imperméable*. Ils rendent service cependant, quand ils sont portés pendant une courte période par un temps pluvieux ou humide ; ils auront la forme de pèlerines, et non celle du pardessus qui s'oppose davantage à la circulation de l'air. Les manteaux de fourrure sont trop chauds pour nos climats tempérés à un âge où les jeux en plein air activent la circulation.

En hiver, pour la *protection du cou*, un foulard de soie est préférable aux volumineux cache-nez de laine qui facilitent la transpiration et augmentent la susceptibilité des voies respiratoires.

La *coiffure* sera constituée, en hiver, par des casquettes, des bérets, des toques en drap ou en velours, des feutres mous munis d'orifices de ventilation ; les fourrures seront proscrites en raison des inconvénients précités. La tête et la nuque seront efficacement protégées, l'été, contre les rayons du soleil par un chapeau de paille à larges bords.

L'enfant ne doit jamais s'exposer nu-tête au soleil. Ce serait une erreur d'admettre l'opinion de J.-J. Rousseau : « Comme il importe que les os de la tête deviennent plus durs, plus compacts, moins fragiles et moins poreux, pour mieux armer le cerveau, non seulement contre les blessures, mais contre les rhumes, les fluxions et toutes les impressions de l'air, accoutumez vos enfants à demeurer été et hiver, jour et nuit, toujours tête nue. » Par contre, l'enfant ne doit jamais garder la tête couverte dans la maison : c'est une déplorable habitude.

Les petits enfants porteront soit des *bas*, soit des *chaussettes* de laine et de coton, suivant l'époque de l'année, suivant leur susceptibilité au froid, suivant leur constitution malingre ou robuste. Les jarretières seront proscrites, car elles gênent la circulation de la jambe ; les bas seront soutenus par des cordons attachés au corset. Si l'enfant a été, dès le jeune âge, entraîné avec succès au froid, rien ne s'oppose au port des chaussettes hiver comme été ; on lui met alors des guêtres pour la sortie. On doit au contraire ne pas laisser une partie importante des téguments découverte chez les enfants qui n'ont pas une excellente santé et qui se refroidissent facilement.

Les *cols* seront rabattus : ils ne devront pas gêner l'expansion et le développement du cou ; la même remarque s'applique aux *cravates* qui ne doivent déterminer aucune constriction.

On mettra de préférence des *chaussures* à haute tige, à lacets modérément serrés, à semelles épaisses, imperméables, à talons larges, bas et plats. La chaussure devra permettre au gros orteil de conserver sa position naturelle ; ce sera le meilleur traitement prophylactique des atrophies et surtout des callosités, des engelures, de l'ongle incarné.

V. — CHAMBRE A COUCHER. SOMMEIL

La chambre à coucher du petit enfant devra répondre aux mêmes conditions hygiéniques que celle destinée au nourrisson, au point de vue de l'exposition, de l'insolation, de l'aération, du chauffage, de l'éclairage.

Elle contiendra, comme meubles essentiels, une armoire et une commode, pour ranger les habits, une table à angles arrondis, un fauteuil bas pour permettre à l'enfant de s'asseoir, des chaises ordinaires, et enfin un lit de fer ou de cuivre.

L'ameublement sera aussi simple que possible ; il n'y aura ni tentures ni ornements retenant la poussière. Les armoires seront solidement assujetties, pour éviter qu'elles ne se renversent lorsque l'enfant tente de les ouvrir en exerçant une vive traction sur la clef. L'oubli de cette précaution élémentaire entraîne des accidents parfois mortels.

La *literie*, d'une propreté rigoureuse, se composera d'un sommier et d'un matelas un peu dur, d'un oreiller de crin, d'une couverture de laine ; il est bon d'adjoindre en hiver un couvre-pied, genre édredon. Si l'enfant a tendance, vers le soir, au refroidissement des pieds, on place dans le lit un cruchon d'eau chaude qu'on enlève au bout d'une demi-heure.

L'enfant sera couché tôt, entre 7 heures et demie et 8 heures et demie du soir, après un repas frugal. Douze heures de sommeil constituent une bonne moyenne pour les enfants de deux ans et demi à six ans, qui ne dorment généralement plus dans la journée. On les mettra sur le vase une ou deux fois pendant le sommeil ; dans la majorité des cas, il suffit d'une seule émission d'urine vers 10 heures et demie ou 11 heures pour assurer la propreté du lit. A partir de cinq ans, ces précautions deviennent inutiles.

Pour la nuit, l'enfant revêtira une chemise de toile. L'hiver il sera bon, s'il s'agite et se découvre facilement, de lui mettre une combinaison spéciale qui le recouvre complètement, les pieds compris.

VI. — PROMENADES. JEUX. VOYAGES

A partir de deux ans, l'enfant doit passer en plein air la plus grande partie de la journée. Deux sorties, une le matin et une le soir, sont indispensables pour obtenir un développement physique normal et entretenir la santé. A partir de cinq ou six ans, un enfant peut fort bien faire à pied un kilomètre, pour se rendre de son domicile à un square ou à un jardin. Mais il est bon de raccourcir, pendant les premières années, ce temps de marche, s'il doit se répéter quatre fois par jour ; il vaut mieux, jusqu'à trois ou quatre ans, conduire l'enfant dans une petite voiture.

La promenade des enfants dans les villes constitue souvent un problème difficile à résoudre. Trop fréquemment on est forcé de les agglomérer dans des squares, des jardins ou même des places publiques ; ils y sont à l'étroit et y respirent un air vicié.

D'autre part, les petits enfants jouent volontiers dans le sable ; c'est une de leurs meilleures distractions. Or, le sable des allées est souillé par les chaussures et par les expectorations des promeneurs et par nombre d'impuretés.

Dans ces conditions, la plupart des maladies infectieuses aiguës, diphtérie, rougeole, coqueluche, etc., ainsi également que la tuberculose, se contractent facilement.

Il est urgent de réserver des *terrains* ou *jardins de jeux* pour les petits enfants. Ils doivent être distincts de ceux destinés aux bébés et de ceux occupés par les grands enfants, car les jeux ne se ressemblent pas à ces diverses périodes. Il en existe dans plusieurs grandes villes d'Angleterre, d'Amérique, d'Allemagne. On y met à la disposition des petits des tas de sable pur et même des bassins profonds de 5 ou 6 centimètres, véritables plages, où ils peuvent barboter l'été. Le sable neuf est distribué chaque jour, soit à terre, soit sur de vastes tables.

A Paris, on a proposé au conseil municipal la création de stands de sable analogues pour les petits enfants ; mais rien n'a encore été réalisé. Il existe toutefois à Montrouge un jardin de jeux pour petits enfants.

Il faut tenir compte de ces desiderata pour les *écoles maternelles*.

On doit laisser les petits enfants *jouer librement*. Ils charrient le sable et en font des tas ; ils courent les uns après les autres ; ils jouent à cache-cache, à la balle, au cheval, etc. Il ne faut pas craindre de les laisser s'échauffer ; mais on prend soin de les couvrir d'un manteau, quand ils s'arrêtent, pour éviter les refroidissements.

On doit éviter autant que possible les réunions et les matinées d'enfants, qui sont prétexte à de copieux goûters, source d'indispositions, et favorisent la dissémination des maladies contagieuses. Quelques-unes de ces affections sont en effet transmissibles pendant la période d'incubation, avant l'apparition des symptômes caractéristiques. Elles le sont surtout quand les enfants sont agglomérés dans une pièce de dimensions restreintes ; les dangers sont moindres en plein air. On évitera, dans les grandes villes, les voitures publiques et les omnibus, surtout quand ils desservent les hôpitaux d'enfants, car ils véhiculent trop souvent des petits malades.

La *gymnastique* n'est pas recommandable pour les petits enfants, sauf dans des cas particuliers. Elle nécessite une attention qu'il ne faut pas leur demander et est pour eux dépourvue d'intérêt. A cet âge, rien ne vaut les jeux. « Le grand intérêt que les enfants prennent à leurs jeux », écrit Herbert Spencer, « la joie bruyante avec laquelle ils font leurs cabrioles, ont autant d'importance que leurs mouvements... Pour les filles comme pour les garçons, l'activité continuelle du jeu est essentielle au bien-être du corps. »

Le *séjour à la campagne* ou au *bord de la mer* pendant plusieurs mois de l'année confère à l'enfant une santé robuste et accroît sa résistance aux maladies infectieuses. Les changements d'air à très grande distance, qui nécessitent un voyage long et fatigant, ne sont pas supérieurs à la pleine campagne dans un climat tempéré et dans un air non contaminé par le voisinage immédiat d'une grande ville. L'influence de la campagne est manifeste chez les petits citadins qui languissent et s'anémient dans les grands centres comme Paris, bien qu'on ne leur mesure ni promenades, ni bonne alimentation ; il suffit généralement de quelques semaines passées hors de la ville pour voir le teint se colorer, la taille et le poids s'accroître.

Les enfants pauvres bénéficient dans une large mesure des œuvres qui leur procurent quelques semaines de séjour à la campagne. Les *colonies de vacances*, qui donnent d'excellents résultats pour les grands enfants, ne sont malheureusement pas ouvertes à ceux qui n'ont pas atteint sept ans. Il faudrait créer pour eux des *colonies maternelles* ; l'*Œuvre des colonies maternelles scolaires*, qui s'occupe des enfants de quatre à sept ans, mérite d'être encouragée.

On conseille souvent aux parents de la classe populaire, habitant les villes, d'envoyer leurs enfants à la campagne dans leur famille. Cette pratique n'est pas très recommandable pour les petits enfants ; beaucoup d'entre eux reviennent en mauvais état, car ils ont souvent trouvé chez les paysans une mauvaise hygiène, le défaut de surveillance, des contagions multiples ; dans ces conditions, le séjour a été plus nuisible qu'utile.

Généralement, il faut faire, à l'époque de vacances, le *choix d'une villégiature*. Les préférences iront-elles à la campagne, au bord de la mer ou à la montagne ? La solution du problème n'a qu'un intérêt médiocre pour l'enfant vigoureux, dont tous les organes sont sains ; mais il en est tout autrement pour les sujets malingres, d'un nervosisme exagéré, pour les convalescents d'une affection aiguë ou chronique, pour les fils de tuberculeux, d'asthmatiques, de rhumatisants. Si l'on songe que ces catégories représentent plus du quart des enfants de nos grandes villes, on comprendra l'importance d'un choix judicieux du climat : selon les circonstances, la villégiature aggravera la situation ou l'améliorera. L'expérience médicale est seule susceptible d'orienter la décision. Cependant, d'une façon générale, on peut dire que le climat de plaine est sédatif, tandis que l'air marin et les altitudes moyennes constituent des stimulants et des toniques de premier ordre.

Il ne faut pas oublier enfin que la plupart des *stations thermales* de France constituent autant de villégiatures dont bénéficient beaucoup de petits citadins. Elles forment une gamme de ressources dont le médecin peut disposer dans un but curatif et surtout prophylactique. L'air pur des montagnes (Pyrénées, Plateau Central, Savoie; Dauphiné), la minéralisation des eaux de boisson, la thermalité et la radioactivité des eaux du bain ont souvent leur utilité au cours d'une croissance retardée, difficile ou trop rapide.

VII. — HYGIÈNE INTELLECTUELLE. ÉDUCATION ET INSTRUCTION

C'est entre deux ans et demi et six ans que se dessine et que peut se transformer, dans une certaine mesure, le caractère.

La *volonté* de l'enfant doit être disciplinée. L'obéissance et le respect de l'autorité sont les premières qualités à développer dans un cerveau en voie de perfectionnement. Le but sera d'autant plus vite atteint que le bambin, d'un naturel trop souvent volontaire et despote, se heurtera à une fermeté que n'ébranleront ni les pleurs, ni les cris, ni les menaces.

Point n'est besoin, dans la majorité des cas, d'élever la voix, d'user de violence, ce qui est d'un exemple détestable. Les privations temporaires de jouets ou d'aliments préférés, l'isolement pendant quelques instants dans un endroit où l'enfant ne puisse ni nuire ni se nuire, où il lui soit impossible d'ouvrir une fenêtre, viennent à bout des résistances en apparence les plus rebelles.

La *mémoire* est excellente à cet âge et la leçon profite. L'instruction peut être commencée de bonne heure, mais à condition de ne permettre que de courtes leçons élémentaires ; sous aucun prétexte elles ne doivent restreindre les sorties, les jeux et les exercices. On apprendra à l'enfant à lire, pour ainsi dire en jouant, mais sans insister, car il rattrapera bien vite le temps considéré comme perdu. On pourra mettre à sa disposition des histoires illustrées simples et saines, qui favorisent le développement de la mémoire, de l'instruction, du jugement et du caractère.

Vers l'âge de cinq ans, on commence des leçons très courtes, on peut donner les premières notions de calcul, d'écriture et surtout des leçons de choses.

En se conformant à ces données générales, l'enfant a plus de facilité pour suivre, à six ou sept ans, les classes élémentaires. Il bénéficiera dès lors, au point de vue de l'instruction, du contact salutaire des enfants de son âge et il aura l'émulation indispensable au progrès. Ce sera aussi le meilleur moyen de rectifier les sentiments de satisfaction personnelle et de moindre effort, que les parents contribuent trop souvent, d'une façon inconsciente, à développer dans l'esprit de leurs enfants.

L'instruction est donnée aux petits enfants dans les *écoles maternelles*, mais celles-ci sont surtout et à juste titre de simples *garderies* d'enfants. L'instruction en commun n'est d'ailleurs pas indispensable ; quand la position des parents le permet, les leçons individuelles sont préférables, car elles s'adaptent mieux à l'intelligence de chacun.

On a créé en France, dans certaines grandes villes, des *jardins d'enfants*, analogues à ceux qui existent en Allemagne. Les enfants s'y rendent une ou deux fois par jour, et un enseignement élémentaire, fait pendant l'été en plein air, joint l'utile à l'agréable.

Dans toutes les collectivités de petits enfants, *écoles maternelles*, *jardins d'enfants*, etc., l'hygiène doit être très surveillée, car l'agglomération facilite la dissémination des maladies contagieuses.

L'hygiène de la deuxième enfance soulève, nous venons de le voir, toute une série de problèmes. Ils sont liés aux conditions spéciales dans lesquelles se trouve l'organisme du petit enfant pendant cette phase intermédiaire entre la petite et la grande enfance. Sans doute, les fautes d'hygiène ont des conséquences moins redoutables pour l'existence que dans la période précédente ; mais il n'en faut pas moins les éviter, car elles retentissent défavorablement sur le développement physique et intellectuel. La grande cause de mortalité réside dans les maladies contagieuses, les fièvres éruptives, la diphtérie, la coqueluche ; il importe donc de prendre, pour empêcher leur développement, les précautions sur lesquelles nous insisterons dans un autre chapitre.

CHAPITRE V

HYGIÈNE DE LA TROISIÈME ENFANCE

PAR

NOBÉCOURT et BABONNEIX

— Vacances et villégiatures ; colonies de vacances ; demi-colonies de vacances et promenades scolaires ; voyages scolaires. — Écoles et collèges de plein air.

La *troisième* ou *grande enfance* s'étend de six à quinze ans. Elle est caractérisée par des phénomènes physiologiques très importants : l'évolution de la *seconde dentition*, la préparation et l'établissement de la *puberté*.

C'est essentiellement une *phase de croissance*. L'enfant grandit constamment ; son poids augmente ; ses facultés intellectuelles se développent ; son éducation, à peine ébauchée jusque-là, se forme et se complète. A la compagnie des femmes, mère, nourrice, sœur, succède, pour les garçons, celle de petits camarades de leur âge ; leurs idées, leurs plaisirs prennent une orientation nouvelle. C'est le moment de la vie en commun dans les écoles, les collèges ou les lycées ; c'est le moment où les jeux et les sports vont jouer un grand rôle dans l'existence ; c'est le moment où, pour beaucoup de jeunes sujets, va commencer le travail au bureau, au magasin, à l'usine ou à l'atelier.

Quand la puberté est établie, l'enfant est complètement transformé ; son habitus physique, ses instincts, sa mentalité se sont profondément modifiés ; il est devenu un *adolescent*.

L'*adolescence* fait suite immédiatement à l'enfance et se prolonge jusque vers dix-huit ans, âge auquel le corps a acquis sa perfection physique. Il n'est pas facile de préciser les limites de ces deux périodes ; tout d'abord, l'adolescent n'est encore qu'un enfant en voie de transformation ; c'est d'une façon arbitraire que l'on a fixé administrativement la fin de l'enfance à quinze ans.

Pour que l'évolution de la troisième enfance se fasse régulièrement et que le passage de l'enfance à l'adolescence

s'effectue dans de bonnes conditions, il est indispensable que
parents et éducateurs observent strictement les règles de
l'hygiène concernant le travail, les jeux, la nourriture, le
sommeil, etc., et en assurent l'application sous la direction
des médecins. C'est grâce à une collaboration méthodique
et loyale des uns et des autres, à une surveillance de tous les
instants, que le bambin d'hier se transforme en un robuste
et solide garçon, que, de la fillette gracile, on verra soudain
surgir une ravissante jeune fille, telle Artémis que le poète
a vue

> Surgir de la nuit sombre au jour étincelant.

Ainsi formera-t-on des générations d'adultes jouissant
d'une bonne santé, nécessaire à la femme comme à l'homme,
au manœuvre comme à l'intellectuel. La santé permettra
aux uns et aux autres de se livrer avec plaisir au travail,
qui, convenablement réparti, deviendra de plus en plus la loi
des démocraties modernes. Elle leur facilitera l'obéissance
aux préceptes de la morale. « Il faut que le corps ait de la
vigueur pour obéir à l'âme », a écrit J.-J. Rousseau ; « un bon
serviteur doit être robuste... Plus le corps est faible, plus il
commande ; plus il est fort, plus il obéit. Toutes les passions
sensuelles logent dans des corps efféminés ; et ils s'en irritent
d'autant plus qu'ils peuvent moins les satisfaire. Un corps
débile affaiblit l'âme. »

I. — CROISSANCE

Chez le grand enfant, de même que chez le bébé et le
petit enfant, la croissance se traduit par l'augmentation de la
taille et du poids. Mais, tandis que, dans les deux premières
périodes de la vie, les proportions des différentes parties du

corps se modifient relativement peu, à partir de six ans elles subissent des transformations considérables, qui, à un moment donné, réalisent une *dysharmonie* choquante. D'autre part, les deux sexes se comportent différemment.

A. **Taille et poids.** — TAILLE. — On mesure la taille en suivant les méthodes décrites dans le chapitre précédent.

Elle reste sensiblement la même chez les garçons et chez les filles jusqu'à dix ou onze ans ; ensuite son évolution diffère.

L'enfant de six ans, avons-nous vu, mesure 106 centimètres ; celui de dix à onze ans atteint 130 centimètres. On peut dire, en règle générale, qu'à partir de cinq ans l'accroissement annuel est de 6 centimètres. Les filles, qui sont d'abord un peu plus petites que les garçons, augmentent un peu plus pour avoir la même taille qu'eux vers dix ou onze ans.

Dès lors, l'augmentation de la taille s'accélère.

L'accélération est plus précoce chez les *filles* que chez les garçons. Leur taille mesure, en chiffres ronds :

A 11-12 ans . . . . 135 centimètres.
A 12-13 ans 142   —
A 13-14 ans 149   —
A 14-15 ans 153   —
A 15-16 ans 154   —

Elles grandissent donc beaucoup de onze à quatorze ans (7 centimètres par an), bien moins ensuite.

Les *garçons* mesurent :

A 11-12 ans . . . . 134 centimètres.
A 12-13 ans 138   —
A 13-14 ans 145   —
A 14-15 ans 154   —
A 15-16 ans 160   —

Leur poussée de croissance ne commence donc qu'après douze ans et se fait surtout de treize à quinze ans. Vers quatorze ans, ils rattrapent les filles, qui ont été plus précoces, et ensuite ils les dépassent.

La croissance ne s'arrête pas là ; elle continue pendant l'adolescence, surtout chez les garçons. L'accroissement de la taille, encore très appréciable jusque vers dix-neuf ans, peut se prolonger au delà de cet âge, jusqu'à vingt-cinq ans, mais d'une façon, en général, peu apparente : chez les jeunes soldats, à vingt et un ans, la taille est, pour la moitié du contingent environ, comprise entre 162 et 170 centimètres.

Poids. — L'examen des courbes de poids conduit à des constatations analogues.

Un enfant de six ans pèse en moyenne $16^{kg},500$. Dans les années suivantes, le poids atteint approximativement :

De 6 à 7 ans.............	$17^{kg},500$
De 7 à 8 ans.............	19 kilogrammes.
De 8 à 9 ans.............	21 —
De 9 à 10 ans.............	24 —

Celui des filles est, après huit ans, un peu plus élevé que celui des garçons.

A partir de dix ans, les poids diffèrent notablement dans les deux sexes.

Les *filles* pèsent :

De 10 à 11 ans.............	27 kilogrammes.
De 11 à 12 ans.............	29 —
De 12 à 13 ans.............	34 —
De 13 à 14 ans.............	38 —
De 14 à 15 ans.............	43 —
De 15 à 16 ans.............	46 —

Leur poids augmente donc beaucoup de onze à quinze ans.

Vers quinze ans, elles pèsent à peu près 15 fois leur poids de naissance (3 kilogrammes).

Les *garçons* pèsent :

De 10 à 11 ans............	26	kilogrammes.
De 11 à 12 ans............	28	—
De 12 à 13 ans............	30	—
De 13 à 14 ans............	36	—
De 14 à 15 ans............	42	—
De 15 à 16 ans............	48	—

L'augmentation de leur poids se fait surtout de douze à seize ans. Entre quinze et seize ans, ils pèsent 16 fois leur poids de naissance.

La poussée de croissance du poids, de même que celle de la taille, commence et se termine donc plus tard chez les garçons que chez les filles.

A mesure que l'enfant grandit, le *rapport du poids à la taille* $\dfrac{P}{T}$ se modifie. Il est approximativement :

De 5 à 7 ans...................	1,5
De 10 à 12 ans.................	2
De 15 à 16 ans.................	2,9

ce qui veut dire que le poids s'accroît dans de plus fortes proportions que la taille.

L'accroissement de la taille porte surtout sur le *segment inférieur du corps*. Les membres inférieurs s'allongent très vite ; le bassin se développe considérablement chez les filles entre onze et quatorze ans, d'une façon moindre et plus tardive, de treize à seize ans, chez les garçons.

Le *segment supérieur du corps* ne se développe qu'ultérieurement. Le tronc reste petit et le thorax étroit. Ce n'est guère qu'à partir de dix-sept ans que le périmètre thoracique devient définitivement supérieur de 1 centimètre à la demi-taille.

Comme nous l'avons fait remarquer en étudiant le bébé et le petit enfant, les chiffres cités plus haut n'ont *aucune valeur absolue*. Ils se trouvent modifiés, à propos de chaque enfant, par la race, le milieu, la famille. Ils permettent seulement de dire, en leur comparant ceux fournis par les mensurations individuelles, qu'un enfant se rapproche ou s'éloigne plus ou moins de la moyenne.

Il ne faut pas se borner, pour juger la constitution physique d'un enfant, à le mensurer. L'*examen général* fournit des renseignements précieux relativement à sa vigueur et à sa chétivité ; il faut tenir compte de la coloration de la peau du visage, de l'attitude générale, de l'embonpoint, du volume des muscles, de l'amplitude des mouvements respiratoires, etc.

B. Seconde dentition. — L'éruption des dents de la seconde dentition, ou *dents permanentes*, commence à six ans et ne se termine qu'à l'âge adulte. Elle comporte trente-deux dents : vingt dents *de remplacement*, qui prennent la place des dents de lait correspondantes, et douze dents *permanentes d'emblée*.

Les dents apparaissent dans l'ordre suivant (fig. 58) :

A 6 ans........   4 premières grosses molaires (dents de 6 ans).
A 7 ans........   4 incisives médianes.
A 8 ans........   4 incisives latérales, 8 petites molaires.
A 11 ou 12 ans.   4 canines.
A 12 ans......   4 deuxièmes grosses molaires (dents de 12 ans).
De 18 à 25 ans.   4 troisièmes grosses molaires (dents de sagesse).

La seconde dentition n'est pas rendue responsable

d'autant de méfaits que la première. Cependant, si la bouche est mal tenue, elle peut être l'occasion de gingivites, de stomatites, d'adénites sous-maxillaires, d'ostéo-périostites, d'inflammations du sinus maxillaire.

On surveillera très attentivement la sortie des dents. Souvent, en effet, se produisent des *implantations défectueuses*, qui déforment la mâchoire; elles peuvent être facilement évitées en enlevant de bonne heure les dents de

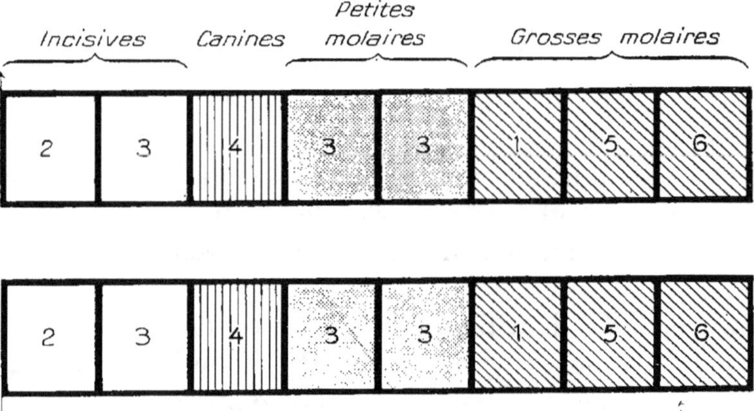

Fig. 58. — Eruption des dents de seconde dentition.

lait, ou corrigées, en appliquant des appareils appropriés, si elles sont déjà apparues.

Il n'est pas nécessaire d'insister longuement sur l'utilité des *soins de la bouche*. Déjà l'enfant doit savoir se brosser les dents ; on exigera un brossage matin et soir, et on veillera au rinçage de la bouche après chaque repas. L'hygiène dentaire, commencée dès le premier âge, devient une habitude facilement suivie; elle évitera à l'enfant, et plus tard à l'adulte, bien des ennuis. Trop souvent, la carie dentaire et l'accumulation de tartre contribuent à entretenir l'inflammation des gencives et un état digestif défectueux, qui disparaissent dès que l'état des dents est amélioré.

C. Puberté. — La puberté se définit en général par l'apparition de la faculté de procréer, caractérisée par la première ovulation ou menstruation chez les filles, par la première production de spermatozoïdes chez les garçons.

La *puberté légale* est comprise dans le sens de *nubilité*, c'est-à-dire d'aptitude au mariage. Elle a été fixée à des âges divers, suivant les époques. Le *Code civil* l'établit à quinze ans pour les filles, à dix-huit ans pour les garçons.

La *première menstruation* apparaît à un âge variable suivant les races, les familles, les individus : chez les Parisiennes, elle se produit entre douze et dix-sept ans, principalement de quatorze à quinze ans.

L'*apparition des spermatozoïdes* est difficile à préciser. En tout cas, ce n'est guère, en général, avant dix-sept ans, que les organes génitaux externes des garçons perdent leurs dimensions infantiles.

Pour les médecins, la puberté n'est pas une date de la vie, mais une *période plus ou moins longue*, qui se traduit par une série de *transformations physiques*, *physiologiques* et *psychiques*. Cette période correspond à la poussée de croissance ; elle s'étend de douze à quinze ans chez les filles, de treize à dix-huit ans chez les garçons. On peut la diviser en trois phases.

La première phase, *phase prépubère*, correspond à la période préparatoire, comprise entre dix et douze ans ; à ce moment, l'organisme subit une sorte de temps d'arrêt dans son développement, comme s'il voulait recueillir ses forces pour affronter la période suivante.

La deuxième phase, *phase pubère proprement dite* (phase prépubère d'autres auteurs), est caractérisée par l'accroissement brusque de la taille et du poids, et par des transformations importantes de la morphologie du corps.

Comme l'allongement porte surtout sur les membres inférieurs, comme le tronc reste relativement court et le thorax étroit, comme l'augmentation du poids est en retard sur celle de la taille, les jeunes sujets ont un habitus spécial : tout le monde remarque leur maigreur, leurs longues jambes, leur torse court, leur poitrine étriquée, leur aspect disgracieux. Cependant les muscles se développent et forment, surtout chez les garçons, des saillies plus apparentes. Des poils apparaissent aux aisselles et au pubis. Les mamelles grossissent, se congestionnent, deviennent douloureuses, surtout chez les filles, mais aussi chez les garçons ; souvent, dans un sexe comme dans l'autre, elles sécrètent un liquide blanchâtre, analogue au colostrum de la femme enceinte.

Les organes génitaux s'hypertrophient. Chez les filles, on constate le développement des grandes et des petites lèvres ; chez les garçons, l'augmentation du volume des testicules et de la verge.

Parallèlement, les organes internes subissent des modifications importantes qui entraînent des changements dans leur fonctionnement ; l'examen médical seul permet de les dépister.

La voix se transforme ; elle varie. D'abord rauque et enrouée, elle devient ensuite plus grave chez les garçons. Chez les filles, le timbre s'élève légèrement.

Au moment de la puberté, un nouvel être se forme et sa formation est liée à l'évolution des organes sexuels. « Nous naissons pour ainsi dire deux fois », comme l'écrit J.-J. Rousseau, « l'une pour exister et l'autre pour vivre ; l'une pour l'espèce et l'autre pour le sexe... Jusqu'à l'âge nubile, les enfants des deux sexes n'ont rien d'apparent qui les distingue ; même visage, même figure, même teint, même voix, tout est égal : les filles sont des enfants, les garçons sont des enfants ; le même nom suffit à des êtres si semblables. » La puberté achevée, la confusion n'est plus possible : les garçons et les filles sont des êtres très différents.

En même temps que l'*évolution physique* se produit une *évolution psychique*. Le caractère change ; l'enfant devient irritable, est perpétuellement agité ; souvent il devient indiscipliné ; son esprit se forme et mûrit. Ces transformations psychiques et intellectuelles sont, dans une certaine mesure, sous la dépendance des transformations physiques. Qui ne connaît ces dernières se rend difficilement compte des autres. « La médecine et la morale », a dit Cabanis, « sont deux branches de la même science, qui, réunies, composent la *science de l'homme*.... L'empreinte de l'enfance physique ne se retrouve-t-elle pas dans tous les traits de l'enfance morale ? » Chez l'adolescent, plus encore chez la fille que chez le garçon, « ses penchants, ses idées, ses dispositions physiques, tout n'est-il pas d'accord ? et les grands changements, qui viennent d'en faire un être si nouveau, ne dépendent-ils pas uniquement de la maturité d'un système d'organes presque inerte jusque-là ? »

Les enfants ne doivent pas ignorer les transformations dont leur organisme est le siège. Il faut les en instruire avec tact et discrétion.

Il convient d'avertir les filles de la prochaine venue des règles, pour qu'elles sachent que c'est un phénomène physiologique et ne s'effraient pas.

Il faut également dire aux garçons que les organes génitaux vont entrer en activité, pour qu'ils considèrent les premières éjaculations involontaires comme un fait normal et pour

leur éviter de se renseigner auprès de personnes mal inten-
tionnées.

Mais une éducation sexuelle plus complète intéresse
plutôt l'adolescence que l'enfance.

Quand la poussée d'accroissement général se ralentit,
vers quatorze ou quinze ans chez les filles, vers seize ou dix-
sept ans chez les garçons, commence la *phase post-pubère*.
Pendant celle-ci, les proportions se rétablissent entre les divers
segments du corps ; l'homme et la femme s'achèvent.

La façon dont s'effectue la croissance pendant la grande
enfance explique la susceptibilité des enfants à cette période
de la vie. Tant que la croissance est lente, de trois à onze ou
douze ans, l'enfant est résistant. Au moment de la poussée de
croissance de la puberté, de même que pendant celle de la
première enfance, sa résistance fléchit ; c'est à ce moment que
l'on voit apparaître des *maladies* dites *de croissance*, parce
qu'elles se développent facilement dans des organismes prédisposés par l'état de suractivité formative des organes et
des tissus.

Il faut surveiller d'une façon toute spéciale la *colonne vertébrale*, car son incurvation, la *scoliose*, est fréquente, surtout
chez les filles ; les *urines*, car l'*albuminurie* est commune ; le
tube digestif, car les *dyspepsies* gastrique et intestinale se
développent fréquemment ; le *cœur*, car, au moment de la
poussée de croissance, il est soumis, du fait de l'allongement
des artères, à un travail plus considérable qu'auparavant et se
laisse facilement dilater, réalisant la *pseudo-hypertrophie cardiaque de croissance*.

D'autre part, il ne faut pas oublier la facilité avec laquelle
se développe la *tuberculose pulmonaire*.

Tout enfant devrait être soumis, pendant la période de

croissance, de temps en temps, à un examen médical. Cette surveillance rentre, suivant les cas, dans les attributions des *médecins de famille* ou des *médecins des écoles*.

Au moment de la puberté, enfin, les enfants prennent souvent de mauvaises habitudes de *masturbation* ou d'*onanisme*. Elles sont liées à l'apparition de l'*instinct sexuel* ; elles se développent chez les garçons et même chez les filles. Il faut les combattre par les bons conseils, par les admonestations, par les réprimandes au besoin, en y mettant beaucoup de tact ; il faut éviter les conversations, les lectures, les spectacles qui peuvent exciter l'imagination de l'enfant, encourager les jeux et les exercices physiques, qui entraînent la fatigue et facilitent le sommeil.

Mais il faut savoir que ces habitudes peuvent exister déjà chez les enfants plus jeunes et qu'elles se développent souvent sous l'influence d'irritations locales dues à la malpropreté ; nous reviendrons plus loin sur ce sujet.

II. — ALIMENTATION

L'alimentation des enfants intéresse non seulement les parents, mais encore les personnes qui dirigent des internats et aussi des externats ; les maîtres des écoles primaires ne peuvent s'en désintéresser, puisque souvent ils ont la surveillance des cantines scolaires.

Pendant la grande enfance, comme pendant les périodes précédentes, l'alimentation doit couvrir les *besoins d'entretien* et les *besoins de croissance* de l'organisme.

L'étude de la croissance montre qu'il convient d'envisager deux phases distinctes : l'une va de six ans à dix ou onze ans chez les filles, à douze ou treize ans chez les garçons ; l'autre fait immédiatement suite à la précédente.

Hygiène infantile.   14

Pendant la première phase, la croissance est relativement lente et les besoins alimentaires n'augmentent que dans de faibles proportions.

La base de l'alimentation restera la même que dans les périodes précédentes. Voici, en principe, les rations que l'on pourra utiliser.

Enfant de 7 à 8 ans (20 kilogr.).

PETIT DÉJEUNER : 7 heures et demie.

Bouillie au lait comme pour l'enfant de cinq ans et en outre : pain, 25 gr., beurre, 5 gr.

DÉJEUNER : 12 heures.

Viande ou poisson, 80 gr. ; ou un œuf.
Purée de pommes de terre, etc., comme pour l'enfant de cinq ans.
Pain, 50 gr.
Fromage frais, 20 gr.
Sucre, 5 gr.

GOUTER : 16 heures.

Comme pour l'enfant de cinq ans.

DINER : 19 heures.

Potage et pudding comme pour l'enfant de cinq ans.
Compote et pain (25 gr.) ou biscuit.

Enfant de 10 à 11 ans (26 kilogr.).

Aux aliments précédents, on ajoutera 100 gr. de pain (25 gr. le matin et le soir, 50 gr. à midi) et un œuf le soir.

Enfant de 12 ans (30 kilogr.).

On portera à midi la quantité de viande à 100 gr. et on ajoutera 25 gr. de pain le soir.

Pendant la seconde phase, qui correspond à la poussée de croissance, la ration alimentaire doit être beaucoup augmentée. Voici ce qu'il conviendra d'accorder à un garçon d'une *quinzaine d'années*, pesant **45** kilogrammes :

PETIT DÉJEUNER : 7 heures et demie.

Bouillie avec lait, 300 c. c. ; farine, 30 gr. ; sucre, 10 gr.
Ou : lait, 300 c. c. ; sucre, 10 gr. ; pain, 50 gr. ; beurre, 5 gr.

DÉJEUNER : 12 heures.

2 œufs.
Pommes de terre, 100 gr. ; lait, 50 c. c. ; beurre, 5 gr.
Fromage frais, 30 gr.
Sucre, 10 gr.
Pain, 150 gr.

Ou :

Viande ou poisson, 110 gr.
Macaroni, 50 gr. ; beurre, 10 gr.
Etc.

GOUTER : 16 heures.

Pain, 150 gr.
Beurre, 10 gr.

DINER : 19 heures.

Potage aux lentilles, 30 gr. ; beurre, 10 gr.
Poisson ou viande, 100 gr.
Pudding avec farine, 20 gr. ; lait, 100 gr. ; sucre, 10 gr. ; un jaune d'œuf.
Compote de pommes, 50 gr. ; sucre, 10 gr.
Pain, 100 gr.

Ou :

Potage avec 30 gr. de pâtes et 150 gr. de bouillon.
2 œufs.

Purée de pommes de terre.
Compote.
Pain.

Boissons. — L'enfant boira en moyenne, de cinq à dix ans, 200 à 250 c. c. (un verre ou un verre et demi) de liquide par repas ; de dix à quinze ans, 250 à 300 c. c. (un verre et demi ou deux verres).

La meilleure boisson est l'eau pure ou additionnée d'un peu de bière de malt. Cette eau sera filtrée ou stérilisée.

Le vin ne sera pas interdit. On pourra donner quelques gouttes de vin à la fin des repas, et, après douze ans, élever cette quantité à 50 c. c. par vingt-quatre heures.

Comme nous l'avons déjà dit à plusieurs reprises, les *rations théoriques* ne sont pas forcément les *rations pratiques*. Il ne faut pas trop rationner les enfants et surtout les grands. Ce serait une erreur de peser leurs aliments. Il faut les laisser manger à leur appétit pour satisfaire cette *faim d'écolier*, qui est bien préférable à l'inappétence, à l'anorexie, que présentent malheureusement trop de jeunes sujets.

L'enfant doit être nourri, pendant sa poussée de croissance, d'une façon copieuse. Il faut que son alimentation contienne les principes nécessaires au fonctionnement particulièrement actif de son organisme. Une ration abondante d'aliments azotés, gras et hydrocarbonés est nécessaire. De la viande ou des œufs seront donnés aux deux repas, mais sans excès. On fournira à discrétion la soupe, le pain, les légumes secs et les légumes verts, les laitages et aussi des fruits, deux ou trois par jour. Le sucre ne sera pas trop rationné, car c'est un aliment utile à l'organisme.

On a beaucoup médit de la viande et on l'a accusée de

bien des méfaits. En dehors de ses propriétés excitantes, reconnues par nombre d'observateurs, elle est indispensable pour fournir la ration d'albumine (2 grammes environ par kilogramme et par jour) nécessaire à l'enfant.

Il faut interdire l'usage des aliments fermentés, épicés, des sauces compliquées, de la moutarde, du poivre. On s'abstiendra aussi des aliments qui encombrent l'estomac et ne sont pas assimilés, salades, radis, navets, concombres, tomates, carottes, choux. On ne permettra ces légumes qu'en petite quantité, comme excitants de l'appétit.

Il n'est pas inutile de préciser les règles à suivre dans l'alimentation des grands enfants. Trop souvent on voit commettre des fautes, dont les conséquences sont sérieuses. Tantôt des parents pusillanimes imposent à leurs enfants un régime trop restreint ; ceux-ci restent maigres, chétifs, perdent l'appétit. Tantôt, au contraire, ils trouvent qu'ils ne mangent jamais assez ; ils les gavent véritablement, et ceux-ci deviennent obèses ou souffrent de dyspepsie et d'entéro-colite dues à la suralimentation.

Dans d'autres cas, on abuse des farineux, dans la crainte exagérée de l'entéro-colite, inspirée par certaines doctrines médicales, et on détermine des diarrhées persistantes, ou, au contraire, on donne avec excès des œufs et de la viande, dans le but de fortifier l'enfant, et cette exagération comporte des inconvénients multiples. Il faut se garder de croire que les régimes, utiles pour traiter certains états pathologiques, conviennent aux enfants normaux ; même dans ces maladies, ils ne doivent être employés qu'à bon escient et sur prescription du médecin.

Nous devons attirer l'attention sur la nécessité de *bien préparer les aliments*, de faire de la bonne cuisine. Il n'est pas besoin de mets recherchés, mais encore les mets simples doivent-ils être convenablement cuits et assaisonnés, pour plaire au goût et être bien digérés. Cette recommandation n'est pas superflue pour beaucoup d'internats. C'est une erreur de penser qu'on encourage ainsi la gourmandise. Le brouet des Spartiates n'est plus de mise actuellement, où l'on demande aux enfants un grand effort intellectuel et où leur manque le stimulant de la vie au grand air.

Les *repas* devront être pris lentement, pour permettre une mastication complète. Leur durée sera suffisamment prolongée : vingt à trente minutes. S'il ne faut pas laisser trop bavarder les enfants pendant qu'ils mangent, il ne faut cependant pas leur imposer le silence absolu, car ils ont alors hâte de terminer. Après les repas, on interdira le travail cérébral.

Il faut *surveiller le fonctionnement du tube digestif* des enfants et les interroger de temps en temps sur leurs évacuations. Les parents sont souvent trop négligents à ce sujet. A chaque instant, on amène aux médecins des enfants pour des troubles divers et ils ne peuvent obtenir de renseignements sur les caractères des selles, dont personne ne se préoccupe. On découvre cependant de la constipation habituelle ou de la diarrhée, de la fétidité des matières et même des selles glaireuses, qui existaient depuis longtemps sans qu'on s'en fût douté.

Il faut habituer de bonne heure les enfants à se présenter à heure fixe à la selle ; sinon ils n'obéissent pas au besoin, soit par indolence, soit par hâte d'aller jouer, soit par timidité; à la longue, la sensibilité s'émousse ; c'est une des causes de la *constipation des écoliers*.

Somme toute, une alimentation forte, en quantité appropriée à l'âge des enfants, une alimentation variée, comprenant en proportions convenables des substances animales et végétales, sont des conditions nécessaires à une croissance régulière et à une bonne digestion. L'oubli de ces principes détermine trop souvent des troubles, qui persisteront à l'adolescence et à l'âge adulte, troubles qui eussent été facilement évités, si les parents ou les maîtres n'avaient pas ignoré les conditions de leur apparition.

III. — SOINS DE PROPRETÉ

Nous n'avons pas à revenir sur l'utilité des soins de propreté. Ils sont aussi nécessaires pendant la grande enfance que pendant la petite et la moyenne. Ils doivent même être plus complets sous certains rapports.

A partir de six ou sept ans, il faut habituer l'enfant à faire sa *toilette* tout seul. Au début, la mère ou la bonne doivent y assister et au besoin l'aider ; plus tard, il faut que les parents, ou les maîtres, si l'enfant est dans un internat, s'assurent de temps en temps qu'elle est faite correctement.

L'enfant ne doit pas se borner à laver sa figure, son cou et ses mains. Il doit se laver chaque jour les membres, les pieds et le tronc, et les frotter vigoureusement ; les éponges en caoutchouc un peu rudes sont employées avec avantage. Il faut exiger le lavage des mains avant les repas, après les récréations et après les classes.

La pratique quotidienne de l'*affusion* tiède ou même froide est à recommander, été comme hiver, une fois que l'enfant y est accoutumé.

Il faut habituer l'enfant à se laver au moins une fois par jour la région anale et les organes génitaux. Le lavage de ces derniers est indispensable au moment de la puberté, car les sécrétions deviennent plus abondantes à leur niveau et, par leur accumulation, causent une irritation qui peut provoquer l'*onanisme*.

Les filles devront se laver la vulve à l'eau tiède. S'il survient un peu d'inflammation, on fera des irrigations de l'orifice vulvaire avec de l'eau bouillie.

Les garçons pratiqueront le lavage du gland et des replis du prépuce. S'il existe du phimosis, il ne faut pas attendre pour le faire opérer.

Le nettoyage de la *bouche* est, comme nous l'avons dit plus haut, indispensable. L'enfant doit se brosser les dents matin et soir et se rincer la bouche après chaque repas.

Il faut veiller à la propreté des ongles et exiger qu'ils soient toujours courts, aussi bien ceux des orteils que ceux des doigts. Il faut inspecter les ongles des doigts, car certains enfants ont la déplorable habitude de les ronger. On combattra cette *onychophagie* par la surveillance et les réprimandes, au besoin par des badigeonnages avec des substances amères, aloès, quinine, etc.; l'efficacité de ces dernières est douteuse.

Une fois ou deux par semaine, l'enfant doit prendre un *bain de baignoire* tiède.

Les *cheveux* seront l'objet des mêmes soins que pendant la deuxième enfance.

Souvent, au moment de la puberté, le cuir chevelu devient gras et des *pellicules* apparaissent. On lavera la tête avec de la décoction de bois de Panama, on frictionnera ensuite avec de l'alcool à 60° ou de l'eau de Cologne. On fera encore des onctions avec de l'huile de cade ou mieux de l'huile de cèdre, qui est plus parfumée. Si la séborrhée est tenace, on demandera l'avis du médecin, qui prescrira un traitement approprié.

L'*acné du visage*, si fréquente à cette période et si disgra-
cieuse, comportera des lavages avec une solution tiède de
borate ou de bicarbonate de soude, des massages de la peau,
l'extraction des comédons, non pas avec le doigt, mais avec
un extracteur mécanique, un régime sévère, comportant
la diminution de la viande, la suppression du vin, des
épices, etc.

La propreté la plus élémentaire est souvent négligée,
même dans les familles les plus aisées. Que de fois il nous
arrive de trouver la peau sale sous des vêtements luxueux !
La faute en est aux mères qui abandonnent leurs enfants
à des domestiques ignorantes ou paresseuses. Elles n'ont
aucune excuse, car il n'y a pas d'empêchements matériels.
Dans la classe populaire, les soins de propreté font souvent défaut, et il faut dire que les conditions de l'habitation
peuvent constituer un obstacle. C'est pour y remédier qu'il
faut généraliser les *bains-douches* ou *douches en pluie*, et y
conduire régulièrement les enfants des écoles. Il devrait en
exister dans chaque école ; or, en France, bien qu'on en ait
fondé quelques-uns à Bordeaux et à Paris, ils constituent
encore une trop rare exception ; dans d'autres pays, en
Norvège, en Allemagne notamment, ils sont beaucoup plus
répandus.
Dans les internats, collèges et lycées, les soins de propreté
laissent beaucoup à désirer. Il faut exiger, à côté des dortoirs, des lavabos convenablement agencés, où chaque enfant
puisse faire, à l'abri des regards indiscrets, sa toilette complète. Il faut demander également l'installation de salles de
bains ou de bains-douches.

IV. — HABILLEMENT

L'habillement des grands enfants doit répondre aux mêmes données que celui des petits. Il faut qu'il ne soit ni trop chaud, ni trop léger ; il faut que les habits soient amples et ne gênent ni les mouvements respiratoires, ni la circulation, ni l'activité des membres.

Les *sous-vêtements* seront faits avec les tissus que nous avons énumérés. Toutefois, à partir d'une dizaine d'années, les combinaisons ne sont plus guère utilisées.

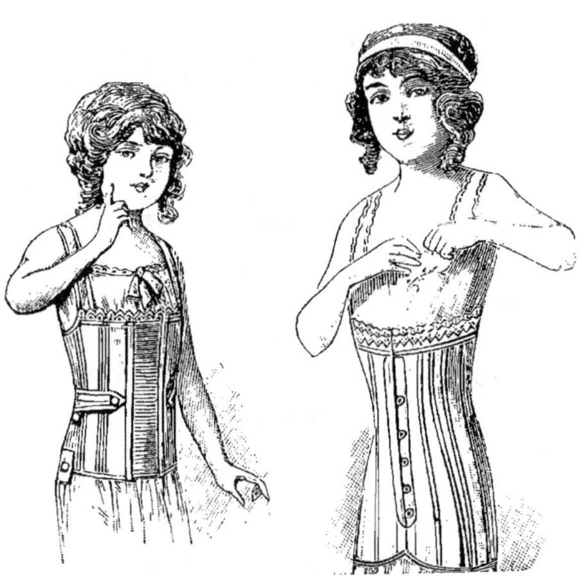

Fig. 59. — Corset. Fig. 60. — Corset.

Les garçons resteront en culottes courtes jusqu'à onze ou douze ans ; ils mettront ensuite des pantalons longs. Au-dessous, ils porteront un caleçon descendant plus ou moins bas, des bas ou des chaussettes. Le thorax sera recouvert d'un gilet et d'une veste, ou d'une blouse ample maintenue à la taille par une ceinture. Pour les exercices physiques, la culotte et des bas de laine restent de mise, avec un maillot de laine.

Les filles porteront un pantalon fermé, des bas, des

jupons et des robes courtes, descendant jusqu'au dessous des genoux jusque vers treize ans, jusqu'au dessus des chevilles ensuite. Le corsage sera une pièce séparée.

Il faudra interdire les *corsets* rigides qui serrent la taille, gênent le développement du thorax et entraînent des déformations. Un corset souple (fig. 59 et 60) ou une ceinture de forme appropriée, maintenant les seins, seront seuls permis.

La *coiffure* consistera en casquettes de drap, non ouatées, avec visière de cuir, en chapeaux de feutre mou, ou en bérets. Le chapeau des filles varie avec la mode ; il devra toujours être léger. L'été, garçons et filles porteront des chapeaux de paille à larges bords, protégeant le visage et la nuque contre le soleil.

Il faut veiller attentivement à la *chaussure*, car la déformation des pieds, produite dans l'enfance par une mauvaise chaussure, est trop souvent irrémédiable.

Pour faire une chaussure appropriée au pied, il faut avant tout que la semelle soit bien coupée. On ne doit pas faire sur les mêmes mesures la chaussure du pied droit et celle du pied gauche. La longueur sera calculée en tenant compte de l'allongement du pied pendant la marche ; la largeur de chacun des deux cous-de-pied sera également prise à part. Les talons ne seront pas trop élevés. Les chaussures à haute tige, lacées, sont les meilleures.

La chaussure est parfaite quand elle protège le pied contre l'humidité et le froid, lorsqu'elle n'entrave ni la circulation du sang ni la perspiration cutanée, lorsqu'elle ne gêne pas enfin les modifications de la forme du pied pendant la marche. Par contre, il faut proscrire celles qui sont trop étroites et qui serrent le pied au niveau de l'articulation tibio-tarsienne.

V. — CHAMBRE A COUCHER. SOMMEIL

Quel que soit l'âge des enfants, la chambre à coucher doit remplir les conditions hygiéniques que nous avons étudiées plus haut en détail.

Elle doit avoir au moins un cube d'air de 20 mètres pour un enfant de douze ans, car l'enfant élimine proportionnellement beaucoup plus d'acide carbonique que l'adulte.

Dans les internats, où les enfants couchent en *dortoirs*, on demande 40 mètres cubes d'air au minimum par enfant ; dans certains établissements modèles, le cube d'air atteint 250 mètres cubes et même 300 mètres cubes par enfant.

Le lit, à barreaux de cuivre ou de fer, sera constitué par un sommier élastique, un matelas dur de crin, un traversin avec ou sans oreiller. Sa longueur doit être proportionnée à la taille de l'enfant ; on aura d'emblée un lit suffisamment grand ; on se rappellera que, de treize à quinze ans, l'enfant doit avoir un lit long de 1^m,60 et large de 0^m,68 environ.

L'enfant couché doit avoir la tête peu élevée afin de pouvoir s'allonger facilement.

Chaque enfant doit avoir son lit ; il ne faut jamais faire coucher deux enfants dans le même lit.

Sommeil. — Un long sommeil est nécessaire au cours de la troisième enfance, pour assurer le repos physique et intellectuel. Si on laisse libre cours à la nature chez des enfants vigoureux, bien portants, qui n'ont pas de surmenage intellectuel, on constate qu'ils dorment en général :

De sept à neuf ans, dix heures et demie ou onze heures ;

De neuf à douze ans, dix ou onze heures ;

De douze à quatorze ans, neuf ou dix heures ;

Après quatorze ans, huit ou neuf heures.

En principe, le coucher aura lieu de 8 à 9 heures, le lever de 5 à 7 heures.

Ces règles générales comportent d'ailleurs de nombreuses exceptions individuelles. De même qu'il faut laisser l'enfant manger à sa faim, de même il faut le laisser dormir son content. Dans les internats, il faut recommander, pour les enfants qui ont besoin de beaucoup de sommeil, la création de *dortoirs de dormeurs.*

Il faut toutefois que les grands dormeurs soient présentés au médecin, pour rechercher s'il n'intervient pas un état morbide et éviter l'encouragement à la paresse.

L'insuffisance de sommeil entraîne souvent des signes de fatigue, de l'irritabilité nerveuse, etc. D'autre part, l'excès de sommeil peut également devenir néfaste : il favorise la formation de la graisse et doit être proscrit chez les enfants qui ont une tendance à l'obésité.

L'*insomnie* n'est pas rare chez les grands enfants ; elle est presque toujours due à une excitation nerveuse, liée directement ou indirectement au travail intellectuel, à des lectures prolongées, à l'insuffisance de travail musculaire, à des troubles digestifs ; souvent elle est le résultat de la masturbation. Quand elle persiste, elle demande à être traitée par les moyens appropriés.

VI. — HYGIÈNE INTELLECTUELLE

L'expérience a appris que, dans la majorité des cas, on fait fausse route en développant prématurément le travail intellectuel ; certainement, il n'est pas rare de voir des enfants de six ou sept ans qui sont des prodiges pour leur âge, mais bien souvent ces prodiges s'en tiennent là ; ils subissent assez rapidement un arrêt, qui les laisse plus tard dans un état d'infériorité évidente. Jusqu'à cinq ou six ans, et même parfois jusqu'à sept ans, l'enfant doit être tenu à l'écart de tout enseignement régulier, même élémentaire. On se borne, comme nous l'avons dit plus haut, à lui apprendre à lire et à écrire, en s'amusant pour ainsi dire. Il ne faut pas craindre que, dans ces conditions, l'enfant soit trop en retard sur ses camarades ; on voit la plupart des enfants, qui ne commencent qu'à leur septième ou à leur huitième année à recevoir cet enseignement, rattraper très rapidement le temps perdu et même dépasser ceux qui ont commencé plus tôt.

A partir du moment où l'enfant fréquente l'école, ses maîtres et sa famille se chargent en commun de son *hygiène intellectuelle*. Celle-ci se propose d'assurer le développement et le fonctionnement harmonieux des facultés cérébrales, sans qu'il en résulte de dommages pour la santé et la croissance.

Il convient de proportionner le travail intellectuel à la capacité de l'enfant, de façon à obtenir le meilleur rendement compatible avec son organisme. Il faut à l'enfant la *santé physique* et la *santé intellectuelle*.

Un tel résultat ne peut être obtenu que par le concours des parents, des maîtres et des médecins. Il est en effet très difficile de porter un jugement sur le degré d'intelligence et la facilité de travail, d'apprécier la fatigue cérébrale et la limite qu'il convient de ne pas dépasser. Les méthodes physiologiques et pédagogiques proposées dans ce but ne permettent pas des conclusions absolues ; leurs résultats varient avec les aptitudes individuelles.

Il est préférable de tenir compte des données fournies par la *physiologie* et la *psychologie* des enfants, pour établir les bases de leur hygiène intellectuelle.

Bases de l'hygiène intellectuelle. — D'une part, les enfants ont des réactions vives, intenses, de courte durée, suivies d'un épuisement rapide et d'une véritable inhibition. Leur intelligence est caractérisée, suivant l'expression d'A. Binet, par la *faiblesse de direction* : le jeune enfant « est étourdi et inconstant ; il oublie volontiers ce qu'il est en train de faire, ou se dégoûte de ce qu'il fait, ou se laisse emporter par une fantaisie, un caprice, une idée qui passe ». Aussi l'*attention* des enfants ne peut se fixer pendant longtemps sur un même objet.

D'autre part, le travail cérébral entraîne une *fatigue physique* ; celle-ci est la conséquence de l'attention, qui nécessite l'immobilité et la participation de toutes les forces musculaires et nerveuses. Le travail intellectuel ne doit donc pas être trop prolongé ; il doit être suivi d'exercices physiques, qui mettent en jeu l'activité musculaire, respiratoire et circulatoire.

Les phénomènes qui viennent d'être mentionnés ne sont d'ailleurs pas aussi manifestes à toutes les périodes de l'enfance. Ils le sont d'autant plus que l'enfant est plus jeune, sauf cependant à la période pubère. Après seize ans, les réactions deviennent moins vives, le jeune sujet est capable d'un effort plus prolongé, d'une attention plus soutenue et plus durable.

Répartition et durée du travail intellectuel. — Les *horaires des classes* doivent s'inspirer de ces données générales. Les classes ne doivent être ni trop longues ni trop courtes ; on discute sur la valeur pédagogique des classes d'une heure et des classes de deux heures, et il est certain que les classes trop coupées augmentent la fatigue intellectuelle. En principe, on peut admettre que la durée des classes sera pour les enfants :

De 5 à 7 ans·   très courte.
De 7 à 10 ans·   de 15 à 30 minutes.
De 10 à 14 ans·   de 40 à 45   —
Après 14 ans · · · ·   de 45 minutes à 1 h. 1/2.

Avant quatorze ans, on pourra autoriser deux classes consécutives le matin et le soir ; après quatorze ans, trois classes le matin et deux l'après-midi. Les classes seront séparées par un *repos* de quinze minutes.

Les classes du matin et de l'après-midi seront suivies d'une longue *récréation* de quarante-cinq minutes pour permettre des jeux actifs.

Les classes du matin seront réservées à l'enseignement des matières les plus difficiles ; l'enfant, en effet, reposé par la nuit, est plus apte à fixer son attention pendant un temps plus long.

Après les récréations, auront lieu les *études* ou l'*éducation physique*, dont nous parlerons plus loin. Les études dureront une heure à une heure et demie et seront suivies des *repas*.

Après le repas de midi, il faut une longue récréation, pendant laquelle on laissera, suivant leurs aptitudes physiques, les enfants jouer ou se reposer. On interdira le travail intellectuel pendant la période digestive.

Après quinze ou seize ans, les enfants auront des études facultatives, soit le matin, soit le soir, suivant les heures du lever et du coucher, dont nous avons parlé plus haut.

Somme toute, les enfants fourniront en moyenne par jour un travail intellectuel dont la durée sera :

De 7 à 12 ans. · · · · · · · · · · · · ·   6 heures.
De 12 à 15 ans. · · · · · · · · · · · · ·   7   —
Après 15 ans. · · · · · · · · · · · · · · ·   8

Ces horaires doivent d'ailleurs être *très élastiques*, surtout pour les grands enfants, arrivés à la période des examens et des concours. Il faut tenir compte de la diversité des aptitudes intellectuelles et physiques. Tous les enfants ne travaillent pas avec la même facilité et avec le même bénéfice ; les intelligences et les mémoires sont plus ou moins développées.

Enfants inattentifs ou paresseux.—Il faut se préoccuper des enfants qui travaillent mal, sont inattentifs ou paresseux, et demander l'examen du médecin. Bien des facteurs, en effet, peuvent entrer en jeu. Beaucoup d'enfants indolents, mous, indécis, peu actifs, apathiques, beaucoup d'enfants inattentifs, instables ou indisciplinés, sont tels parce qu'ils ont un tempérament lymphatique ou névropathique, parce que leur organisme réclame le grand air et l'exercice, parce qu'ils ont besoin d'un régime alimentaire spécial, parce qu'ils sont porteurs de tares morbides héréditaires ou acquises, parce qu'ils sont vraiment malades. Il suffit de citer l'influence fâcheuse d'un développement physique retardé, des insuffisances des glandes endocrines, des maladies du système nerveux, du tube digestif, des reins, de l'anémie, d'une tuberculose latente, de végétations adénoïdes, d'une vision ou d'une audition défectueuses, etc.

Dans toutes ces circonstances, c'est un examen médical attentif qui permet de découvrir la cause, d'instituer un traitement approprié et efficace, alors que les récompenses ou les punitions restent sans effet.

Si donc, l'inattention et la paresse doivent être combattues, elles ne sont pas toujours la faute de l'enfant. Dans bien des cas même, on peut dire qu'elles ont leur utilité ; elles constituent un véritable moyen de défense contre l'excès de travail intellectuel.

Les programmes et les horaires sont généralement trop chargés, mal adaptés à l'âge des enfants et aux aptitudes individuelles. Aussi la plupart ne fournissent-ils pas le travail qui serait nécessaire ; par indolence ou par paresse, il y a *malmenage*.

Le malmenage évite le *surmenage intellectuel*. On parle beaucoup de ce dernier. Il est en réalité relativement rare ; les enfants bien doués y échappent, parce qu'ils travaillent facilement ; les autres pour les raisons qui viennent d'être invoquées. Mais les enfants travailleurs et de santé débile le ressentent : on l'observe surtout chez les grands enfants et les adolescents stimulés par la préparation d'un examen ou d'un concours. L'*excès d'application mentale* les conduit à la *fatigue* ; celle-ci, d'abord passagère, devient permanente, ne se répare pas rapidement ; le surmenage, dès lors, est réalisé.

Les *effets du surmenage* ne tardent pas à se faire sentir. Le travail intellectuel devient pénible et peu profitable. L'enfant souffre de céphalalgie ; il perd l'appétit et accuse des troubles dyspeptiques ; il maigrit et s'anémie ; il devient nerveux, perd le sommeil, a des palpitations ; la croissance et la puberté se font mal.

On ne saurait donc trop insister sur la nécessité d'une bonne hygiène intellectuelle pendant l'enfance et surtout au moment de la puberté. L'hygiène ne réclame nullement la suppression de l'*effort nécessaire*, qu'il faut demander à l'enfant. S'il ne le donne pas, s'il est inattentif et paresseux, il faut d'abord rechercher la cause dans son état de santé et, le cas échéant, le traiter médicalement. Mais, si l'examen du médecin ne trouve pas de cause valable, il appartient aux maîtres d'employer les moyens pédagogiques appropriés.

Il ne rentre pas dans le cadre de cet ouvrage d'étudier ces moyens pédagogiques. Faisons remarquer seulement que les *punitions* ne doivent pas nuire à la santé de l'enfant.

Il ne faut donc pas le priver de nourriture, exception faite pour ses mets préférés et les friandises, ni le priver d'exercices physiques, en le maintenant en étude pour faire un pensum au moment des récréations ; on remplacera le jeu par un exercice.

Locaux et mobilier scolaires. — Dans le cadre de l'hygiène intellectuelle, rentre l'étude des *locaux* et du *mobilier scolaires.*

Locaux. — Nous ne nous occuperons pas des locaux, car il nous faudrait entrer dans de longs développements incompatibles avec le cadre de ce livre. Voici seulement quelques notions générales auxquelles il faut se conformer, aussi bien pour les classes que pour le travail dans la famille.

L'*éclairage* devra, autant que possible, être unilatéral et se faire sur la gauche de l'enfant assis à la table de travail. Il faudra éviter la lumière solaire directe ou réfléchie par un mur voisin, et rechercher la lumière diffuse ; les stores qui protègent contre le soleil doivent être de couleur uniforme, grise, verte ou mieux jaune clair. La *lumière artificielle*, fournie par une lampe à pétrole, une lampe à gaz à manchon incandescent ou une lampe électrique à filament métallique, doit être blanche ou jaunâtre, fixe et égale, diffuse, d'intensité suffisante.

Mobilier. — La *table de travail* et le *siège* doivent être adaptés aux besoins physiologiques de l'enfant et à sa taille. Ils doivent permettre une attitude normale. La tête sera droite, légèrement inclinée en avant, les yeux à $0^m,35$ du livre. Le tronc sera vertical, les omoplates à la même hauteur, les bras le long du corps, les coudes à angle droit, l'extrémité des avant-bras et les mains reposant sur la table. Les fesses reposeront également sur le siège dans les deux tiers de leur surface ; les cuisses seront horizontales, les jambes fléchies à angle droit, les pieds à plat.

Il existe des modèles divers de *meubles scolaires*, remplissant les conditions voulues (fig. 61). On en choisira un susceptible de se modifier à mesure que l'enfant grandit, de façon que la hauteur du siège au-dessus de l'appui-pied, la hauteur du pupitre au-dessus du siège, la distance de la table au dossier, la distance du rebord postérieur de la table au bord antérieur du siège soient toujours appropriées à la taille. Que le siège soit une chaise ou un banc, un dossier remontant jusqu'aux omoplates est nécessaire, pour permettre le repos des muscles dorsaux, qui se fatiguent quand le dos n'est pas appuyé, et éviter l'inclinaison du tronc en avant, qui est une position de repos.

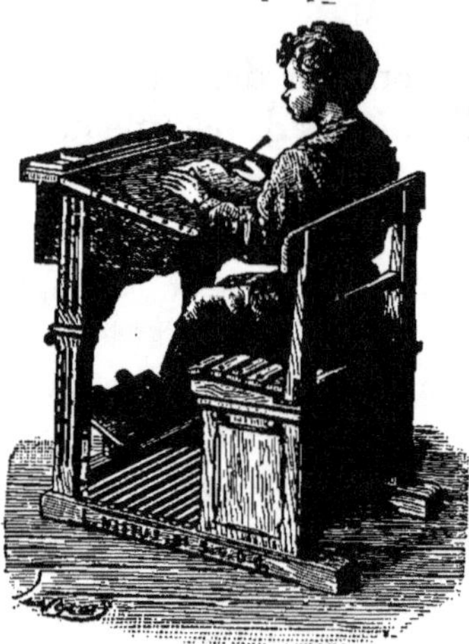

Fig. 61. — Meuble scolaire.

Les *livres scolaires* doivent être imprimés de façon à ne pas fatiguer les yeux, sur un papier de bonne qualité, non glacé, à l'encre noire, en caractères suffisamment hauts et épais.

Un mobilier scolaire mal compris a de multiples inconvénients. La position penchée en avant entraîne de la *gêne respiratoire*. La station assise prolongée sans appui dorsal entraîne l'inclinaison du tronc, l'incurvation de la colonne vertébrale; à la longue, il en résulte une déformation connue sous le nom de *scoliose*, surtout fréquente chez les filles à partir de huit ou dix ans, principalement chez celles ayant une nutrition défectueuse. L'habitude de lire de trop près engendre la *myopie* chez les enfants prédisposés.

Dans la production de la scoliose et de la myopie, on a fait jouer un rôle à l'*écriture* et on a discuté l'influence respective de l'écriture *droite* et de l'écriture *penchée*. En réalité, la seconde est moins fatigante que la première, car elle s'allie à une attitude normale du corps ; elle est donc préférable pour éviter la scoliose. Au point de vue de la myopie, l'une et l'autre se valent, car elles permettent toutes deux un éloignement convenable de la tête.

On voit les problèmes multiples que soulève, au point de vue de l'hygiène, l'éducation intellectuelle des enfants. A côté des mesures que nous avons indiquées pour l'empêcher d'avoir des conséquences fâcheuses, se rangent les exercices physiques que nous allons étudier maintenant.

VII. — ÉDUCATION PHYSIQUE. JEUX. SPORTS. GYMNASTIQUE

La vie du grand enfant est sédentaire : les classes remplissent une grande partie de la journée ; les récréations sont courtes et souvent prises dans des cours trop petites ; après les classes, un temps plus ou moins long est nécessaire pour faire les devoirs et apprendre les leçons.

Or l'*exercice* est indispensable pour le bon fonctionnement des muscles, du squelette, des articulations et des divers organes. Il active les échanges respiratoires et les oxydations, la circulation sanguine, le système nerveux. Sa nécessité est encore plus grande pour l'enfant que pour l'adulte, car il a un besoin perpétuel de mouvement et, pour lui, l'immobilité est véritablement contraire à la nature.

D'autre part, les exercices physiques ont une heureuse influence sur les facultés cérébrales. Ils ont une action indirecte en entretenant une bonne santé, et une action directe en développant la volonté, l'attention, la mémoire. « L'acte volontaire, dit Ribot, ...est en somme une adaptation, une correction, une coordination hiérarchique de tous les réflexes. » L'attention demande la participation de toutes les forces nerveuses et musculaires : l'immobilité de l'individu attentif, obtenue par la tension volontaire de tous ses muscles, favorise l'activité psychique. On peut dire, avec Ribot, que « la mémoire organique ressemble en tout à la mémoire psychologique, sauf un point : l'absence de la conscience ».

Une *éducation physique*, parallèle à l'éducation intellectuelle et morale, est donc indispensable. Elle se proposera de développer chez les enfants la vigueur, l'adresse, l'agilité, la volonté, la persévérance, l'audace. Elle s'adressera non seulement aux garçons, mais aux filles, en tenant compte des différences qui existent entre les deux sexes.

Les exercices physiques comprennent les *jeux*, les *sports*, les *travaux manuels*.

Jeux. — Les jeux constituent un excellent mode d'éducation physique. Comme nous l'avons dit en montrant leur importance pour les petits enfants, ils mettent en mouvement tous les groupes musculaires et suscitent l'intérêt.

Ils consistent principalement dans la *course* et dans le *saut*. Ils doivent être laissés au choix des enfants. Cependant les maîtres doivent s'y mêler et les diriger sans en avoir l'air. Dans certaines villes des États-Unis, il existe des professeurs de jeux pour les enfants des écoles ; ils ont pour rôle de faire alterner les jeux violents avec des jeux d'adresse et de véritables travaux manuels.

Certains jeux développent l'adresse, éduquent les sens,

la vision, par exemple, en même temps qu'ils fortifient les muscles.

Il y a des *jeux français*, tels que les barres, les poursuites, les balles, la crosse, la paume, et des *jeux anglais*, comme le cricket, le tennis, le foot-ball. Pour les jeux violents comme ce dernier, il faut exercer une surveillance et ne laisser jouer ensemble que des enfants ayant sensiblement même âge, même développement physique, même entraînement.

Les filles pratiquent des jeux plus tranquilles que les garçons. Il convient cependant d'encourager des jeux actifs. Comme l'écrivait J.-J. Rousseau : « Les couvents où les pensionnaires ont une nourriture grossière, mais beaucoup d'ébats, de courses, de jeux en plein air et dans les jardins, sont à préférer à la maison maternelle où une fille délicatement nourrie... n'ose se lever, ni marcher, ni parler, ni souffler et n'a pas un moment de liberté pour jouer, sauter, courir, crier, se livrer à la pétulance naturelle à son âge. »

Pour rendre les jeux possibles, il faut des *terrains de jeux*. Comme nous l'avons déjà dit, ils sont beaucoup plus développés en Angleterre, en Amérique, en Allemagne, qu'en France.

En 1908, il existait à Londres 377 terrains pour le cricket, 177 pour le foot-ball.

Sports. — La pratique des sports se répand de plus en plus. S'ils présentent de grands avantages, ils comportent également des inconvénients. Avec eux, il faut craindre les excès, le désir d'établir des records, de battre un camarade, etc., et par suite la fatigue, le surmenage et en particulier les troubles cardiaques ; les matches entre enfants ne sont guère à encourager, contrairement à la tendance actuelle. Les sports doivent être l'objet d'un entraînement judicieux ; ils ne doivent provoquer aucune perturbation du fonctionnement du cœur. Il faut se rappeler que l'appareil circulatoire de l'enfant s'adapte facilement aux variations du mouvement, au passage du repos à l'activité, mais qu'il n'est pas capable de soutenir un effort prolongé.

La *marche*, qui, pour être utile, doit être suffisamment prolongée et rapide, n'est pas généralement, dans ces conditions, bien supportée par les enfants. Elle entraîne assez souvent une dilatation plus ou moins durable du cœur.

La *course*, exercice plus violent, est au contraire préférable pour l'enfant. Elle ne doit pas être trop prolongée et poussée jusqu'à l'essoufflement. On conseillera les *courses de vitesse* de courte durée, mais on défendra les *courses de fond*.

La *danse* est un bon exercice d'assouplissement ; ce qui est moins bon, c'est qu'on s'y livre généralement dans une salle surchauffée et mal aérée.

L'*équitation* est un excellent exercice. On aura soin de l'interdire aux filles à l'approche et au cours des règles.

L'*escrime* met merveilleusement en activité presque tous les muscles, si on a la précaution de faire tirer alternativement avec chaque bras. Elle fait acquérir l'habitude des décisions promptes et est un moyen d'éduquer la volonté.

La *lutte*, la *boxe* ne doivent pas être commencées avant seize ans au moins.

La *bicyclette* est un sport parfait, lorsqu'on en use modérément. On peut commencer la bicyclette de très bonne heure, vers huit ou neuf ans, mais à condition d'adopter une vitesse moyenne et de monter à pied les côtes un peu raides. On veillera à ce que la selle soit bien conformée et ne soit pas trop élevée, que les poignées du guidon ne soient pas plus basses que la selle, enfin que la multiplication soit faible.

Le *canotage à l'aviron*, qui met en jeu l'activité de tous les groupes musculaires, développe le thorax et augmente l'amplitude respiratoire ; il est très recommandable.

La *natation*, en rivière ou en mer, par des temps chauds, est un exercice fort utile ; elle a l'avantage d'exercer la totalité des muscles du corps et d'obliger à emplir les poumons d'air, ce qui constitue un excellent exercice respiratoire. La séance ne doit pas être trop prolongée. L'exposition au soleil, à la sortie de l'eau, provoque une réaction très salutaire. Il faudra veiller à ce que l'enfant ne se baigne pas immédiatement après avoir mangé et ne s'éloigne pas d'une zone déterminée.

Le *patinage* est à recommander. Il développe la souplesse et le sang-froid. Il faut éviter le refroidissement pendant les périodes de repos.

Gymnastique. — La gymnastique a réalisé des progrès considérables. Si elle ne doit pas remplacer les jeux, elle ne mérite plus les critiques que formulait Herbert Spencer : « Outre qu'elle est inférieure sous le rapport de la quantité d'exercice musculaire qu'elle fournit, la gymnastique est encore inférieure sous le rapport de la qualité. » Elle doit faire partie de l'éducation physique.

La gymnastique est l'application à l'éducation physique de la science des mouvements du corps. Elle doit se proposer d'augmenter l'ampliation thoracique pour favoriser le jeu des poumons et de l'appareil circulatoire, de favoriser le développement du squelette, d'accroître les forces musculaires et de développer harmonieusement les muscles, d'apprendre la coordination des mouvements pour obtenir le meilleur rendement avec le moins de fatigue.

On distingue la *gymnastique française* et la *gymnastique suédoise*.

La *gymnastique française* a été longtemps la seule enseignée ; c'est une gymnastique athlétique qui se fait avec des appareils. Elle consiste en exercices violents et acrobatiques, qui risquent de déformer le squelette ; elle a une action fâcheuse sur l'appareil cardio-vasculaire, car elle nécessite l'effort dans l'attitude de l'expiration. Elle est dangereuse pour la plupart des enfants ; si elle peut être permise à quelques-uns, elle ne saurait faire l'objet d'un enseignement général.

La *gymnastique suédoise* est une gymnastique simple sans appareils. Ses mouvements développent le thorax, fortifient les muscles des épaules, de la colonne vertébrale, de l'abdomen, font prendre de bonnes attitudes ; elle favorise la circulation. Mais elle n'intéresse guère les enfants.

Nous ne saurions entrer dans l'exposé des méthodes perfectionnées mises en pratique actuellement. Les meilleures sont celles qui évitent les inconvénients et groupent les avantages que nous venons de signaler ; elles doivent faire alterner les mouvements de force et les mouvements calmes.

Les leçons de gymnastique doivent être données au grand air ou dans de vastes préaux, loin des repas. Leur durée sera d'une demi-heure à trois quarts d'heure chaque jour.

Travaux manuels. — Les travaux manuels doivent faire partie de l'éducation physique. Ils n'ont pas pour but d'apprendre un métier aux enfants, mais de leur faire prendre de l'exercice, de développer leur adresse, d'exercer leur attention.

Ils ont été introduits dans les écoles de Suède en 1870. Ils se pratiquent dans quelques écoles primaires de la ville de Paris et dans les collèges de campagne. Ils consistent notamment dans la menuiserie et le jardinage. Ils ne doivent pas demander d'efforts ni être trop prolongés.

La question des travaux manuels est intéressante égalementment pour les *apprentis* et les jeunes *ouvriers.* La *loi du 2 novembre* 1892 interdit le travail dans les usines, les manufactures, mines, etc., aux enfants n'ayant pas treize ans révolus; mais elle l'autorise à partir de douze ans pour ceux qui sont munis du certificat d'études primaires, à condition toutefois qu'ils produisent un certificat d'aptitudes physiques délivré par un médecin. Elle limite la durée du travail effectif à onze heures par jour avec un repos total d'une heure. La *loi du 30 avril* 1909 et le *décret du 28 décembre* 1909 disposent que les enfants de moins de dix-huit ans ne peuvent porter, traîner ou pousser des charges de poids supérieurs à ceux qu'elle indique.

Tels sont les principes de l'éducation physique. Elle doit tenir une place importante ; mais il ne faut cependant pas l'exagérer. Les excès physiques sont souvent suivis de dépression de l'activité intellectuelle, de l'attention, de la mémoire. Il convient de réaliser l'équilibre entre le travail intellectuel et le travail physique ; l'excès d'énergie dépensée par le cerveau est nuisible au corps ; l'excès d'énergie physique est nuisible au cerveau : « l'excès d'activité dans une direction, dit Herbert Spencer, a pour effet un manque d'activité dans une autre direction ».

Il faut tenir compte des *aptitudes individuelles* de chaque enfant. Les divers exercices ne conviennent pas également à tous. Avant de les autoriser, il convient de faire un *examen médical* pour juger de l'état physique et de la résistance, et en particulier pour apprécier le fonctionnement de l'appareil cardio-vasculaire. Cet examen fixera les indications, dans des cas particuliers, d'une *gymnastique médicale orthopédique.*

Les exercices physiques seront gradués suivant les âges et l'état de santé. A certaines périodes, l'activité de la croissance demande des ménagements particuliers.

VIII. — LA VIE AU GRAND AIR. VACANCES. ÉCOLES ET COLLÈGES DE PLEIN AIR

Au XVIIIe siècle, J.-J. Rousseau pouvait déjà écrire : « Les villes sont le gouffre de l'espèce humaine. Au bout de quelques générations, les races périssent ou dégénèrent ; il faut les renouveler, et c'est toujours la campagne qui fournit à ce renouvellement. Envoyez donc vos enfants se renouveler, pour ainsi dire, eux-mêmes, et reprendre au milieu des champs la vigueur qu'on perd dans l'air malsain des lieux trop peuplés. »

Ces lignes sont encore plus vraies aujourd'hui qu'autrefois. Le développement exagéré des grandes villes modernes entraîne l'encombrement des logements, le manque d'air et de lumière. Ces inconvénients se font déjà sentir sur les enfants des classes aisées et riches, dont beaucoup tolèrent mal le séjour à la ville ou l'internat urbain. Ils sont au maximum pour les enfants de la classe ouvrière et les enfants des familles pauvres, qui habitent des rues étroites, des logements insuffisants et fréquentent des écoles surpeuplées. Aussi les enfants des villes sont souvent chétifs, ont une taille et un poids inférieur à la moyenne, sont fréquemment anémiques et paient un lourd tribut à la tuberculose.

Le remède est la vie plus ou moins prolongée au grand air.

Vacances et villégiatures. — Les parents se plaignent souvent de la durée des vacances scolaires, et peut-être est-elle, en effet, trop prolongée. Elles n'en sont pas moins nécessaires dans l'intérêt des enfants, à condition qu'ils ne les passent pas à la ville.

Le choix d'une villégiature est très important. Il faut se garder des séjours dans le fond des vallées humides, au voisinage d'étangs, rechercher les localités bien aérées, à flanc de coteau, s'enquérir enfin de la pureté de l'eau consommée dans le pays ; s'il existe un doute au sujet de cette dernière, on ne doit pas hésiter à la faire bouillir ou à boire de l'eau minérale.

Le séjour au *bord de la mer* a des effets merveilleux chez les enfants lymphatiques, porteurs de ganglions, de végétations adénoïdes. Il est nuisible, sauf dans certaines conditions, aux enfants nerveux, sujets à des crises d'entérite ou atteints de tuberculose pulmonaire.

L'enfant pourra jouer longtemps dans le sable, mais il ne devra prendre qu'un bain par jour.

La *montagne* est indiquée pour les enfants affaiblis, anémiques, ou atteints de tuberculose pulmonaire au début.

On profitera des vacances pour faire faire aux enfants les *cures hydro-minérales* nécessitées par leur état de santé.

Nous avons déjà insisté suffisamment sur ces questions dans le chapitre précédent, pour ne pas avoir à y revenir à nouveau ici.

Les villégiatures donneront de bons résultats si elles sont appropriées aux tempéraments des enfants ; mais, en général, ces résultats ne sont pleinement satisfaisants que si le séjour est suffisamment prolongé ; il n'est pas rare, en effet, d'observer dans les quinze premiers jours des perturbations physiologiques, telles que des insomnies, de l'amaigrissement, etc.

Pour les enfants des écoles, que leurs parents ne peuvent emmener à la campagne, interviennent les *colonies de vacances*, qui recueillent des enfants de sept à quatorze ans. La première a été organisée à Zurich, en 1876 ; depuis, elles se sont vulgarisées dans la plupart des pays, sans cependant prendre l'ampleur nécessaire. En 1910, 78 000 petits Français en ont bénéficié et, à Paris, 5 p. 100 seulement des enfants de sept à treize ans.

Les enfants sont envoyés à la campagne suivant deux modalités. La première est le *placement familial* : les enfants sont répartis par petits groupes chez des cultivateurs choisis. La seconde est le *placement collectif* : les enfants sont réunis au nombre de 60 ou 80 dans des propriétés louées par les œuvres ou leur appartenant. Chaque mode a ses avantages et ses inconvénients ; il faut tenir compte des conditions propres à chaque pays.

Le séjour dans les colonies doit être d'un mois au minimum. Généralement la première semaine comporte l'acclimatement, sans grand profit ; la deuxième semaine, le profit commence ; les troisième et quatrième semaines, il s'accentue et se consolide.

Pour les enfants qui ne peuvent profiter des colonies de vacances, on organise des *demi-colonies de vacances* ou des *promenades scolaires* ; on les emmène tous les jours à la campagne, au voisinage de la ville.

Enfin, les grands enfants profiteront des *voyages scolaires*, qui ont en outre une portée éducative très grande.

Écoles et collèges de plein air. — Il y a des enfants pour lesquels le séjour à la campagne pendant les vacances est insuffisant ; ces enfants doivent y passer toute leur existence.

S'il s'agit d'enfants de la classe aisée, on les placera dans des *collèges* et des *lycées de plein air*. En France existent *l'école des Roches* (Eure), le *collège de Normandie* (Seine-Inférieure), *l'école de l'Ile-de-France* (Oise), etc. ; le lycée de Vanves, le lycée Lakanal, à Sceaux, près de Paris, etc.

Certains collèges situés dans des pays choisis, *collèges*

climatiques, serviront aux enfants ayant besoin de vivre dans un climat donné ; il en existe à Grasse, à Saint-Servan, à Arcachon, etc.

Aux enfants débiles des écoles primaires sont destinées des *écoles de plein air*. Les unes sont des *externats*, auxquels on envoie les enfants pendant la journée ; les autres des *internats*, où ils font des séjours de plusieurs mois.

Les établissements dont nous venons de parler procurent de grands bénéfices aux enfants, tant pour leur santé que pour leur éducation physique et morale.

*
* *

L'observation constante des principes directeurs de l'hygiène physique et intellectuelle favorise grandement le développement de l'enfant pendant toute la période délicate qui comprend la préparation et l'établissement de la puberté.

Grâce à une alimentation bien dirigée, à une hygiène corporelle et intellectuelle bien comprise, l'enfant franchira, sans encombre, cette phase difficile ; au contraire, les fautes qui pourront être commises deviendront l'origine de troubles morbides très souvent graves et compromettront même parfois la vie du sujet.

Si l'alimentation n'est pas surveillée ou est mal dirigée, des troubles digestifs, des entérites, des colites vont éclater, qui retentiront sur l'état général, arrêteront la croissance, provoqueront de nombreux désordres ; la puberté se fera mal, la jeune fille deviendra anémique, chlorotique. Ainsi affaiblis, les enfants ne sont que trop disposés à contracter la tuberculose et les diverses maladies infectieuses.

Si les exercices physiques ne sont pas bien réglés, si l'entraînement n'est pas bien dosé, l'enfant force son cœur, qui se dilate facilement à cet âge, la croissance se fait mal, l'ossification est troublée, des déformations osseuses ne tardent pas à apparaître.

Si le travail intellectuel est mal réglementé et poussé à l'excès, il est infructueux et entraîne de grandes perturbations.

Il est donc indispensable de diffuser dans le grand public les notions d'hygiène que nous venons d'exposer, de les inculquer aux parents, aux maîtres d'école, aux enfants eux-mêmes enfin, dès qu'ils sont en âge de comprendre.

C'est parce que, dans l'antiquité, les Grecs avaient bien saisi l'importance capitale de l'hygiène, c'est parce qu'ils savaient unir la perfection physique à la beauté morale, que leurs œuvres rayonnent toutes d'une telle splendeur, et que leurs actions héroïques, après vingt siècles, provoquent encore l'admiration.

CHAPITRE VI

SOINS D'URGENCE ET TECHNIQUE DES SOINS A DONNER AUX ENFANTS MALADES

PAR

NOBÉCOURT et PAISSEAU

Importance de l'observation des enfants par les parents pour dépister les maladies ; leur rôle dans les soins aux enfants malades.

1º OBSERVATION DE L'ENFANT. — Cri. — Douleur. — Fièvre. — Pouls. — Caractère et attitude. — Manière de téter. — Selles. — Vomissements. — Respiration. — Examen de la gorge.

2º SOINS D'URGENCE A DONNER A L'ENFANT MALADE. — Rôle des personnes qui assistent au début d'une maladie. — Fièvre. — Troubles digestifs. — Angines. — Troubles respiratoires. — Troubles nerveux : convulsions. — Affections de la peau. — Accidents et blessures : saignements de nez, contusions, plaies et hémorragies, corps étrangers, entorses et fractures.

3' TECHNIQUE DES SOINS A DONNER AUX ENFANTS MALADES. — Prise de la température. — Bains. — Enveloppements humides. — Cataplasmes. — Sinapismes. — Lavages et irrigations des cavités naturelles : nez, gorge, oreilles, estomac et intestins, vulve et vagin. — Administration des médicaments.

Les parents, et principalement la mère, ont un rôle important dans la surveillance hygiénique et médicale des enfants. Pendant les premiers mois de l'existence surtout, celle-ci doit être la véritable collaboratrice du médecin.

L'observation continue et minutieuse de l'enfant permet à la mère, non seulement de dépister les premiers troubles de la santé et de recourir au médecin avant qu'ils aient pris un caractère alarmant, mais encore de fournir à ce dernier des indications dont on comprend facilement l'intérêt, lorsqu'il s'agit d'un petit être qui se plaint à peine. Sans ces renseignements, dont la précision et l'exactitude font la valeur, le médecin est réduit aux constatations purement physiques qu'il peut faire au cours d'un examen forcément limité par le temps.

Il y a plus : l'apparition soudaine d'accidents sérieux ou l'aggravation inattendue de symptômes anodins exige parfois des parents une intervention active; elle les oblige à ne pas attendre l'arrivée du médecin pour prendre certaines mesures destinées, sinon à guérir, tout au moins à soulager les petits malades et à retarder l'évolution de la maladie.

Pour préparer les personnes, qui ont charge d'élever et de surveiller l'enfant, au rôle qui leur est dévolu, il est nécessaire de leur apprendre à l'observer et à interpréter les premières manifestations de souffrance; de leur enseigner les soins d'urgence qu'il leur appartient de mettre en œuvre, en précisant bien les circonstances dans lesquelles leur intervention est justifiée; d'exposer la technique des soins qu'il faut donner aux enfants malades sous la direction du médecin et en se conformant à ses indications.

I. — OBSERVATION DE L'ENFANT

En présence d'un petit être inconscient, il faut toujours avoir l'attention en éveil pour dépister et interpréter les manifestations de la douleur ou de la maladie. Rien ne saurait remplacer à ce point de vue l'expérience personnelle qu'acquiert la mère, grâce à son affection et à sa vigilance. Il convient néanmoins d'exposer quelques règles générales,

qui l'aideront à apprécier certaines manifestations habituelles à cet âge et la guideront dans la recherche des signes
susceptibles de fournir les renseignements les plus utiles
sur l'état de santé de l'enfant. Nous passerons donc successivement en revue les principales constatations que l'on peut
être amené à faire, et nous montrerons la signification qu'il
y a lieu de leur attribuer.

Cri. — Le cri est presque la première manifestation
de la vie ; il est pour l'enfant la banalité même ; la plupart des sensations obscures et pendant un temps incons-
cientes qu'il éprouve se manifestent par le cri. Malgré cette
banalité, il n'est cependant pas impossible de discerner,
dans certains cas, une signification précise au cri, de
remonter à sa cause et d'en tirer des renseignements inté-
ressants.

A côté du *cri de famine* du nourrisson réclamant son repas
ou insuffisamment alimenté, que calme instantanément
l'approche du sein ou du biberon, du *cri d'impatience* ou
du *cri de colère*, que les nourrices sont expertes à apaiser,
il existe un *cri de douleur*. Celui-ci se distingue des précédents,
non seulement parce qu'il résiste aux moyens habituellement employés avec succès, mais encore parce qu'il présente
souvent quelques caractères un peu particuliers : tantôt il
éclate par crises si violentes, accompagnées de gesticulations
si anormales, que la souffrance de l'enfant devient évidente ;
tantôt, au contraire, il est moins intense, mais il se prolonge
jour et nuit et est tellement persistant qu'il est certainement provoqué et entretenu par une circonstance anormale.

Autant l'entourage doit savoir résister au *cri physiologique* et ne pas lui céder, comme on a trop de tendance à le
faire, surtout en ce qui concerne les heures des tétées

autant il est nécessaire de rechercher avec soin la cause du *cri de souffrance*. On arrive bien souvent à la trouver, à condition de posséder quelques notions sur la douleur chez l'enfant.

Douleur. — A partir du sixième mois et en présence d'un enfant qui souffre, on pense tout d'abord et naturellement à une manifestation de la *dentition* ; il est facile de s'assurer s'il existe des signes d'une poussée dentaire, si la gencive est rouge et tuméfiée ; en pareil cas, l'enfant se calme, d'une façon momentanée, tout au moins, sous l'influence de frictions légères sur les gencives avec une préparation calmante.

Si les dents ne sont pas en cause, on doit poursuivre ses recherches. Nous ne voulons pas passer en revue toutes les causes susceptibles de faire souffrir un enfant, mais en signaler seulement un certain nombre auxquelles il faut penser, en raison de leur fréquence.

Si le bébé a quelques troubles digestifs, si le ventre est tant soit peu ballonné, on a quelques raisons de songer à des *coliques intestinales*. Elles surviennent généralement par crises et peuvent être calmées par l'application, sur l'abdomen, d'un cataplasme de farine de lin ou de compresses imbibées d'eau chaude, en attendant qu'un traitement rationnel de leur cause les supprime totalement.

Si l'enfant se plaint, à la suite d'un coryza, d'un mal de gorge, d'une grippe, et si on le voit porter fréquemment et machinalement la main vers l'une de ses oreilles, on peut supposer qu'il souffre d'une *inflammation de l'oreille*, d'une *otite*. Cette affection est fréquente dans le jeune âge et on s'assure assez aisément de son apparition en appuyant un peu fortement sur la partie antérieure de l'orifice du conduit auditif : le petit malade se plaint alors violemment et cherche à se dérober à la pression, qui exagère la douleur : une application humide chaude le soulagera dans une certaine mesure, en attendant l'arrivée du médecin.

Il est difficile de reconnaître les *douleurs de tête* chez un nourrisson, qui traduit seulement sa souffrance par des cris et de l'agitation. Cependant, en l'observant soigneusement, on le voit parfois, par ses mouvements instinctifs, révéler le siège de son mal ; il passe, en effet, presque incessamment et d'une manière automatique sa main sur le front, le haut de la tête et les yeux.

Les *douleurs des membres*, qui annoncent souvent des maladies sérieuses, peuvent être assez facilement reconnues. L'enfant répugne à marcher, ou immobilise ses membres, qui tantôt semblent presque inertes, tantôt au contraire se raidissent. Il pousse des cris, dès que l'on vient à les manier, et son appréhension devient telle qu'il en arrive à se plaindre lorsqu'on s'approche de lui. On remarque que les mouvements qu'on leur imprime arrachent des cris ; parfois même, en les palpant méthodiquement, on se rend compte que, dans certains cas, le voisinage des articulations est particulièrement douloureux.

Fièvre. — La fièvre constitue un symptôme capital.

Lorsque la fièvre s'allume chez un enfant, tantôt il devient grognon, agité et excité, tantôt au contraire il est somnolent et affaissé, surtout quand la température dure depuis quelque temps ; si elle est élevée, le sommeil est mauvais. La peau est sèche, chaude, parfois brûlante ; les joues et les lèvres sont rouges, les yeux sont brillants ; la soif est vive, la langue est blanche, chargée ou au contraire trop rouge. Il est donc difficile qu'une poussée fébrile importante passe inaperçue chez un enfant bien surveillé. C'est de préférence vers la fin de l'après-midi, entre 4 et 7 heures du soir, que l'on aura le plus de chances de constater les poussées fébriles passagères.

Malgré l'importance de ces phénomènes, il ne faut pas s'y fier pour apprécier la température du corps. Il n'y a pas de relations nécessaires entre la chaleur de la peau et le degré thermique. On est souvent étonné de constater une température élevée, alors que la peau reste fraîche et inversement.

Il faut donc toujours, dès qu'on soupçonne de la fièvre chez un enfant, avoir recours au *thermomètre* et prendre sa *température rectale*. Nous indiquerons plus loin comment il faut procéder.

Pouls. — Chez les enfants, le pouls est plus fréquent que chez les adultes ; sa rapidité est d'autant plus grande qu'ils sont plus jeunes. On compte en moyenne :

130 à 140	pulsations	chez le nouveau-né.
125 à 130	—	après 3 mois.
115 à 120	—	après 1 an.
90 à 100	—	de 2 à 6 ans.
80 à 90	—	de 6 à 12 ans.
76 à 80	—	de 12 à 15 ans.

D'autre part, le pouls s'accélère avec une grande facilité et sous des influences minimes. Il ne faut donc pas trop se laisser impressionner par ce symptôme.

Caractère et attitude. — Les troubles du *caractère* et les modifications de l'*attitude* aident bien souvent à reconnaître qu'un enfant est souffrant. Il n'a plus sa gaieté habituelle, est maussade, irritable, pleure ou crie pour un rien, prend le sein avec répugnance ou même le refuse. S'il est déjà grand, on constate parfois qu'il prend une attitude hostile; il se cache la tête dans son oreiller, ne répond qu'à peine aux questions et cherche à se dérober à la sollicitude dont on l'entoure. Quelquefois les enfants deviennent irritables et hargneux, ou au contraire anormalement affectueux, sensibles et trop sages ; il faut se défier et craindre le début de certaines maladies nerveuses, des méningites, par exemple, qui pendant quelque temps manifestent ainsi leurs premières atteintes. Tous ces petits signes, l'entourage est, mieux que quiconque, à même de les apprécier, et leur constatation peut faciliter le diagnostic du médecin.

Les phénomènes généraux que nous venons de passer en revue ne sont pas les seuls symptômes qui méritent de retenir l'attention. Il convient en outre de surveiller de parti pris le fonctionnement d'un certain nombre d'organes ou d'appareils, dont les troubles sont facilement appréciables.

Manière de téter. — La manière dont le bébé prend le sein peut renseigner sur l'existence d'affections du nez ou du pharynx. L'étroitesse de ces conduits fait que la moindre tuméfaction de leur muqueuse entraîne l'*obstruction nasale*. L'enfant, ne pouvant plus respirer par le nez, asphyxie quand il a le bout du sein ou la tétine du biberon dans la bouche ; il est obligé de s'interrompre brusquement.

Il en est de même quand il est atteint d'une affection douloureuse de la bouche ou de la gorge; on le voit rejeter brusquement la tête en arrière dès les premières aspirations.

Selles. — Les selles des enfants, et en particulier celles du nourrisson, doivent être l'objet d'une surveillance attentive. Les modifications qu'elles peuvent présenter sont d'une telle importance qu'une étude particulière leur a été déjà consacrée dans d'autres parties de cet ouvrage.

Vomissements. — Le vomissement est un accident qui attire naturellement l'attention, mais dont la signification est toujours délicate à reconnaître, même pour un médecin.

Pendant les premières années de la vie, ce symptôme est banal et relève de causes multiples. Pour l'interpréter à sa juste valeur, il convient d'attacher une importance prépondérante aux diverses manifestations qui lui sont associées et aux circonstances dans lesquelles il se produit ; les unes et les autres renseignent mieux que l'accident considéré en lui-même.

Il faut établir une distinction bien tranchée entre le *vomissement immédiat* et le *vomissement tardif*, survenant quelques heures après le repas. Le premier indique souvent une intolérance passagère et accidentelle ; l'estomac rejette son trop-plein à la suite d'un repas trop copieux. Le second, par contre, est conditionné par un trouble digestif. Cette distinction répond d'ailleurs à la notion populaire, qui attache au vomissement de lait caillé une importance toute spéciale. La coagulation du lait n'a rien d'anormal, puisqu'elle est le résultat de la digestion gastrique ; elle indique que le lait a séjourné dans l'estomac un temps suffisant pour subir l'influence des sucs digestifs.

Les vomissements peuvent relever de causes multiples. Ils ne sont pas toujours la conséquence d'une erreur de régime ou d'une affection gastro-intestinale. Ils peuvent marquer le début d'une appendicite, d'une pneumonie, d'une fièvre typhoïde, d'une méningite, etc. Ils témoignent fréquemment d'une élévation brusque de la température ; ils sont, chez l'enfant, l'équivalent du frisson chez l'adulte.

Respiration. — L'exploration de l'appareil respiratoire est bien plus délicate que celle du tube digestif ; un examen minutieux, que permettent seules les connaissances médicales, est nécessaire pour donner des renseignements précis. Cependant il existe un certain nombre de signes faciles à observer, qui tantôt renseignent sur la gravité réelle des accidents, tantôt au contraire permettent d'éviter des craintes exagérées.

Il est superflu d'insister sur la signification de la TOUX, mais il est utile de mettre en garde contre certaines impressions et quelques préjugés.

L'entourage d'un enfant s'alarme aussitôt qu'il entend une toux rauque, retentissante et sonore, que dépeint assez exactement la dénomination de *toux aboyante* ; elle fait immédiatement penser à cette affection si légitimement redoutée qu'est le croup.

En réalité, cette toux a plutôt une signification favorable, en ce sens qu'elle caractérise l'attaque de *faux croup* ou *laryngite striduleuse*. La toux du *croup vrai*, c'est-à-dire de la *laryngite diphtérique*, a, au contraire, des caractères bien moins effrayants : elle est sourde, éteinte, comme étouffée par les membranes qui tapissent le larynx et risquent d'asphyxier l'enfant ; elle rappelle plutôt l'aboiement lointain d'un jeune chien.

Les caractères de la VOIX, qui est modifiée comme la toux, soulignent encore la différence : on craindra bien moins la *voix rauque*, discordante, éraillée du faux croup que la voix éteinte, sourde du croup diphtérique.

On sera relativement rassuré, si l'attaque survient la nuit, chez un enfant en bonne santé, ou légèrement enrhumé, dont la gorge n'est pas tapissée d'un enduit blanc. Cependant les conséquences d'un retard dans le traitement, dans les cas de diphtérie, peuvent être tellement graves que les parents ne devront pas s'en rapporter à eux-mêmes ; ils ne différeront l'appel du médecin jusqu'au lendemain matin que s'ils ont déjà constaté ces symptômes chez le même enfant ; cette maladie est, en effet, sujette à récidiver.

Chez les bébés, les modifications du CRI prêtent aux mêmes considérations que celles de la voix.

La GÊNE RESPIRATOIRE est un autre symptôme essentiel des maladies de l'appareil respiratoire.

Les *accès de suffocation* sont, par eux-mêmes, tellement impressionnants qu'il n'est pas nécessaire d'en faire remarquer l'importance ni la gravité. Ils exigent l'intervention aussi rapide que possible du médecin. Les parents doivent pouvoir le renseigner sur les conditions dans lesquelles ils sont survenus ; en particulier, il lui sera très utile de savoir si l'enfant n'a pas avalé un objet quelconque, car il faut toujours penser, dans ces cas, à la possibilité d'un corps étranger des voies respiratoires.

L'*accélération des mouvements respiratoires*, qui caractérise la *dyspnée*, est plus délicate à apprécier.

Il faut compter les mouvements respiratoires, en se rappelant que normalement la respiration est plus fréquente chez les enfants que chez les adultes. Le nombre des mouvements respiratoires est, en moyenne, par minute :

Avant 2 mois	44
Jusqu'à 1 an	38 à 40
De 1 à 3 ans	30 à 35
De 3 à 5 ans	30
De 5 à 10 ans	20 à 25
De 10 à 15 ans	20

Pour revêtir un caractère pathologique, l'accélération des mouvements respiratoires doit être importante et durable, car l'émotion, le cri, une poussée de fièvre suffisent à en augmenter le nombre. Cependant plusieurs particularités peuvent donner l'éveil. Dans les affections du poumon, les respirations ne sont pas seulement plus nombreuses, mais elles sont encore plus brèves, plus superficielles et souvent plus bruyantes ; en outre, on constate parfois le *battement des ailes du nez*, et, en examinant la poitrine mise à nu, on voit les côtes et l'abdomen se soulever d'une façon rapide et précipitée, haletante.

Dans les cas sérieux apparaît le *tirage*. Il consiste en une dépression de la peau, qui se produit au moment de l'inspiration, soit seulement à la base du cou, immédiatement au-dessus du sternum, soit également, et alors il s'agit de fortes dyspnées, au niveau de la pointe de ce même os, à la partie médiane et supérieure de l'abdomen.

Examen de la gorge. — Les personnes qui élèvent un enfant doivent s'habituer à faire l'examen de la gorge. Elles le pratiqueront

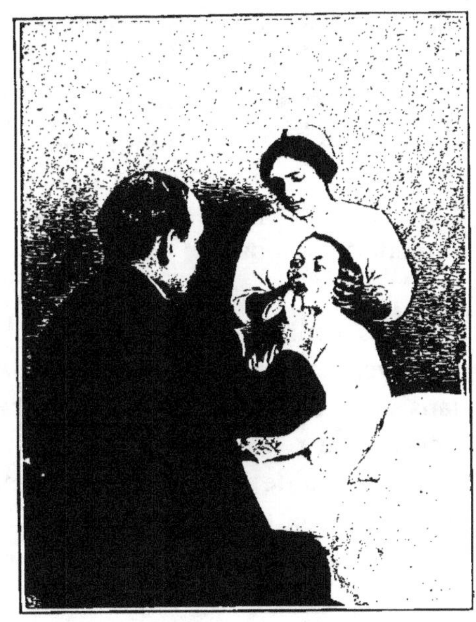

Fig. 62. — Examen de la gorge.

en suivant la technique représentée par la figure 62.

Il est important que l'enfant soit accoutumé à se laisser examiner et soigner la gorge avec docilité. Sinon, quand il devient suffisamment robuste, cette exploration devient difficile chez les sujets peureux et indociles. Le médecin doit y mettre toute sa patience et toute son habileté et les parents se trouvent dans l'impossibilité de collaborer aux

soins ; ils ne peuvent, par exemple, pratiquer les attou-
chements et les lavages nécessaires dans certaines inflammations, et cependant le plus souvent ils en sont chargés
dans l'intervalle des visites du médecin.

En présence d'un enfant malade, il faut de suite penser
à une *angine*, car cette affection est fréquente dans le
jeune âge, et chercher à se rendre compte de l'état du
pharynx. Si celui-ci est seulement rouge, on attendra sans
impatience l'arrivée du médecin. Si, au contraire, il est
tapissé d'un enduit blanchâtre et surtout si les taches
blanches débordent les amygdales pour envahir le voile du
palais, il y a de grandes probabilités pour qu'il s'agisse
d'une diphtérie, il faut hâter sa venue, car un traitement
immédiat s'impose.

Telles sont les principales explorations qui permettent
de surveiller l'état de santé d'un enfant, de se rendre compte,
dans une certaine mesure, de la gravité de la maladie qui le
menace, de renseigner le médecin. Nous allons maintenant
aborder l'étude des soins d'urgence, que toute personne
étrangère à la médecine doit être capable de donner, le cas
échéant, dans l'intérêt de l'enfant dont elle a la charge.

II. — SOINS D'URGENCE A DONNER A L'ENFANT MALADE

Il y a des circonstances dans lesquelles une personne, qui
n'est pas médecin, peut se trouver obligée de faire œuvre d'ini-
tiative médicale. Ces circonstances doivent être strictement
déterminées. En matière de traitement, en effet, tout ce qui
est inutile est nuisible ; un excès de zèle intempestif pré-

sente des dangers au moins aussi sérieux qu'une négligence aveugle.

Les soins donnés indépendamment d'une prescription et d'une direction médicales doivent remplir trois conditions essentielles : il faut qu'ils soient réservés aux cas urgents, qu'ils soient d'une application facile et ne nécessitent pas de connaissances spéciales, qu'ils ne présentent aucun inconvénient.

1º L'intervention non médicale doit être limitée aux *cas d'urgence*. Ce sont les phénomènes qui peuvent menacer immédiatement la vie de l'enfant ou qui sont susceptibles de s'aggraver rapidement, s'il n'y est pas porté remède ; ce sont encore les souffrances vives devant lesquelles personne ne saurait demeurer inactif et se résigner à une attente impuissante.

Au premier abord, limiter aussi strictement des bonnes volontés, qui ne demandent qu'à s'employer dans l'intérêt de l'enfant, peut paraître une conception un peu étroite. Les motifs de cette limitation sont cependant faciles à saisir. Les interventions non médicales sont, en effet, uniquement dirigées contre un symptôme, dont la cause exacte reste inconnue ; or, la plupart des symptômes morbides traduisent des réactions, souvent salutaires, de l'organisme qui se défend contre une influence nuisible, et doivent être respectées. Souvent, sans doute, ces réactions peuvent devenir dangereuses par leur excès ; mais c'est alors seulement que le médecin s'efforcera de les atténuer ou de les supprimer ; dans ce but, il interviendra peut-être moins rapidement, mais avec plus d'efficacité, en agissant sur leur cause.

Pour ne prendre qu'un exemple, voici un nourrisson qui a de la diarrhée, grâce à laquelle l'intestin rejette les produits nuisibles qu'il contient. On s'empresse souvent de donner du bismuth pour la couper. Au contraire, un médecin averti facilitera l'évacuation par un purgatif, supprimera les fermentations intestinales par un régime approprié et n'emploiera pas d'astringents, tout au moins au début ; il y aura recours seulement si la diarrhée devient assez intense pour fatiguer le malade, ou est trop persistante.

En réclamant l'abstention, en présence de symptômes qui ne sont pas alarmants, le médecin reste fidèle à la ligne de conduite qu'il s'impose à lui-même.

A un autre point de vue, il n'est pas sans inconvénients de présenter à un médecin un malade dont l'état a été modifié par une médication préalable ; il peut y avoir là une cause d'erreur dans le diagnostic.

2º L'intervention non médicale doit être restreinte à l'emploi de *moyens faciles à mettre en œuvre*; ces moyens doivent pouvoir être improvisés rapidement, d'urgence, sans ressources spéciales, ou avec les quelques médicaments faisant partie de la petite pharmacie qu'il est toujours prudent de posséder.

3º Les procédés employés pour les premiers soins d'urgence *ne doivent pas être nuisibles*. Nous formulons ainsi des réserves beaucoup plus strictes qu'il ne peut paraître à première vue. Elles nous conduisent, en effet, à conseiller l'abstention presque complète de toute substance médicamenteuse.

Cette proscription va de soi pour les médicaments toxiques. Elle s'applique également aux produits inoffensifs ou à ceux avec lesquels familiarise un usage fréquent. Elle est très justifiée, car l'emploi hors de propos des médicaments les plus anodins peut avoir, surtout chez l'enfant, des conséquences fâcheuses et parfois même dangereuses : les jeunes sujets sont, en effet, particulièrement susceptibles à la plupart d'entre eux. Un médicament tel que l'*antipy-rine* peut entraîner des embarras très grands pour le médecin ; elle peut provoquer une éruption, sur la nature de laquelle il n'est pas toujours facile de se prononcer et qu'il est souvent malaisé de différencier de celles des fièvres éruptives, de la scarlatine par exemple. Une purgation intempestive, au début d'une appendicite, peut amener la perforation de l'appendice et une péritonite généralisée, alors que, sans elle, l'affection aurait pu rester bénigne.

Ayant ainsi défini le rôle des personnes qui assistent au début d'une maladie chez un enfant, nous allons passer successivement en revue les principales manifestations morbides ou les principaux accidents qui sont susceptibles de réclamer des soins rapides, ainsi que la manière de donner ces soins.

Fièvre. — En général, ce n'est pas la fièvre qu'il faut traiter, mais la cause qui la provoque. Cependant, dans bien des cas, la température s'élève rapidement à 39° ou 40° et même plus ; cette élévation excessive et brusque peut entraîner de l'agitation, du délire et faire craindre des accidents plus ou moins sérieux, des convulsions par exemple. En pareille circonstance, on administre un *bain tiède*, en se conformant aux règles qui seront données plus loin ; au besoin, on le renouvelle trois ou quatre heures après. Le bain a rarement des contre-indications ; il est préférable aux antithermiques chimiques, quinine, antipyrine, pyramidon, etc., qui en comportent souvent.

Troubles digestifs. — Le meilleur moyen de traiter les troubles digestifs est de supprimer les erreurs du régime qui les provoquent habituellement. Lorsque ces troubles ne s'installent pas progressivement, comme cela est la règle ils peuvent être dus soit à une indigestion, soit à l'apparition de certaines maladies infectieuses.

Dans tous les cas, en attendant la visite du médecin, il est prudent, pour éviter une aggravation rapide, comme cela peut arriver, par exemple, pendant les fortes chaleurs de l'été, de mettre l'enfant à la *diète* et de ne lui donner que de l'eau bouillie comme boisson. On sera ainsi certain de faire tout le nécessaire et de ne commettre aucune erreur préjudiciable. Parfois cependant s'imposent quelques mesures particulières.

Quand un enfant est pris de *vomissements*, on l'assiste en lui soutenant le front, puis on lui lave la bouche et, au besoin, l'entrée des narines, on le couche et on attend plusieurs heures avant de faire un essai d'alimentation. Si les vomissements se répètent, il faut imposer la diète ou se borner à donner quelques cuillerées d'eau glacée.

En cas de *diarrhée* abondante, il est particulièrement recommandé de supprimer toute ingestion d'aliment ou boisson, autre que l'eau bouillie, en attendant l'avis du médecin. Comme la diarrhée s'accompagne souvent de *coliques*, on pourra apporter un soulagement appréciable soit par des frictions légères sur le ventre avec la main imprégnée d'huile tiède ou d'huile de camomille camphrée, soit encore par l'application de serviettes chaudes ou de cataplasmes laudanisés qu'on renouvelle de temps en temps.

La *constipation* n'expose pas habituellement à des accidents aussi sérieux que la diarrhée.

Lorsqu'il s'agit de *constipation habituelle* ou qui a tendance à devenir telle, le régime est presque toujours le meilleur moyen à employer pour lutter contre elle. On en aidera les effets en imposant à l'enfant une grande régularité d'habitudes ; la négligence et la paresse jouent, en effet, un rôle important dans la constipation de beaucoup d'enfants.

Certains sujets gardent, malgré tout, un intestin paresseux. Il faut alors recourir, avec le plus de modération possible, pour provoquer la garde-robe journalière, à des procédés artificiels ; ils devront être combinés les uns aux autres, de façon à éviter les inconvénients inhérents à chacun d'eux. Mais ces divers moyens comportent leurs indications propres, et il appartient au médecin d'ordonner ceux qui sont particulièrement indiqués.

On alternera donc l'usage :

Des *suppositoires* de beurre de cacao ou de glycérine solidifiée ;

Des *lavements* d'eau de guimauve tiède, additionnés, s'il est nécessaire, d'une ou deux cuillers à café de glycérine ; au besoin, des petits lavements d'une ou deux cuillers à soupe d'huile d'olive ;

Des *laxatifs*. On donne, dans un peu de lait, 2 ou 3 grammes de manne ou $0^{gr},10$ à $0^{gr},20$ de mannite par année d'âge ; de l'huile de ricin, à la dose d'une demi ou d'une cuiller à café, très bon laxatif, dont on ne saurait trop recommander l'usage ; etc.

Il sera toujours prudent de s'abstenir de purgatifs et de laxatifs, lorsqu'il existe des troubles digestifs tant soit peu marqués et surtout des *douleurs abdominales*. En présence de douleurs plus ou moins vives, prédominant ou localisées dans la fosse iliaque droite, surtout quand elles sont accompagnées de vomissements, il faut toujours penser à l'*appendicite* ; si celle-ci est en cause, leur emploi peut être, comme nous l'avons déjà dit, très dangereux.

Angines. — Le plus important, en présence d'un enfant qui souffre de la gorge, est de s'assurer tout d'abord qu'il ne s'agit pas d'une *angine blanche*, car celle-ci peut être de nature diphtérique et demande un examen médical aussi rapide que possible. Dans tous les cas, on peut, en attendant l'arrivée du médecin, soit recourir à des gargarismes anodins à l'eau bouillie ou à l'eau boriquée, soit, lorsque l'enfant n'est pas en âge de se gargariser, à des lavages de la gorge faits avec les mêmes liquides, suivant la technique décrite plus loin.

Il faut se garder des badigeonnages des amygdales, car ils peuvent être irritants et nuisibles, ou, tout au moins, en modifiant l'aspect des lésions, rendre leur diagnostic difficile.

Troubles respiratoires. — La TOUX est le grand symptôme des affections des voies respiratoires. Dès qu'un enfant se met à tousser, il importe de le garder à la chambre et même au lit, afin d'éviter les refroidissements qui risqueraient d'aggraver une petite indisposition. Quelques tisanes chaudes, l'application de bottes d'ouate autour des membres inférieurs permettent d'attendre que l'on soit fixé sur la signification réelle de cette toux. Dans les cas où une toux violente, quinteuse, incessante, fatigue l'enfant, on peut le soulager par des *applications chaudes*, cataplasmes ou compresses humides, sur le cou et par l'inhalation de vapeur d'eau, que l'on fait bouillir sur un réchaud, après y avoir jeté quelques feuilles d'eucalyptus.

On usera avec discrétion des *cataplasmes sinapisés* placés sur la poitrine ou le dos : l'irritation de la peau, parfois même les brûlures, qu'ils peuvent déterminer, pourraient gêner par la suite l'emploi de moyens plus réellement utiles, tels que les enveloppements frais et les bains.

Ces procédés très simples suffisent amplement à attendre la prescription d'une médication calmante destinée à apaiser la toux. On n'oubliera pas d'ailleurs que la toux de l'enfant doit être, dans une certaine mesure, respectée, car elle permet au petit malade d'expulser les sécrétions qui risqueraient d'encombrer des bronches enflammées ; ce n'est pas tant la toux que sa cause qui, en général, demande un traitement.

La DYSPNÉE traduit presque toujours une atteinte sérieuse de l'appareil respiratoire, mais les causes qui peuvent la provoquer sont trop complexes pour que l'on puisse penser à la traiter avant qu'un examen approfondi ait renseigné à son sujet. Parfois cependant, dans des cas graves, où le trouble de la respiration est tel que la peau et les muqueuses prennent une coloration bleuâtre, se cyanosent, on peut, en attendant le médecin, remédier, dans une certaine mesure, à ce commencement d'asphyxie, en faisant respirer de l'oxygène ; s'il y a une température élevée, il est toujours permis de donner un bain tiède, mais on s'abstiendra des bains froids sans avis médical.

Beaucoup plus impressionnants sont les *accès de suffocation*, qui peuvent réclamer une intervention immédiate, bien qu'ils puissent être dus à des causes de gravité très variables.

On pensera tout d'abord à l'introduction d'un *corps étranger dans les voies respiratoires*, surtout si la respiration prend en même temps le caractère bruyant que l'on désigne sous le nom de *cornage*. Il est prudent de s'abstenir des moyens vulgairement conseillés dans ces circonstances et qui consistent soit à administrer un vomitif, soit à placer l'enfant la tête en bas, car ils ne sont pas sans inconvénients, et il est préférable d'attendre l'arrivée d'un médecin ou d'un chirurgien.

Les accès de suffocation sont, dans le plus grand nombre des circonstances, la conséquence d'une attaque de *croup* et de *faux croup*. Nous avons montré comment on pouvait se faire une opinion provisoire à ce sujet. Dans les deux cas, d'ailleurs, on emploiera les mêmes moyens d'attente ; ils auront une efficacité réelle, s'il s'agit de faux croup, et pourront retarder les accidents vraiment graves, s'il s'agit du croup diphtérique.

Le meilleur remède et le premier à mettre en œuvre consiste à faire, sur le devant du cou, des *applications humides aussi chaudes que la peau les peut supporter*. On les réalise avec une éponge, ou avec un grand mouchoir, plié en plusieurs épaisseurs, recouvert d'un taffetas-chiffon qui retarde le refroidissement. Ces applications sont renouvelées de demi-heure en demi-heure ou d'heure en heure, selon l'intensité de la suffocation. Celle-ci ne tarde pas à s'atténuer s'il s'agit de faux croup. Ce traitement principal est complété par l'application de *bottes d'ouate*, de *sinapismes* sur les membres inférieurs, ou par des *bains de pied sinapisés*. On donnera en même temps des *infusions chaudes* calmantes de tilleul ou de fleurs d'oranger ; on humidifiera l'air de la pièce en y faisant bouillir de l'eau, comme nous l'avons déjà conseillé plus haut.

Les accès plus violents encore et plus brusques, connus sous le nom de *spasme glottique*, qui sont dus à une sorte de convulsion des muscles du larynx, *convulsion interne* comparable aux autres convulsions des enfants, demandent l'emploi des médications précédentes, en attendant la prescription des médicaments nécessaires pour les calmer et éviter dans une certaine mesure leur retour ; on pourra, en outre, y associer l'inhalation prudente de quelques gouttes d'*éther*, et employer les autres moyens que nous conseillerons contre les convulsions.

Troubles nerveux. — Les enfants en général, et certains enfants prédisposés par diverses conditions héréditaires en particulier, sont sujets à une infinité de *petits troubles ner-*

veux ; on en vient presque toujours à bout par une hygiène générale appropriée et par certains traitements médicamenteux longtemps prolongés. Assez souvent, en outre, ils présentent des accidents nerveux qui, par leur *gravité* réelle ou leurs *allures impressionnantes*, appellent une intervention immédiate.

Les plus connus et les plus redoutés sont les CONVULSIONS. Leur gravité est très variable. Il y a des *phénomènes convulsifs passagers* et *bénins*, qui, chez des sujets nerveux ou nés de parents nerveux, se montrent à l'occasion d'une cause minime, d'une excitation vive, d'une peur, d'une colère, d'une irritation de la peau par un objet dur oublié dans un maillot, d'un corps étranger du nez, du conduit auditif, ou qui sont provoqués par des vers intestinaux, une poussée de dentition douloureuse, une mauvaise digestion, etc. Il y a des *convulsions graves*, conditionnées par une lésion des centres nerveux ou des méninges. Il y a enfin des cas où les convulsions marquent le *début d'une maladie aiguë* et sont sous la dépendance d'une augmentation rapide de la température.

Quelles que soient la cause et la gravité des convulsions, elles n'en sont pas moins impressionnantes. Le petit malade se raidit brusquement, sa face pâlit et est agitée de grimaces, les yeux se révulsent, les dents grincent, la respiration devient bruyante ; de l'écume apparaît aux lèvres ; la peau se couvre de sueur. Bientôt les membres, qui étaient devenus rigides, sont agités de mouvements brusques, violents et désordonnés, qui s'atténuent peu à peu ; l'enfant reste sans connaissance, le regard fixe. Enfin il s'endort, et, sauf un peu de pâleur et de fatigue lorsqu'il se réveille au bout d'une heure ou deux, il ne garde aucune trace de sa crise, à moins qu'elle ne soit la conséquence d'une lésion du système nerveux. La symptomatologie n'est pas toujours aussi accentuée. Il faut savoir reconnaître les *convulsions frustes*, qui consistent simplement dans quelques secousses musculaires de la face ou d'un membre.

En présence de convulsions, il faut tout d'abord déshabiller complètement le malade. Si elles sont survenues peu après un repas, il est bon de provoquer un vomissement par des chatouillements de la luette. On plonge ensuite l'enfant dans un bain tiède à 36º-37º ou, si possible, dans un bain de tilleul, à la même température, dans lequel on le laisse cinq à dix minutes. Si l'enfant est sujet à ce genre d'accident, on administre le médicament calmant qui a déjà été prescrit à cet effet, de préférence sous forme de lavement.

Une fois les convulsions terminées, on laisse le malade dans le calme le plus absolu et à la diète pendant plusieurs heures. On administre toutes les trois à quatre heures une cuillerée à café de sirop de fleurs d'oranger ou une potion calmante.

Dans certaines crises graves, il se produit une pâleur extrême qui indique une tendance à la syncope, c'est-à-dire à l'arrêt du cœur ; il faut alors ranimer l'enfant par des applications froides sur la face ou par des flagellations de la figure et du tronc avec une serviette imbibée d'eau fraîche.

On élèvera dans le calme le plus complet les enfants sujets aux convulsions. On leur évitera, dans la mesure du possible, toutes les causes d'excitation. On s'abstiendra chez eux de révulsifs, tels que sinapismes ou vésicatoires, de bains salés; on les privera de tout aliment excitant et on veillera soigneusement à la régularité du fonctionnement de leur tube digestif.

Ces prescriptions hygiéniques s'appliquent également d'ailleurs aux jeunes sujets, dont le *nervosisme* se manifeste par de l'*insomnie*, des *cauchemars*, des *terreurs nocturnes*, etc.

Affections de la peau. — Les *éruptions cutanées* n'ont pas de gravité immédiate et ne nécessitent donc pas de traitement urgent. Cependant certaines altérations de la peau peuvent mettre en danger la vie de l'enfant. Il en est ainsi des *eczémas* étendus, suintants, de la *gourme* ou *impétigo*, qui servent de porte d'entrée à des infections microbiennes des plus sérieuses ; aussi ces affections exigent-elles des soins de propreté minutieux.

On mettra les parties malades à l'abri des impuretés de l'air, en les recouvrant constamment de linges bien propres, stérilisés par l'ébullition. On n'oubliera pas non plus que ces infections cutanées peuvent être contagieuses et se transmettre à d'autres enfants ou aux personnes qui les soignent.

Les éruptions non ulcérées, telles que l'*urticaire*, n'ont pas la même gravité. Il suffit de calmer les démangeaisons en saupoudrant la peau de poudre de talc. Mais, comme ces éruptions sont le plus souvent d'origine intestinale, il est toujours prudent de mettre l'enfant à la diète et d'appeler le médecin, pour les guérir et empêcher leur reproduction.

Accidents et blessures. — Épistaxis. — Un petit accident très fréquent est le *saignement du nez*, l'*épistaxis*. Elle est rare chez les bébés et ne se rencontre guère que dans la moyenne et surtout dans la grande enfance. Elle peut survenir spontanément ou à l'occasion d'un choc insignifiant. Si elle ne cesse pas très rapidement, comme cela est la règle, un certain nombre de moyens très simples peuvent faciliter l'arrêt : élévation des bras, aspiration d'eau fraîche par le nez, etc.

Si l'écoulement de sang est abondant, on obtient des

résultats plus rapides en plaçant dans la narine qui saigne un tampon d'ouate imbibé d'eau, dans laquelle on aura fait dissoudre le contenu d'un cachet d'antipyrine, ou, mieux encore, d'eau oxygénée officinale. Un bon moyen consiste à comprimer avec le doigt pendant quelques minutes la narine qui saigne.

On ne s'effraiera pas outre mesure si l'enfant s'évanouit sous l'influence de l'émotion, au moins autant que de la perte du sang ; cet évanouissement, dont on le fera sortir par quelques affusions fraîches, coïncide habituellement avec l'arrêt de l'hémorragie.

En dehors de l'épistaxis, les premiers soins qu'il convient de donner après un accident ont pour but, selon la gravité de ce dernier, d'en empêcher toute conséquence ultérieure fâcheuse ou de remplir les indications urgentes avant l'arrivée du médecin.

Contusions. — L'accident le plus commun est la contusion qui se manifeste par une *ecchymose* ou par une *bosse sanguine*. Lorsqu'elle se produit au niveau d'une partie dure, telle que le front, le moyen bien connu, qui consiste à appliquer une pièce de monnaie pour l'empêcher de se développer, est suffisant et ne présente pas d'inconvénient, à condition d'être utilisé sans brutalité.

Bien souvent les contusions ne nécessitent aucun traitement. Mais il faut être prévenu des conséquences possibles de certaines contusions internes, malgré leur bénignité apparente dans les heures qui suivent l'accident.

Après une *contusion de la poitrine,* on surveillera de près le petit blessé, afin de s'assurer qu'il n'est pas gêné pour respirer, qu'il ne tousse pas ; si on le voit pâlir progressivement, on peut craindre une hémorragie interne, surtout quand il accuse une vive douleur localisée, indiquant une fracture de côte.

Bien plus traîtresses encore sont les *contusions du ventre*, car un enfant, qui paraissait tout à fait remis dans les heures qui suivent l'accident, peut être brutalement emporté par une péritonite due à une appendicite ou à une perforation de l'intestin : un enfant qui a reçu un choc violent sur le ventre doit être, quel que soit son état apparent, mis sous la surveillance du médecin.

Ces accidents sont parfois bien plus dangereux que les *chocs sur la tête* si redoutés des parents, car ceux-ci, lorsqu'ils sont réellement graves, s'accompagnent de phénomènes apparents immédiats et ne donnent pas habituellement le change sur le danger qui peut en résulter.

PLAIES. — Bien que les plaies se cicatrisent en général facilement, elles sont toujours exposées à s'infecter, si on ne les soigne pas convenablement.

La première chose à faire, en présence d'une plaie ou d'une excoriation, souillées par des corps étrangers, est de les laver à grande eau et, si l'on peut, avec de l'eau bouillie. Il est toujours prudent de pratiquer ensuite un attouchement avec de la teinture d'iode, malgré la sensation désagréable qui en résulte. Pour terminer, on applique un pansement antiseptique, s'il s'agit d'une plaie tant soit peu profonde, anfractueuse, susceptible de suppurer, ou bien seulement un petit pansement adhésif, si la plaie est superficielle.

On ne saurait trop insister sur la nécessité de désinfecter avec soin toute plaie, même légère. Cette précaution est dirigée non seulement contre la petite suppuration sans gravité qui pourrait en résulter, mais encore contre une complication presque toujours mortelle, le *tétanos*. Celui-ci peut compliquer les plaies les plus minimes, mais il survient de préférence à la suite des plaies anfractueuses, profondes, contuses, surtout si elles sont souillées de terre ou de fumier. En présence d'une telle plaie, il convient de s'en rapporter au médecin, qui jugera de l'opportunité d'une injection préventive de sérum antitétanique.

Les plaies même insignifiantes donnent fréquemment lieu à une petite *hémorragie* sans gravité; ses effets peuvent même être considérés comme favorables, car elle réalise un nettoyage relatif de la plaie. On en vient facilement à bout par une compression légère, que l'on obtient en serrant un peu le pansement.

Il n'en est plus ainsi lorsqu'une artère d'un certain calibre est blessée. Le sang est rouge vif; il ne s'écoule pas en nappe, mais en un jet, qui subit des renforcements réguliers correspondant aux battements du pouls. Les hémorragies des grosses artères mettent rapidement la vie en danger; celles des artères de moyen calibre, quoique moins graves, ne s'arrêtent pas spontanément et la perte de sang abondante qu'elles provoquent anémie profondément les blessés ; elles ne peuvent être supprimées que par une ligature pratiquée par le médecin. En attendant l'arrivée de ce dernier, on arrêtera le sang en comprimant directement le vaisseau, non pas au niveau de la plaie qui est le plus souvent trop profonde, mais dans une région où ce vaisseau est relativement superficiel et repose sur un plan osseux résistant : la compression doit être faite dans la région de l'aine ou·du jarret pour l'artère de la jambe, dans le creux de l'aisselle pour celle du bras; les battements de l'artère que l'on peut sentir à la main montrent l'endroit exact où elle doit être pratiquée. Si les secours tardent à venir, on substituera à la compression manuelle une *ligature* faite avec un lien solide et un tampon de fortune, tel qu'un bouchon entouré d'ouate formant pelote, appliqué au niveau de la région où l'on sent les battements de l'artère. Les pertes de sang abondantes se manifestent par une vive sensation de soif que l'on doit satisfaire.

Les plaies, même sans gravité, lorsqu'elles siègent au niveau du visage ou d'une partie découverte, peuvent laisser après elles des *cicatrices* disgracieuses. On les évitera en faisant pratiquer des points de suture par le médecin.

CORPS ÉTRANGERS. — Certains objets piquants, épingles, épines, échardes de bois, peuvent rester dans la plaie. Leur présence n'est pas sans inconvénients, car les microbes qu'ils entraînent provoquent parfois des petits abcès. On cherchera prudemment à retirer le corps étranger, en prenant garde de ne pas l'enfoncer davantage, et, si l'on n'y réussit pas, on aura recours au médecin.

Les *corps étrangers de la conjonctive* sont souvent fort gênants et douloureux ; on cherchera à les retirer, en écartant les paupières, avec une feuille de papier mince ou une petite pince. En cas d'insuccès, on appliquera une compresse humide imbibée d'eau de camomille, maintenue avec un bandeau ; l'irritation que provoquent les mouvements des paupières est ainsi supprimée et l'inflammation de l'œil ne risque pas de s'exagérer avant l'extraction.

ENTORSES, FRACTURES. — Lorsqu'un enfant se trouve dans l'impossibilité plus ou moins complète de se servir d'un membre à la suite d'une chute ou d'un choc, il y a de grandes probabilités pour que cette impotence soit la conséquence d'une fracture ou d'une entorse.

Ce genre de blessures n'exige pas un traitement actif immédiat. Il est utile cependant de prendre certaines précautions destinées surtout à éviter la douleur.

Le plus important est d'immobiliser le blessé. A défaut

d'une gouttière qu'un pharmacien pourra procurer, on se contentera d'adapter au membre atteint une planchette en bois, plate, longue, entourée d'ouate, que l'on fixera avec des bandes.

Si les phénomènes douloureux siègent au voisinage d'une articulation et qu'une entorse semble probable, on appliquera un pansement humide.

Dans tous ces cas, il est important que le blessé soit examiné par le médecin le plus rapidement possible, car les parties lésées ne tardent pas à devenir le siège d'une tuméfaction gênante pour l'examen et pour le diagnostic.

*
* *

Nous venons de passer en revue les principales circonstances où le médecin doit être aidé et parfois suppléé. Pour compléter les notions nécessaires au rôle médical des personnes chargées de soigner des enfants, il reste à donner quelques indications sur la technique des soins prescrits par le médecin, dont l'application leur est habituellement confiée. Ce sont quelques-unes des fonctions les plus nécessaires de l'infirmière que nous voudrions les mettre à même de remplir dans certaines circonstances.

III. — TECHNIQUE DES SOINS A DONNER AUX ENFANTS MALADES

Lorsque l'enfant est malade, il convient tout d'abord d'appliquer les mesures d'hygiène qui sont déjà nécessaires à l'enfant sain ; il convient, en outre, de lui donner des soins d'un ordre un peu particulier, qui nécessitent quelque expérience.

Prise de la température. — Dès qu'un enfant paraît malade, il faut prendre sa *température rectale*, qui est la moins sujette à erreur. On le fera avec un thermomètre, dont la cuvette aura été préalablement vaselinée et qu'on n'oubliera pas de nettoyer après l'usage avec une solution anti-septique. Les figures ci-jointes (fig. 63 et 64) montrent la façon de placer les malades pour prendre aisément la température. Deux ou trois minutes d'attente sont suffisantes, avec un thermomètre sensible, pour que la colonne de mercure ait atteint son maximum.

Pour interpréter les résultats enregistrés avec le thermomètre, il convient de savoir quelle est la température rectale des enfants normaux.

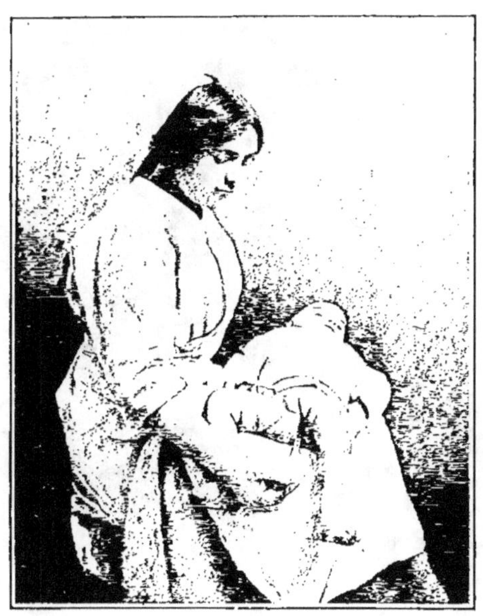

Fig. 63. — *Prise de la température rectale chez le bébé.*

La température du *nouveau-né* est 37°,7 à 37°,8. Dans les premières heures de la vie, elle tombe à 36°,5 et même moins ; puis elle remonte bientôt et reste définitivement au voisinage de 37°.

Chez le *nourrisson*, les températures du matin et du soir sont identiques ou ne diffèrent que d'un ou deux dixièmes de degré ; il y a *monothermie*. De simples irrégularités dans la courbe thermique peuvent être pathologiques.

A partir de cinq ou six mois, surtout quand le bébé commence à marcher, l'écart s'accuse entre le minimum matinal et le maximum vespéral. Au-dessus de 37°,8, on peut dire qu'il y a de la fièvre, à condition que la température soit prise au

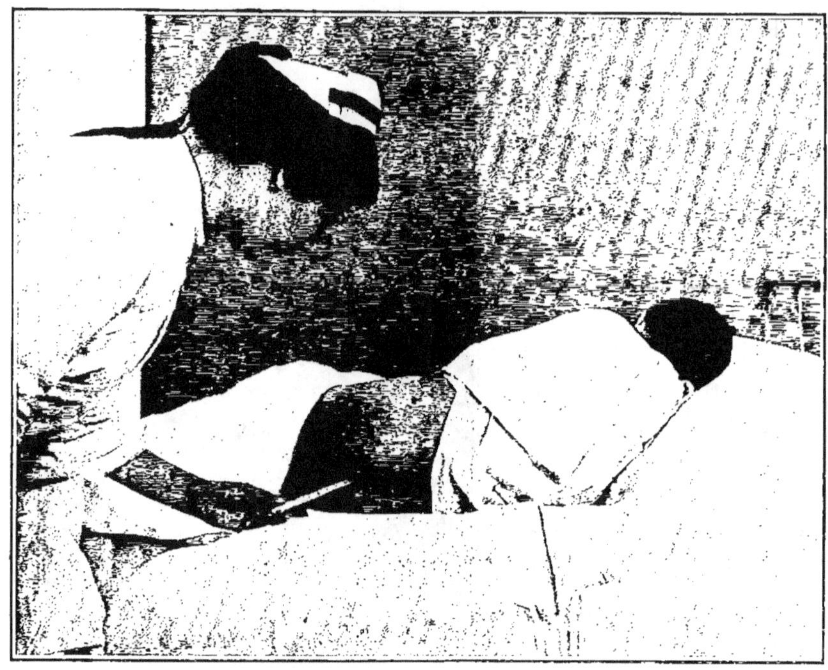

Fig. 64. — *Prise de la température rectale* chez le grand enfant.

repos. En dehors de tout état morbide, en effet, on voit, après un jeu violent, des élévations passagères à 38° et même plus.

Les *enfants nés prématurément* ont une température inférieure à la normale ; elle reste à 29°, 30°, 32°, à cause de la déperdition de calorique, due au défaut de pannicule adipeux, à l'étendue de la surface cutanée, à l'imperfection de la régulation nerveuse. Il est souvent nécessaire, comme nous l'avons vu, de les mettre en *couveuse*.

Bains. — On emploie les bains à des températures différentes suivant l'effet cherché :

Bains chauds	36 à 40°
— tièdes	31 à 35°
— frais	26 à 30°
— froids	20 à 25°

On les donne à *température constante*, ou *réchauffés*, ou *refroidis* pendant leur durée.

BAINS SINAPISÉS. — On appelle ainsi les bains auxquels on ajoute de la *farine de moutarde*, pour augmenter leur action révulsive. Ces bains peuvent être *généraux* ou *partiels*.

Le *bain de pieds sinapisé* est le plus communément employé des bains partiels. Il doit être donné chaud, à 38° ou 40°. On dilue 30 grammes de farine de moutarde par litre d'eau. Comme il se dégage des vapeurs irritantes, on recouvre les jambes du malade et le récipient d'une serviette destinée à empêcher qu'elles ne montent vers le visage.

Les *bains généraux sinapisés* peuvent, selon les cas, être donnés chauds ou tièdes. On place dans la baignoire un sachet de linge ou un nouet, contenant 60 grammes de farine de moutarde pour 20 litres d'eau, après l'avoir au préalable trempé dans l'eau froide pendant quelques minutes. La baignoire doit être également recouverte d'un drap entourant le cou de l'enfant.

Les *bains salés* employés dans le rachitisme, l'anémie, le lymphatisme, doivent être donnés tièdes et prolongés pendant un quart d'heure environ. On y met un kilogramme de gros sel de cuisine pour 40 litres d'eau. Au cours de ce traitement, on surveillera la peau de l'enfant, qu'il peut irriter.

Enveloppements humides. — On les emploie dans des circonstances multiples : sur le cou, au cours des angines et des laryngites ; sur les oreilles, en cas d'otites ; sur l'abdomen, sur les abcès, etc. On les applique enfin sur le thorax, dans les affections de l'appareil respiratoire, et tout

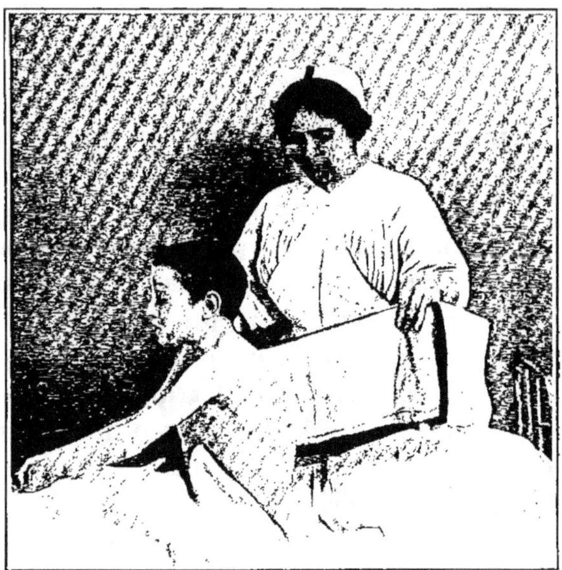

Fig. 65. — *Enveloppement humide du thorax.* — 1. Manière de disposer les différentes couches de l'enveloppement et de l'appliquer sur le dos du malade.

particulièrement dans les pneumonies et les bronchopneumonies.

Pour l'*enveloppement du thorax*, on fabrique, avec de la tarlatane pliée en douze à seize épaisseurs, une bande ayant à peu près dans sa largeur la hauteur de la poitrine, et suffisamment longue pour envelopper le tronc, de façon que les deux extrémités se recouvrent sur la poitrine. On la coud à grands points. On la trempe dans l'eau fraîche (de 18° à 25°, selon les cas), et on la tord pour en expulser l'excès d'eau.

On dispose sur une table les différentes pièces de l'enveloppement, c'est-à-dire de bas en haut une large bande de flanelle, une couche d'ouate, un taffetas-chiffon et enfin la tarlatane.

On applique l'enveloppement sur le thorax qui doit être entouré complètement. Les différentes couches sont croisées en avant et la bande est fixée par des épingles (fig. 65 et 66).

Lorsque l'enveloppement est bien imperméable, il ne se refroidit pas et peut être maintenu en place plusieurs heures. Dans les cas graves, il doit rester en permanence et on le renouvelle habituellement toutes les deux ou trois heures ; il est bon alors d'avoir en double un matériel de rechange, de façon à substituer immédiatement le nouveau à celui que l'on retire.

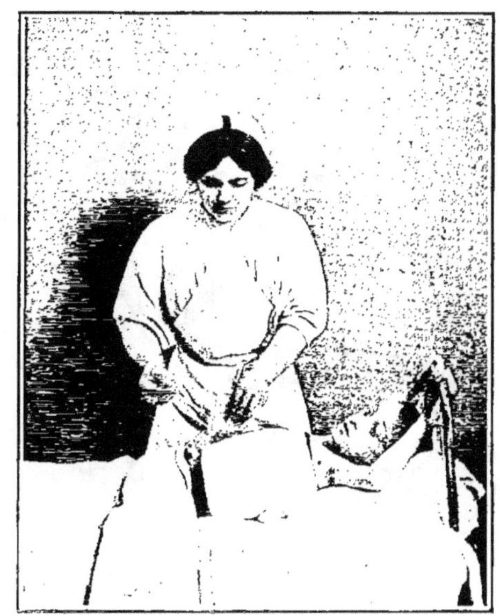

Fig. 66. — *Enveloppement humide du thorax.*
2. L'enveloppement en place.

Quand on veut obtenir une révulsion énergique de la peau, on peut jeter sur la bande humide de l'eau alcoolisée au moment de la mettre en place.

Cataplasmes, sinapismes. — Les cataplasmes sont avantageusement remplacés, pour la grande majorité des cas, par des compresses humides chaudes ; cependant, leur action sédative plus longtemps prolongée les fait encore employer dans un certain nombre de circonstances, pour calmer les douleurs viscérales profondes, en particulier les douleurs abdominales. Les cataplasmes à la farine de lin, dont la préparation est trop connue pour que nous nous y arrêtions, peuvent être remplacés par les ouataplasmes que l'on trouve tout préparés dans le commerce.

Les CATAPLASMES SINAPISÉS rendent encore des services appréciables par leur action révulsive, surtout dans les affections de l'appareil respiratoire. Nous mettrons en garde cependant contre les dangers qu'ils peuvent présenter ; il n'est pas rare, en effet, de voir survenir des brûlures profondes, susceptibles de laisser des cicatrices fort disgracieuses, après l'application prolongée de cataplasmes trop chauds ou trop sinapisés.

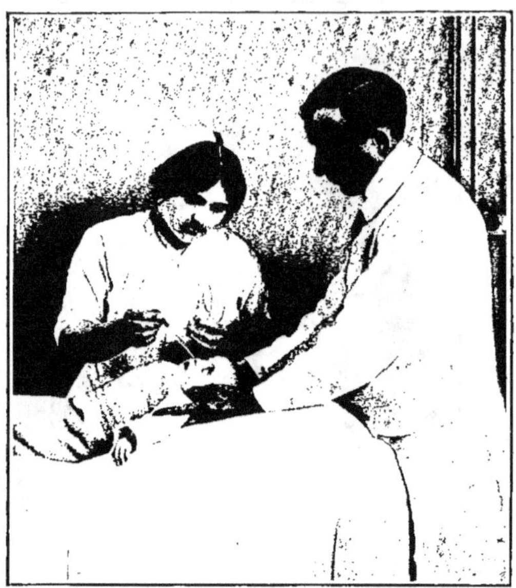

Fig. 67. — *Instillations dans le nez.*

Pour sinapiser un cataplasme, on peut soit saupoudrer de farine de moutarde la face interne du linge avant d'y verser le mucilage de graine de lin, soit, et cette pratique doit être adoptée pour les nourrissons, faire cuire la farine de moutarde avec la farine de lin, ce qui détruit en partie l'essence vésicante de la moutarde ; on mélange un quart de cette dernière avec trois quarts de la première. Un cataplasme ainsi préparé peut être laissé en place un quart d'heure à une demi-heure, en surveillant la rubé-faction.

En dehors du si-napisme Rigollot, il existe des ouata-plasmes sinapisés ou sinaplasmes, d'emploi plus facile.

Lavages et irrigations des cavités naturelles. — NEZ. — Les lavages du nez ont été un mo-ment très en faveur, mais on leur a re-proché, à juste titre, de provoquer des inflammations de

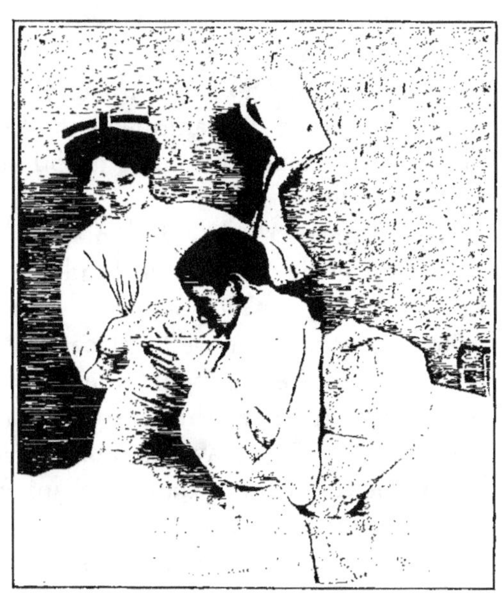

Fig. 68. — *Lavage de la gorge.*

l'oreille. On leur substitue avantageusement les *instilla-tions* de sérum artificiel tiède ou d'huiles antiseptiques (camphre, goménol), introduites avec un petit tampon d'ouate, un compte-gouttes (fig. 67) ou une cuiller spéciale en forme de sabot. L'emploi de seringues, qui permettent de pousser trop brutalement le liquide, n'est pas recommandable.

Nous signalerons à ce propos le danger pour les nourris-sons des préparations mentholées, trop répandues dans le public. Elles peuvent occasionner des accidents sérieux.

GORGE. — Les lavages de gorge doivent être pratiqués avec un bock muni d'un tuyau en caoutchouc et d'une canule en ébonite ou en caoutchouc durci, car l'enfant pourrait briser avec ses dents une canule en verre. Comme les enfants, surtout s'ils sont récalcitrants, risquent toujours de déglutir un peu du liquide, il faut n'employer que des solutions dépourvues de toxicité. Ces lavages d'ailleurs agissent surtout mécaniquement. On peut utiliser l'eau bouillie pure ou additionnée de 30 grammes de borate de soude par litre.

On fait incliner la tête de l'enfant en avant, bouche béante, et on dirige le jet vers le fond de la gorge (fig. 68); le liquide reflue par la bouche de chaque côté de la canule et tombe dans une cuvette placée sous le menton. Le bock doit être assez élevé pour que la force du jet provoque la contraction réflexe du voile du palais.

OREILLES. — Les lavages d'oreille sont un moyen brutal; ils risquent, surtout dans les inflammations suppurées, de faire refluer le pus dans les parties profondes et de provoquer des complications. Aussi, sauf dans des cas particuliers où ils doivent être pratiqués par une personne exercée, leur préfère-t-on les *bains d'oreille*, d'application facile et sans danger. On emploie de l'eau oxygénée diluée de la moitié ou du tiers de son volume d'eau bouillie tiède ; on verse dans le conduit auditif du sujet, placé la tête à plat sur le côté opposé, le liquide dont on facilite la pénétration en tirant sur la partie antérieure du conduit auditif ; puis, au bout de quelques minutes, on fait retourner la tête sur le côté malade pour évacuer le liquide.

TUBE DIGESTIF. — Les *lavages d'estomac* ou les *gavages*, sans présenter de très grandes difficultés, sont néanmoins des opérations trop délicates et surtout trop dangereuses, en raison d'une pénétration possible de la sonde dans les voies respiratoires, pour être pratiquées sans un apprentissage préalable.

Il est superflu d'insister sur la pratique des *lavements* donnés avec une poire ou un bock.

Les *lavages de l'intestin* ne présentent pas plus de diffi-

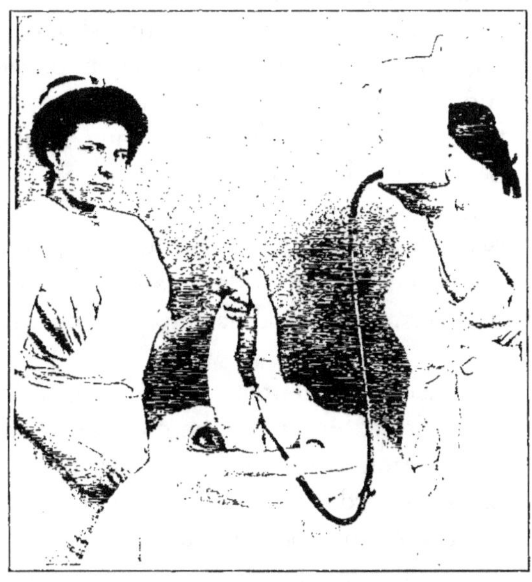

Fig. 69. — *Lavage de l'intestin.*

cultés et toute personne ayant charge d'enfants doit être à même de les exécuter.

Ils doivent être donnés avec un bock ou avec un entonnoir en verre d'une contenance de 200 à 300 grammes et plus, auquel on adapte un tube en caoutchouc et une sonde en caoutchouc du modèle des sondes urétrales.

Le liquide de lavage doit être tiède, sauf indications particulières ; c'est habituellement de l'eau de guimauve ou de l'eau bouillie.

La sonde vaselinée est introduite dans le rectum sur une longueur de 10 à 15 centimètres. On élève alors l'entonnoir à la hauteur suffisante pour assurer la pénétration lente du liquide (fig. 69). Puis, avant que le liquide ne disparaisse dans le tube de caoutchouc, on abaisse brusquement l'entonnoir de façon que le liquide s'écoule dans un récipient disposé à cet effet sur le sol. On répète cette manœuvre plusieurs fois, jusqu'à ce que le liquide revienne à peu près propre : on peut ainsi faire passer dans l'intestin, sans risquer de le distendre, une quantité importante de liquide, un demi-litre, un litre et même plus.

IRRIGATIONS VULVO-VAGINALES. — Ces injections sont nécessaires pour guérir les inflammations accompagnées d'écoulement de pus, qui se produisent parfois chez les petites filles.

Avant de procéder à l'irrigation vaginale, il faut faire un lavage des parties externes. On emploie de l'eau bouillie dans les inflammations simples ; pour les inflammations suppurées, on se sert d'une solution de permanganate de potasse à 25 centigrammes par litre d'eau.

La fillette est couchée sur le dos, le siège sur le bord du lit garni d'une toile caoutchoutée, les cuisses relevées et écartées. Les parties externes sont lavées avec un tampon d'ouate trempé dans le liquide ; puis on pratique le lavage interne avec une petite sonde molle en caoutchouc, que l'on introduit doucement sous le contrôle de l'œil ; il faut que le retour du liquide injecté se fasse facilement, pour éviter de distendre les cavités profondes. La sonde sera de petites dimensions et le liquide sera injecté sous une pression modérée, la différence de niveau entre la vulve et le bock devant rester assez faible.

Administration des médicaments. — Il est facile de faire prendre aux enfants très jeunes les médicaments liquides en potion : il suffit de les leur verser dans la bouche par petites quantités ; les substances solides peuvent être mises en suspension dans du lait.

Par contre, il faut tenir compte, dans une certaine mesure, des répugnances des enfants plus âgés : même lorsqu'on arrive à triompher de leur résistance, on ne le fait souvent qu'au prix de luttes et d'efforts prolongés ; on les laisse dans un état d'épuisement ou d'agitation qui n'est pas sans inconvénients pour leur santé.

Le goût des enfants n'est d'ailleurs pas absolument comparable à celui de l'adulte : ils acceptent avec une facilité relative des substances grasses nauséeuses, telles que l'huile de ricin ou l'huile de foie de morue, tandis qu'ils refusent les produits amers.

Lorsqu'on a recours à l'administration par la bouche, il est bon d'employer certains artifices pour dissimuler la saveur des médicaments.

On peut y arriver en les mélangeant à des produits sucrés ou aromatiques, qui flattent le goût du petit malade.

Il existe dans le commerce un grand nombre de préparations qui se proposent ce but. Pour d'autres médicaments, tels que l'aspirine, l'antipyrine, les sels purgatifs, l'ipéca, on peut additionner la potion prescrite d'un sirop aromatisé, sous réserve de l'approbation du médecin, car il faut éviter le mélange de substances incompatibles.

Les procédés employés pour faire absorber l'huile de ricin en l'incorporant entre deux couches de jus d'orange ou en la mélangeant à de la bière mousseuse sont trop connus pour que nous y insistions. Un excellent moyen est de l'émulsionner dans du lait chaud, très sucré.

Certaines poudres, telles que le phosphate de chaux, le tanin, sont faciles à dissimuler dans des confitures ou des purées.

Un autre moyen consiste à employer des sortes de bibe-rons à long col, connus sous le nom d' « oiseaux », que l'on introduit profondément dans la bouche ; la potion est avalée sans que l'enfant ait eu le temps d'en percevoir la saveur ou l'odeur.

Quand ces petits artifices ne pourront pas être utilisés, on se résignera à recourir à la force pour faire ingérer aux enfants les potions prescrites.

L'enfant est maintenu par un aide qui l'empêche de se débattre et l'immobilise ; les membres inférieurs sont fixés entre les jambes, une main maintient les bras et l'autre la tête qui doit être relevée.

On s'efforce alors d'ouvrir la bouche de l'enfant, ce qui n'est pas toujours facile, mais on finit par y arriver en pin-çant le nez jusqu'à ce qu'il ouvre la bouche pour respirer, ou en plaçant entre les dents le manche d'une cuiller au moment où il les écarte.

Une fois la bouche ouverte, on verse dans le fond de la gorge la substance médicamenteuse, qui est, en général, immédiatement déglutie.

Certains enfants, très indociles, s'efforcent de rejeter la potion, qu'ils conservent dans la bouche ; on peut les empê-cher en maintenant le nez pincé jusqu'à ce qu'ils fassent un mouvement de déglutition en reprenant leur respiration.

Il faut éviter de laisser le dernier mot à l'enfant dans cette lutte, car sa résistance en serait accrue ; les sujets les plus indociles finissent généralement par se résigner ou atténuer leur résistance lorsqu'ils reconnaissent l'inutilité de leurs efforts.

Avant d'en arriver à faire prendre les médicaments de force, on doit recourir, autant qu'il est possible, à d'autres voies et moyens d'administration.

Aussi les *suppositoires*, les *lavements médicamenteux* sont-ils d'un emploi courant chez l'enfant. Cependant leur usage n'est pas sans inconvénients : ils peuvent à la longue irriter l'intestin ; l'absorption des médicaments est souvent incomplète, ce qui nécessite des doses plus élevées ; enfin on n'est jamais sûr de la dose réellement absorbée, car le lavement ou le suppositoire peuvent être rejetés trop tôt après leur administration.

Les *injections sous-cutanées* permettent d'introduire dans l'organisme une dose rigoureusement connue ; elles évitent l'action plus ou moins irritante sur le tube digestif d'un grand nombre des substances employées en thérapeutique.

Les *frictions médicamenteuses* ne peuvent être employées que pour les produits susceptibles d'être absorbés par la peau ; leur nombre est très restreint. Elles ne sont pas sans irriter quelque peu les téguments.

Tel est le rôle des parents et des nourrices auprès d'un enfant malade. Ils doivent l'observer avec attention et rendre compte au médecin de leurs constatations ; ils doivent, en cas d'urgence et en attendant le médecin, avoir recours à certains traitements simples indispensables ; ils doivent savoir donner les soins conseillés par le médecin. Il leur faut limiter là leur ambition et éviter un zèle exagéré, dans l'intérêt même de l'enfant. Avant tout, *il ne faut pas nuire*, en voulant trop bien faire.

CHAPITRE VII

PROPHYLAXIE ET HYGIÈNE DES MALADIES INFECTIEUSES

PAR

NOBÉCOURT et **Prosper MERKLEN**

Les maladies infectieuses.

I. NOTIONS GÉNÉRALES SUR LES MALADIES INFECTIEUSES ET LEUR HYGIÈNE. — Agents pathogènes. — *Modes de contagion* : contagion directe, contagion indirecte. — *Épidémies*. Cas sporadiques, maladies endémiques. — *Évolution*. Maladies aiguës : incubation, invasion, période d'état, période terminale, convalescence. Maladies chroniques. — *Hygiène*. A. Mesures prophylactiques : isolement du malade et des suspects ; désinfection des locaux, des linges, etc. ; porteurs de germes ; stérilisation de l'eau de boisson. — B. Hygiène du malade : repos ; tenue de la chambre ; propreté ; aliments et boissons ; précautions à prendre par les personnes qui le soignent.

II. PROPHYLAXIE ET HYGIÈNE DES PRINCIPALES MALADIES INFECTIEUSES AIGUËS. — Rougeole. — Scarlatine. — Varicelle. — Variole. — Diphtérie. — Oreillons. — Coqueluche. — Fièvre typhoïde. — Méningite cérébro-spinale épidémique. — Paralysie infantile et poliomyélite aiguë épidémique.

III. PROPHYLAXIE ET HYGIÈNE DES PRINCIPALES MALADIES INFECTIEUSES CHRONIQUES. — Tuberculose. — Syphilis héréditaire.

L'enfance est l'âge de prédilection des *maladies infectieuses*. Ces maladies doivent être connues de toutes les personnes qui soignent les enfants, à cause de leur fréquence et de la gravité de beaucoup d'entre elles.

I. — NOTIONS GÉNÉRALES SUR LES MALA-DIES INFECTIEUSES ET LEUR HYGIÈNE

Les maladies infectieuses sont provoquées par le développement dans l'économie d'éléments vivants, infiniment petits, visibles seulement à l'aide du microscope, de formes et à caractères variés; on les dénomme *microbes, microorganismes, bactéries, bacilles, virus*. Certaines d'entre elles, même, sont dues à des agents *invisibles* avec nos instruments actuels.

Les unes durent quelques jours ou quelques semaines et ont une *évolution aiguë*, laissant ou non des séquelles : tels sont la *rougeole*, la *scarlatine*, la *varicelle*, la *variole*, la *diphtérie*, les *oreillons*, la *coqueluche*, la *fièvre typhoïde*, la *méningite cérébro-spinale épidémique*, la *paralysie infantile*. Les autres affectent une marche plus lente, véritablement *chronique* : ce sont la *tuberculose* et la *syphilis héréditaire*.

Modes de contagion. — Toutes les maladies infectieuses sont *contagieuses*. L'enfant malade transmet la maladie autour de lui et contamine d'autres enfants, quelquefois même des adultes. Le mode de contagion est particulier à chaque maladie et entraîne, pour la protection des sujets sains, des *mesures prophylactiques* appropriées.

Dans la *contagion directe* ou *immédiate*, les germes sont directement transmis par le malade à un sujet sain, avec lequel il se trouve en contact.

Dans la *contagion indirecte* ou *médiate*, les microorganismes sont transmis du malade au sujet sain par l'intermédiaire d'objets de toilette, d'ustensiles divers, de vêtements, de jouets, de livres, d'eaux impures. L'intermédiaire est parfois représenté par une personne saine, qui ne contracte pas la maladie, mais qui porte sur elle des germes provenant d'un sujet malade et les transmet à un enfant bien portant ; c'est un *porteur de germes.*

L'importance de la contagion indirecte varie avec chaque maladie. Dans les affections dues à des *germes résistants,* comme la diphtérie et la scarlatine, elle est la règle : le contage jouit d'une longue vitalité ; il supporte d'être transporté au loin ; il dure longtemps, sans être détruit. Dans les affections dues à des *germes fragiles,* la rougeole, par exemple, elle est l'exception : l'agent morbide succombe rapidement en dehors de l'organisme ou à la fin de la maladie. La résistance des germes est donc la condition nécessaire de la contagion indirecte, c'est-à-dire de la *diffusibilité* des virus à grande distance des malades.

Épidémies. — Sous des influences complexes et dans des circonstances souvent difficiles à déterminer, la contagion multiplie ses effets et la maladie frappe successivement ou simultanément un grand nombre d'enfants : on est alors en face d'une *épidémie.* Les épidémies trouvent un terrain très favorable à leur développement dans les groupements d'enfants, crèches, écoles, pensions, etc. Elles y acquièrent en même temps toute leur gravité. Des conditions identiques de vie en commun s'observent dans les casernes, et c'est pourquoi les soldats sont exposés aux mêmes maladies que les enfants. En matière de maladies infectieuses, l'agglomération constitue le pire des dangers.

Toutes les maladies contagieuses peuvent revêtir à certaines époques l'allure épidémique. A d'autres moments, au contraire, elles restent à l'état de cas isolés, à contagion limitée ; elles sont *sporadiques.* En les qualifiant enfin d'*endémiques,* on veut montrer qu'elles règnent de façon habituelle dans une zone déterminée. Ainsi, en France, la scarlatine, la rougeole, la diphtérie, etc., sont *endémiques* ; mais elles évoluent tantôt sous la forme *sporadique,* tantôt sous la forme *épidémique.* L'endémicité impliquant par définition l'existence continue de certains cas sporadiques, on écrit simplement, en pratique, que l'affection est *endémo-épidémique.*

Évolution. — L'évolution de presque toutes les MALADIES INFECTIEUSES AIGUËS peut être divisée en *périodes.* Ces périodes sont surtout bien caractérisées au cours de celles qui s'accompagnent d'éruption, des *fièvres éruptives* : rougeole, scarlatine, variole, varicelle.

Entre le moment où les microorganismes pénètrent dans l'économie et celui où éclatent les premiers symptômes, s'étend une période latente, dite *période d'incubation,* qui ne se révèle par aucun trouble apparent. La durée en varie pour chaque maladie. Durant ce temps, ou tout au moins pendant une partie de ce temps, l'enfant, quoique paraissant en bonne santé, est quelquefois déjà contagieux ; dans certaines maladies il l'est autant, sinon plus, qu'en pleine évolution morbide. La latence de la maladie empêche souvent de prendre les précautions nécessaires pour éviter sa diffusion. L'affection ne peut être soupçonnée que chez les enfants ayant été en contact avec des malades avérés ; il faut prendre à leur égard des mesures spéciales.

A la période d'incubation succède la *période d'invasion.* Celle-ci se caractérise par de la fièvre et par un ensemble de symptômes qui permettent souvent, mais pas toujours, à un médecin averti de porter un diagnostic précis. A cette période, l'affection est contagieuse ; quand le diagnostic est possible, toutes les mesures utiles sont faciles à ordonner.

Puis vient la *période d'état,* qui donne à la maladie son véritable cachet. Le diagnostic en est aisé dans la plupart des cas, mais non dans tous. Dans les fièvres éruptives, c'est l'éruption qui constitue la marque de l'affection ; dans la coqueluche, c'est la quinte de toux ; dans les oreillons, ce sont les tuméfactions des glandes salivaires, etc. La contagion persiste en général durant cette période.

La dernière période, *période terminale*, commence à la disparition des symptômes de la période précédente et se termine avec le début de la *convalescence*. Elle est quelquefois assez bien caractérisée et délimitée, dans les fièvres éruptives, par exemple ; dans d'autres maladies, sa physionomie est moins nettement différenciée.

Toutes les maladies infectieuses de l'enfance ne présentent pas cette *évolution régulière* ou *cyclique*, malgré leur marche d'abord progressive, puis régressive, plus ou moins nettement fixée dans ses grandes lignes. Ainsi les cadres précédemment tracés ne sauraient servir à la description de la diphtérie.

Les MALADIES INFECTIEUSES CHRONIQUES, *tuberculose* et *syphilis*, ont une évolution d'un tout autre ordre.

Hygiène. — Les maladies infectieuses nécessitent l'application de mesures hygiéniques très importantes. Elles comprennent des *mesures prophylactiques*, qui empêchent la propagation de la maladie, et des *mesures d'hygiène appliquées au malade*, qui aident à sa guérison.

A. MESURES PROPHYLACTIQUES. — 1º *Isolement du malade et des suspects*. — Dès qu'un enfant est atteint d'une maladie infectieuse, il convient de l'*isoler*.

L'*isolement du malade* doit être précoce ; des présomptions sérieuses d'infection suffisent à le légitimer, surtout en temps d'épidémie. Il supprime la *contagion directe*.

Dans les familles, on met l'enfant dans une chambre à part. Dans les agglomérations, écoles et crèches, on procède à son éviction immédiate. Dans les internats, on le place à l'infirmerie, en défendant tout rapport avec les autres malades. Dans les hôpitaux, on le transporte dans des pavillons réservés aux affections contagieuses.

L'isolement se prolonge jusqu'à la guérison, de manière à sûrement dépasser le temps de la contagion. Dans les écoles, l'exclusion est fixée par des *règlements scolaires*; leur application donnerait toute satisfaction, si le médecin scolaire n'ignorait trop souvent la maladie des élèves. Pour certaines affections, la durée de l'isolement est variable; elle dépend de la forme de la maladie et de l'examen bactériologique des sécrétions.

Afin d'éviter les surprises, dans la mesure du possible, les règlements scolaires exigent que l'enfant rapporte, à son retour à l'école, un certificat indiquant la maladie dont il a souffert. La mesure est excellente : elle permet de juger si le temps d'éviction a été suffisant et de prendre vis-à-vis des autres enfants les précautions nécessaires. Cependant ces dernières sont à ce moment, dans bien des circonstances, trop tardives pour donner leur plein effet ; il serait indispensable que les parents fissent connaître à l'école la nature de la maladie dès son début.

L'isolement doit de plus s'appliquer à tous les sujets qui ont été en contact avec le petit malade, à ses frères et sœurs, à ses petits camarades. Ceux-ci peuvent avoir été contagionnés par le malade durant les périodes d'incubation et d'invasion, avant que l'affection n'ait été reconnue. Il convient donc de les regarder comme *suspects*. La durée de leur isolement est déterminée par le temps de l'incubation, durant lequel ils sont, en cas d'infection, contagieux à leur tour. Passé le début présumé de la phase d'invasion, toute crainte est conjurée.

L'isolement est inutile, en principe, pour les enfants antérieurement touchés par la maladie, lorsque cette dernière est de celles qui confèrent l'*immunité*. Bien des maladies infectieuses — mais non toutes — n'évoluent pas deux fois sur le même organisme ; après une première atteinte, l'enfant est *immunisé*. Cependant, dans les affections transmissibles par l'intermédiaire de *porteurs de germes*, l'isolement est nécessaire, pour éviter la contagion qu'ils sont à même de diffuser autour d'eux.

Les règlements scolaires prescrivent l'isolement des frères et sœurs de tout enfant infecté durant le temps correspondant à la phase d'incubation de la maladie. On peut leur reprocher de ne pas faire de distinction suffisante entre les maladies transmissibles par contagion directe et les maladies transmissibles par contagion indirecte, de ne pas s'occuper des affections contagieuses par l'intermédiaire des enfants sains. On peut leur reprocher encore de négliger les voisins de classe, aussi exposés que les frères et sœurs. On peut leur reprocher enfin de laisser livrés à eux-mêmes les enfants suspects, qui vont jouer dans les rues et les squares, où rien ne les empêche de propager la maladie qu'ils couvent.

Cette dernière objection vise plus directement encore le *licenciement d'une école*, qui n'entrave nullement le contact de la rue.

Signalons, à ce sujet, la question d'ordre moral, intimement liée à cette question hygiénique ; abandonné sans surveillance, l'enfant, dans certains milieux sociaux, est exposé à tous les dangers du vagabondage.

2° *Désinfection.* — Tandis que l'isolement prévient la contagion directe, d'autres mesures tendent à s'opposer aux méfaits de la *contagion indirecte*.

La plus importante est la *désinfection*.

La *désinfection de la chambre* où a été traité le petit

malade est actuellement d'application courante. Elle est *obligatoire* pour plusieurs maladies infectieuses, dont la loi exige la *déclaration* auprès de l'autorité préfectorale. Elle est *facultative* pour d'autres maladies, dont la déclaration est également facultative. Elle détruit les germes qui pourraient s'être déposés sur les murs, les planchers, etc. Elle a son intérêt dans les cas où le microbe est doué d'une grande résistance, tel le bacille de la diphtérie; elle est très discutable dans les cas où il ne jouit que d'une vitalité minime, tel le microbe de la rougeole.

La désinfection des locaux ne saurait à elle seule donner une sécurité suffisante. Aussi importante est la *désinfection des objets*, linges et livres, qui ont été utilisés par le malade. On doit se souvenir que ces derniers constituent les véritables vecteurs de la contagion indirecte ; les linges, mouchoirs, draps, chemises demandent particulièrement à être stérilisés, à cause de leur contact prolongé avec le petit malade. La désinfection des livres est assez difficile en pratique ; mieux vaut souvent les brûler.

Dans les *écoles et autres collectivités*, la désinfection des locaux est utile, lorsque plusieurs cas d'une maladie infectieuse sont tour à tour signalés ; elle est même indiquée plus tôt, s'il s'agit d'une affection grave. C'est au médecin de la collectivité à décider.

3º *Porteurs de germes sains.* — On est souvent désarmé contre la contagion indirecte par les porteurs de germes. Cependant il est parfois possible d'intervenir. Dans les maladies dues à des microorganismes bien déterminés, comme la diphtérie ou la méningite cérébro-spinale, la recherche des porteurs de germes doit se pratiquer chez les gens qui vivent dans l'entourage de l'enfant malade. Les agents morbides siégeant dans la gorge et l'arrière-nez, l'examen bactériologique de ces cavités y décèle leur présence et permet de prendre les mesures nécessaires. La désinfection par des lavages, des gargarismes, des instillations nasales rend les plus réels services ; il est même sage de la prescrire à titre préventif sans examen bactériologique préalable. En outre, des mesures d'isolement peuvent être indiquées.

4° *Stérilisation de l'eau de boisson.* — La stérilisation de l'eau de boisson enraye la propagation des affections transmissibles par les eaux polluées, comme la fièvre typhoïde. Tout le monde sait à quels dangers on s'expose en ingérant des eaux de rivière, de puits ou de pluie non stérilisées.

Ces données montrent combien il est difficile d'arrêter la propagation des maladies par contagion indirecte. Les modalités de cette dernière sont en effet nombreuses, et notre action est encore bien incomplète. Elles nous échappent souvent, malgré la surveillance la plus attentive et la plus avertie ; c'est par elles que s'explique la persistance de bien des maladies contagieuses.

B. Hygiène du malade. — Les diverses maladies infectieuses nécessitent, au cours de leur évolution, l'emploi de mesures hygiéniques, dont beaucoup leur sont communes.

L'enfant malade est tout d'abord mis au *repos*. On le couche dans une *chambre* bien aérée, chauffée à 16° ou 18°, et on le laisse dans la plus grande tranquillité. On se garde de lui parler ou de solliciter inutilement son attention. On ne le dérange que pour les soins, et, entre temps, on le surveille en faisant autour de lui le moins de bruit possible. S'il dort, on ne le réveille pas, sauf nécessité évidente.

La plus grande *propreté* est de rigueur. On change souvent le linge de l'enfant, qui en éprouve, au surplus, un réel bien-être. On le lave régulièrement avec de l'eau bouillie tiède une ou deux fois par jour, en apportant un soin tout particulier à la figure, aux mains, aux pieds et à la région ano-génitale si prompte à s'infecter. On lui nettoie les yeux, qui s'irritent facilement. On s'occupe enfin du nez, de la bouche et du pharynx qui constituent l'habitat habituel de bien des microbes générateurs de l'infection ou causes d'infections associées. Il est toujours utile de donner un bain au début de la maladie ; souvent on renouvelle les bains au cours de l'affection dans un but thérapeutique ; en tout cas, à la fin, un dernier bain est indispensable avant de remettre l'enfant au contact de ses frères et de ses camarades.

L'enfant atteint de maladie infectieuse traverse toujours au début une *période fébrile*. Il faut à ce moment le nourrir légèrement ; le lait est un aliment suffisant. On le donne bouilli ou stérilisé, chaud ou froid, suivant le goût de l'enfant, en quantité variable selon son âge. Il est d'ailleurs en général indiqué de faire boire abondamment le malade ; les tisanes, les limonades, les eaux minérales légères, l'eau ordinaire sucrée ou aromatisée l'aident à uriner et par suite à éliminer les substances nocives d'origine infectieuse.

La fièvre tombée, on recourt plus ou moins tôt, sur l'ordre du médecin, à une nourriture légère : bouillies, crèmes, fruits cuits, compotes, purées, œufs, etc. Mais jamais les parents ne doivent modifier un régime sans avis médical : ils pourraient exposer leurs enfants à de sérieux dangers.

On évite la constipation. Mais il faut agir avec prudence et rejeter tout purgatif violent ; des laxatifs, des petits lavements, des suppositoires sont d'ordinaire assez efficaces. L'application de compresses tièdes ou fraîches sur le ventre, quelques massages abdominaux constituent encore d'utiles adjuvants.

Les *personnes appelées à soigner le malade* doivent prendre des précautions, pour se protéger elles-mêmes contre les germes infectieux et pour ne pas les transporter à d'autres sujets. En entrant dans la chambre du malade, elles mettent une blouse qu'elles gardent durant tout leur séjour ; elles l'enlèvent en sortant et la laissent dans la pièce. Elles ne quittent jamais la chambre sans s'être lavé les mains avec une solution antiseptique (sublimé, acide phénique, etc.) et sans les avoir savonnées.

Elles doivent, d'autre part, être en parfaite santé ; un léger rhume, un petit abcès, une simple conjonctivite suffisent à les éloigner. Elles seraient susceptibles de donner au malade une nouvelle infection, surajoutée à la première; les *complications* qui en résultent, les bronchopneumonies notamment, sont la plupart du temps autrement graves que la maladie causale.

Les mêmes mesures s'appliquent aux *personnes qui viennent voir l'enfant.* En principe, toute visite est interdite. Elle est toujours une cause de fatigue pour le malade, et, de plus, on ne sait jamais si les visiteurs n'apportent pas à l'enfant des germes nocifs.

De même, les parents du malade et les personnes qui le soignent s'abstiennent, sauf pour certaines affections déterminées, d'aller voir d'autres enfants, à qui, malgré toutes leurs précautions, ils seraient capables de transmettre la maladie.

Les règles générales que nous venons d'exposer doivent être aujourd'hui connues de tous. Elles contribuent largement à assurer la guérison des maladies infectieuses et à restreindre leur diffusion.

Mais, pour donner leur plein effet et ne pas entraîner des précautions exagérées, elles demandent à être adaptées à chaque maladie.

II. — PROPHYLAXIE ET HYGIÈNE DES PRIN-CIPALES MALADIES INFECTIEUSES AIGUËS

Nous venons d'indiquer les principes généraux qui doivent présider à l'hygiène et à la prophylaxie de toutes les maladies infectieuses ; il nous faut maintenant envisager les principales et exposer les mesures que réclame chacune d'elles.

ROUGEOLE

1º **Mesures prophylactiques.** — Personne n'ignore la fréquence de la rougeole dans le jeune âge. Elle sévit dans tous les milieux, à la ville comme à la campagne, dans toutes les classes de la société. Elle frappe les sujets solides aussi bien que les malingres. Elle épargne bien peu d'enfants, et la plupart de ceux qui y ont échappé dans leurs premières années lui paient un tribut tardif, à l'âge adulte et principalement pendant leur service militaire. Il semble cependant que le *nourrisson* présente à son égard une certaine immunité, et elle est rare avant six mois.

La rougeole est *endémique*, mais elle disparaît à peu près complètement à certaines périodes. A d'autres moments, surtout au printemps et en été, elle devient *épidémique* et atteint un grand nombre d'enfants. Les épidémies se diffusent rapidement à une ville, à une contrée, à un village, pour cesser au bout d'un temps relativement court.

La rougeole porte en particulier ses coups dans les *agglomérations d'enfants*, dans les crèches, les écoles, les patronages, etc. Un des membres de ces petites collectivités vient-il à être touché, d'autres vont bientôt l'être à leur tour, tandis que les malades rapportent l'infection à leurs frères et sœurs.

La rougeole est *très contagieuse*. La contagion s'exerce surtout pendant les *trois ou quatre jours qui précèdent l'éruption*, avant, par conséquent, que le diagnostic ne soit porté. Lorsqu'on a dépisté la rougeole, comme le microbe est très diffusible, l'enfant a déjà semé la maladie autour de lui et contaminé plusieurs de ses petits camarades. Ce point est très important ; il explique pourquoi il est si difficile de prévenir et d'arrêter les épidémies.

Le malade reste *contagieux tant que persiste l'éruption* ; il ne l'est plus guère après sa disparition.

Le virus se diffuse par le *mucus nasal* et par les *larmes*. Le malade le répand autour de lui *en toussant* et *en éternuant*. En dehors de l'organisme, le microbe ne jouit que d'une vitalité très courte. Il y a le plus ordinairement *contagion directe* ; la *contagion indirecte* par les objets ou les personnes ne se réalise guère, à moins d'un intervalle très court entre les contacts de l'intermédiaire avec l'infectant et avec l'infecté. Au contraire de la scarlatine, la rougeole ne se transmet pas à distance.

Avec le moment de la contagion commence la *période d'incubation* ; elle dure huit à dix jours. Chez les nourrissons, elle peut se prolonger dix-huit ou dix-neuf jours.

Ensuite débute la *période d'invasion*, caractérisée par la fièvre, une toux sèche, incessante et pénible, de la rougeur des yeux, du larmoiement, du coryza. Elle dure trois à cinq jours.

Enfin, treize à quinze jours après la contagion, apparaît l'*éruption*, et celle-ci est caractéristique. Elle se montre tout d'abord à la face, sur le front et derrière les oreilles. Elle s'accompagne d'une exacerbation de la fièvre et de divers autres symptômes. A partir du troisième jour, elle diminue, puis disparaît rapidement. S'il n'y a pas eu de complication, la convalescence est terminée en quelques jours.

Les données précédentes conduisent à des conclusions importantes en pratique.

a) *Il faut isoler tout enfant qui présente une éruption de rougeole.* — L'isolement est indispensable au moins jusqu'à la disparition de l'éruption. De façon générale, on peut fixer sa durée à huit jours après le début de l'éruption; les règlements scolaires actuels exigent seize jours avant la rentrée en classe.

Les personnes qui soignent le petit rougeoleux doivent seules pénétrer dans sa chambre. Elles revêtent au préalable une blouse, qu'elles quittent à la sortie. Elles se savonnent soigneusement les mains après avoir touché le malade.

En prenant ces précautions, elles peuvent aller voir d'autres enfants, sans craindre de leur porter la maladie.

b) *Il faut isoler tout enfant suspect d'être en incubation de rougeole.* — L'isolement doit être surtout rigoureux à partir du huitième jour consécutif à la contagion présumée. *Est considéré comme suspect* tout enfant qui, n'ayant pas encore eu la rougeole, *a été en contact avec un rougeoleux.* Mieux vaut un isolement inutile que la propagation de la maladie. L'isolement demande à être continué *jusqu'au moment présumé de l'éruption,* soit quatorze jours ; chez les nourrissons, il doit être prolongé dix-huit jours.

La contagion étant souvent ignorée, il est bon, toutes les fois qu'on le peut, d'*isoler un enfant qui a de la fièvre, du catarrhe oculo-nasal et de la toux.*

Comme les enfants qui ont été en contact avec le rougeoleux sont déjà contaminés, on peut se demander *s'il est utile, dans une famille, de les séparer du malade.* Il convient de le faire, non pas tant pour prévenir la maladie que pour éviter son aggravation par le groupement d'enfants pris successivement ; souvent, en effet, l'affection est plus sévère chez le deuxième rougeoleux que chez le premier, chez le troisième que chez le deuxième.

La rougeole confère l'immunité ; il est donc superflu d'isoler les enfants antérieurement atteints.

c) *La désinfection de la chambre et du matériel servant au malade est inutile après la rougeole, en dépit des obligations édictées par l'administration.* — La maladie, en effet, ne se transmet pas par les objets. Lors de la convalescence, toute source de contagion est même tarie.

La *déclaration de la rougeole* est obligatoire.

2º **Hygiène du malade.** — La rougeole est généralement une maladie bénigne, quand elle est bien soignée, quoiqu'il existe des formes graves de la maladie. Mais elle peut devenir sérieuse du fait des *complications.* Celles-ci consistent généralement en infections secondaires de la bouche, du nez, du pharynx, des oreilles, des yeux, de la peau et surtout des voies respiratoires (laryngites, bronchopneumonies). Il faut les éviter en soumettant le malade à une hygiène minutieuse.

Le rougeoleux doit être placé dans une *chambre* maintenue à une température de 16º à 18º ; on ne craindra pas de renouveler l'air, en prenant les précautions nécessaires pour empêcher le refroidissement. On évitera une lumière trop vive et même on entretiendra une demi-obscurité, car l'inflammation de la conjonctive rend douloureuses les impressions lumineuses. On a quelquefois l'habitude de garnir les fenêtres de rideaux rouges et d'entourer la lampe d'un verre rouge : les avantages de cette pratique sont tout à fait aléatoires.

L'enfant doit être *laissé au lit* pendant toute la durée de la maladie ; s'il n'a pas trois ans, on peut le promener de temps en temps sur les bras.

La *propreté* la plus minutieuse est de rigueur. Autant que possible, on donne un bain les premiers jours de la maladie ; l'eau, contrairement à une opinion courante, n'a pas d'action fâcheuse sur l'évolution de l'éruption. A défaut de bain, on lave toutes les parties du corps à l'eau chaude et au savon.

Les régions riches en microbes demandent une surveillance spéciale, pour éviter les infections secondaires. En lavant les *yeux* deux ou trois fois par jour avec une décoction chaude de camomille ou de guimauve, on prévient les conjonctivites ; en lavant la *vulve* matin et soir avec de l'eau bouillie ou de l'eau boriquée, on prévient les vulvites. Pour assurer l'antisepsie de la *bouche*, on a recours à des lavages à l'eau tiède avec le bock, pratiqués lentement et doucement ; on nettoie les dents et les gencives avec un petit tampon d'ouate hydrophile tenu au bout d'une pince. Le *nez* et l'*arrière-nez* sont désinfectés par l'instillation dans les narines de quelques gouttes d'une substance antiseptique non irritante.

Toutes les rougeurs et les érosions de la *peau* et des *muqueuses* sont enduites d'une vaseline antiseptique, au besoin touchées avec des antiseptiques plus énergiques et enfin convenablement pansées. Les mêmes soins sont de mise contre toutes les infections de la peau, impétigo, abcès, et contre les diverses variétés d'affections cutanées.

On veillera particulièrement à l'état des *cheveux*; s'ils sont mal entretenus, mieux vaut les couper ; sinon, on les lotionne à l'alcool camphré.

Enfin on fait en sorte que l'enfant ne soit pas souillé par ses urines ou ses matières ; on nettoie les régions génitale et anale après chaque selle, et on les poudre ensuite avec du talc.

Il importe de bien observer *l'état de l'intestin* : un laxatif a souvent son utilité, mais il faut se garder, contrairement à une habitude trop répandue, de purger le malade sans l'avis du médecin. C'est également au médecin à intervenir en cas de diarrhée ou de constipation.

Les troubles de l'intestin tiennent souvent à une alimentation défectueuse. Dans les premiers jours de la rougeole, alors qu'il y a de la fièvre, l'enfant n'a aucun appétit, mais il a fréquemment soif. On se borne donc à lui donner des infusions chaudes, bourrache, mauve, queues de cerises, etc., et des boissons acidulées, limonades, sirops de fruits, etc. Le bouillon de légumes, l'eau simple ou sucrée conviennent également. Après la chute de la fièvre, on autorise le lait, les potages et bouillies au lait et, à l'approche de la convalescence, les œufs et les purées.

Il est indispensable d'*interdire l'entrée dans la chambre* aux personnes malades ou atteintes seulement d'une légère indisposition, rhume de cerveau, grippe, angine légère, etc. Elles peuvent faire contracter aux rougeoleux des infections secondaires, qui provoquent parfois des complications redoutables. On défendra pour la même raison l'accès de la chambre à toute personne qui, atteinte de lésions de la peau, ne les aura pas protégées par un pansement. A plus forte raison, sera-t-on rigoureux dans le choix des gardes chargées de soigner le petit malade.

SCARLATINE

1º **Mesures prophylactiques.** — La scarlatine est une affection *endémique* et *épidémique*. Elle s'observe dans toutes les saisons, en particulier à la fin de l'hiver et au printemps. Elle frappe avec prédilection certaines familles et surtout certaines races, telle la race anglo-saxonne.

Rare chez les nourrissons, même chez les nourrissons allaités par des femmes scarlatineuses, elle commence à apparaître dans la deuxième et la troisième année ; elle atteint son *maximum de fréquence entre six et dix ans*. Elle s'attaque aux deux sexes sans distinction. On note une recrudescence de la maladie chez l'homme pendant la période du service militaire.

Les épidémies de scarlatine, dont il est impossible de déterminer la cause, sont d'étendue et d'intensité très variables. Comme toujours en pareille circonstance, plus les enfants sont agglomérés, plus ils offrent de prise à la maladie.

La *contagion de la scarlatine* est connue depuis longtemps.

Il est facile de la prendre sur le fait lorsqu'il s'agit de *contagion directe*, quand un enfant contracte la maladie après avoir été en contact avec un scarlatineux. Dans les agglomérations, la contagion directe est la plus redoutable ; un grand nombre d'enfants sont en général touchés. L'agent pathogène est contenu dans la *salive* et dans les *sécrétions du nez et du pharynx* ; en parlant, en se mouchant, en toussant, le petit scarlatineux projette autour de lui des produits infectés, qui, tombant sur ses camarades, ne tardent pas à les contaminer. Il peut se faire que le malade soit porteur d'une scarlatine très bénigne, à peine reconnaissable ou même méconnue, d'une *scarlatine fruste* en un mot. Le danger reste aussi grand pour les autres enfants ; les précautions d'usage sont négligées, et en vain cherche-t-on parfois l'origine de l'épidémie.

La *contagion indirecte* n'est pas moins redoutable. Le microbe de la scarlatine est, dans ce cas, transmis du sujet malade au sujet sain par l'intermédiaire d'*objets*, de *vêtements*, de *livres*, de *jouets*, de *lettres*. Ce mode de transmission est permis par la grande résistance du microbe, qui garde son activité pendant des semaines et des mois. Une *personne saine*, après un contact suffisamment prolongé avec un scarlatineux, peut également servir d'intermédiaire, sans tomber malade elle-même. Les parents des petits malades doivent donc s'abstenir de voir d'autres enfants.

La contagion s'exerce peut-être déjà pendant la *période d'incubation*, qui dure de quatre à sept jours en moyenne. Elle est d'autant plus à craindre que l'on approche de la *période d'invasion*; elle est hors de doute pendant cette dernière, qui dure douze à vingt-quatre heures et se caractérise par de la fièvre, des frissons, une angine plus ou moins intense et douloureuse. Elle se continue au moment où se montre l'*éruption*, qui débute au niveau de la poitrine, sous forme de larges placards rouges, avant de gagner le reste du corps.

Le dixième jour de la maladie, au plus tôt, commence la *desquamation*. La peau se recouvre de squames qui se détachent peu à peu ; aux mains et aux pieds, ce sont de véritables lambeaux d'épiderme. Les squames ont été longtemps regardées comme les agents de la contagion ; il est prouvé aujourd'hui qu'elles ne sont pas contagieuses par elles-mêmes, mais bien par les particules de mucus salivaire ou nasal dont elles peuvent être souillées. Les squames sont résistantes ; elles adhèrent aux vêtements ou à d'autres objets et deviennent ainsi l'origine de la contagion indirecte. On a vu, par exemple, la maladie se transmettre à la faveur de lettres écrites par des scarlatineux, à l'intérieur desquelles étaient incluses quelques squames. La contagion est possible tant que persiste la desquamation, soit quatre à cinq semaines.

En définitive, *la scarlatine est contagieuse du premier au dernier jour de son évolution.*

Par suite, une prophylaxie sévère s'impose.

a) *Il convient d'isoler tout enfant atteint de scarlatine.* L'isolement doit être prescrit dès les premiers symptômes et se continuer jusqu'à la fin de la période de desquamation. Il dure *en moyenne quarante jours,* temps d'éviction prescrit par les règlements scolaires. Ce chiffre est d'ailleurs sujet à des variations individuelles, que le médecin appréciera. Dans les formes bénignes, la desquamation peut être terminée avant les quarante jours ; dans certaines formes compliquées, des infections surajoutées prolongent la période dangereuse.

Toute personne approchant d'un scarlatineux est tenue à des précautions minutieuses, car la résistance du virus multiplie les chances de contagion. Elle doit mettre une blouse en entrant dans la chambre du malade ; à la sortie, elle la quitte et se savonne les mains.

L'isolement doit être aussi sévère pour les formes frustes que pour les autres. Leur diagnostic est d'une extrême importance pour la prophylaxie de la maladie ; il est urgent, chaque fois que l'on a quelque raison de soupçonner une scarlatine fruste, de s'adresser sans retard à un médecin.

b) *L'isolement des enfants suspects de scarlatine* s'impose également, car ils sont déjà contagieux durant la phase d'incubation, tout au moins durant les derniers jours. Grâce à cette précaution, les malades seront mis, dès le début, dans l'impossibilité de propager la maladie. *Cet isolement ne dépassera pas huit jours ;* après ce temps, la scarlatine ne se montre plus.

Tout enfant qui a été en contact avec un scarlatineux est suspect. Exception doit être faite pour les enfants qui ont déjà eu la maladie, car la scarlatine confère en général l'immunité. Cependant, ancien scarlatineux ou non, *l'enfant sain doit être isolé*, surtout si le contact a été intime et prolongé (enfants habitant sous un même toit); il peut, en effet, sans être frappé lui-même, servir d'intermédiaire pour le transport de la maladie à des tiers.

En temps d'épidémie, est suspect tout enfant atteint d'angine, même d'apparence banale.

c) La *désinfection de la chambre et des objets* utilisés par le malade est indispensable, pour éviter la contagion indirecte. Elle se pratique après la terminaison de la maladie.

La *déclaration* de la scarlatine est obligatoire.

2° **Hygiène du malade.** — A toutes les périodes de la scarlatine, des *complications* sont à redouter. Les plus communes s'observent *au niveau de la gorge et des reins*. Au niveau de la gorge, ce sont des *angines* capables de donner lieu à des *otites* ou à des *adénites* ; au niveau des reins, ce sont des *néphrites*, essentiellement caractérisées par de l'*albuminurie*. Presque toutes ces complications tiennent à des infections secondaires; aussi l'hygiène du malade joue-t-elle un rôle prépondérant dans leur prophylaxie.

Le scarlatineux doit être traité dans une *chambre* bien aérée; mais il faut éviter le refroidissement et les courants d'air, car le froid peut être la cause occasionnelle des néphrites. La température la meilleure est 16° à 18°.

L'enfant est *gardé au lit* pendant au moins trois semaines, et pendant plus longtemps encore si la maladie affecte une allure sérieuse. On le lève ensuite progressivement et on ne l'autorise pas à sortir avant la fin de la desquamation. Les premières sorties doivent être faites par un temps favorable, autant que possible aux heures de soleil ou tout au moins par une température relativement douce.

Il est essentiel d'*éviter les infections secondaires*, dont nous avons indiqué le danger. Elles ont pour portes d'entrée la peau et surtout la bouche et le nez ; on doit par conséquent sans cesse en assurer la propreté.

Les *bains* utilisés au début de la maladie maintiennent la peau en bon état. Tous les deux ou trois jours, on donne un bain savonneux tiède, à 32°-33° ; les jours intermédiaires, on fait une *lotion* sur tout le corps. Pendant la desquamation, on a recours à des onctions pratiquées avec de la vaseline antiseptique. On nettoie la *vulve* à l'eau boriquée, pour éviter les vulvites, qui se montrent assez fréquemment. Les draps et le linge de corps sont changés autant qu'il est nécessaire.

On fait matin et soir aux jeunes enfants des *lavages de la bouche et de la gorge* à l'eau bouillie ou à l'eau boriquée tièdes ; aux enfants plus grands, on ordonne des *gargarismes*. Après chaque prise d'aliments, la bouche est rincée à l'eau bouillie additionnée de 5 grammes de bicarbonate de soude par litre. On nettoie les dents avec une brosse ou un linge enroulé autour du doigt.

Pour nettoyer le *nez* et l'*arrière-nez*, on introduit deux ou trois fois par jour dans chaque narine, avec un comptegouttes de l'eau salée à 7 p. 1000 tiédie. Les enfants assez grands aspirent eux-mêmes ce liquide. Un autre procédé, également recommandable, consiste à mettre dans les narines soit quelques gouttes d'huile camphrée ou eucalyptolée, soit simplement de la vaseline camphrée ou boriquée.

Les collutoires utilisés pour les badigeonnages de la gorge et les grands lavages du nez sous pression offrent plus d'inconvénients que d'avantages.

Comme chez les rougeoleux, on panse toutes les *lésions cutanées*, même celles qui sont d'apparence insignifiante, et on apporte tous les soins désirables à l'entretien des *cheveux* et du *cuir chevelu*.

Une *alimentation* défectueuse entraîne de grands dangers au cours de la scarlatine. Durant la période fébrile du début, l'eau d'orge ou de riz, l'eau sucrée ou faiblement minéralisée, les tisanes, la citronnade et l'orangeade calment la soif; on y ajoute, comme seul aliment, le lait en quantité modérée. La fièvre une fois tombée, on augmente la dose de lait dans les proportions indiquées par le médecin. C'est le médecin aussi qui a seul qualité pour fixer le moment où une autre alimentation peut être, sans inconvénients, substituée au lait. En agissant sans son avis, on expose le petit malade à l'albuminurie.

Toute personne dont la santé n'est pas parfaite doit être écartée de l'enfant ; son contact pourrait devenir pour lui une source d'infections secondaires.

VARICELLE

1º **Mesures prophylactiques.** — Dans la généralité des cas, la varicelle (*petite vérole volante*) est une affection qui guérit sans incidents. Très commune, elle est, avec la rougeole, la plus répandue des maladies de l'enfance.

La varicelle est *endémique* et sujette à des *recrudescences épidémiques. Rare avant six mois*, elle se rencontre *surtout de deux à sept ans* et devient ensuite moins fréquente jusqu'à douze ans ; plus tard, les cas vont encore en diminuant, et, parmi les adultes, seuls sont atteints ceux qui n'ont pas contracté la maladie dans leurs jeunes années.

La varicelle se gagne par *contact direct. La contagion indi-*

recte par les objets n'est possible que dans une zone restreinte ; le germe est trop peu résistant pour se transmettre à distance. Sa faible diffusibilité contribue à limiter les épidémies ; elles restent cantonnées à une famille, à une maison, à une école, à une salle d'hôpital, etc.

La contagion s'exerce surtout avant que la maladie puisse être diagnostiquée. Par conséquent, lorsqu'une varicelle éclate, tous les enfants qui vivent auprès du malade sont suspects d'avoir été contaminés par lui. Nous ignorons du reste les voies suivies par le microbe pour pénétrer dans l'économie.

La *période d'incubation* est de onze à dix-sept jours, en moyenne de quatorze jours. La *période d'invasion* dure de douze à vingt-quatre heures ; elle ne se manifeste d'ordinaire que par un peu de fièvre et de malaise, et souvent passe inaperçue grâce à sa bénignité. Durant tout ce temps, l'enfant n'est, en général, pas isolé, et c'est alors qu'il contamine ses voisins.

La contagion persiste, peut-être atténuée, durant la *période d'éruption.* Celle-ci est caractérisée par des vésicules disséminées sur tout le corps ; elles ne tardent pas à se dessécher et à former des croûtes, qui tombent en une huitaine de jours. D'ordinaire les vésicules ne se montrent pas toutes simultanément ; elles éclatent en deux ou en trois poussées. Aussi la durée totale de la maladie est-elle variable. Il est prudent de regarder l'enfant comme contagieux jusqu'à la chute de la dernière croûte, c'est-à-dire pendant huit à seize jours.

a) *Il faut isoler le varicelleux* dès l'apparition des premiers symptômes. On prolonge l'isolement jusqu'à complète guérison. Les règlements scolaires le fixent à seize jours après le début de l'éruption : ce laps de temps est trop long si la maladie est fugace, trop court si elle est traînante et prolongée.

Le port d'une blouse et le lavage des mains sont de règle pour quiconque approche un varicelleux.

b) L'*isolement des enfants suspects* de varicelle doit se prolonger quinze jours ; c'est le seul moyen d'enrayer les épidémies d'école ou d'hôpital. S'il y a eu contagion, la varicelle éclatera durant cette période.

Cette règle ne s'applique pas aux enfants qui ont déjà eu la maladie ; celle-ci confère l'immunité.

Il est bon de *séparer du malade les enfants de la même famille*, quoique la maladie de l'un implique la contagion des autres. On évite ainsi les infections secondaires et l'aggravation possible de la varicelle.

c) La *désinfection de la chambre et des objets* qui servent au malade n'est pas nécessaire. Elle n'est de mise que si plusieurs varicelleux ont vécu dans un local, l'agglomération exagérant toutes les infections.

La *déclaration* de la varicelle n'est pas envisagée par l'administration.

2° **Hygiène du malade.** — La varicelle réclame les mêmes soins généraux que les autres maladies éruptives du jeune âge. On maintient l'enfant au lit durant toute l'affection ; on le lève ensuite peu à peu, en le gardant encore quelques jours à la chambre. Pendant la période fébrile et pendant les premiers jours, on ne lui permet que du lait ; puis on l'alimente légèrement.

La *propreté de la peau* offre ici une importance de premier ordre. Les vésicules peuvent en effet servir de portes d'entrée à des infections secondaires, qui entravent la marche normale d'une maladie naturellement bénigne et constituent même, dans des cas rares, il est vrai, un réel danger.

Ces affections sont souvent provoquées par les germes qui vivent normalement sur les téguments. Il est donc indispensable de *nettoyer la peau et les muqueuses* ; mais il convient de procéder avec grande douceur pour ne pas y produire d'excoriations. Le mieux est de donner un ou deux bains au début, avant que les vésicules ne soient formées ; on les prescrit à nouveau lors de la période de dessiccation. L'eau des bains doit être aussi propre que possible ; pour plus de sûreté, il est même utile d'y ajouter un antiseptique. Pendant l'éruption, on lave soigneusement la figure, les mains et la région ano-génitale.

Une autre bonne mesure, à la phase d'éruption, consiste à *poudrer* tous les jours l'enfant avec des produits inertes, sous-nitrate de bismuth, talc, acide borique pulvérisé, etc., et à recouvrir ensuite les parties les plus atteintes avec de la gaze stérilisée. On empêche ainsi le malade de se gratter et d'infecter par suite ses vésicules, en même temps qu'on assure le bon état de la peau.

Les *yeux* sont lavés avec de l'eau boriquée pour prévenir la conjonctivite. La *vulve* est lavée de même et munie d'un pansement protecteur.

Le *linge* doit être extrêmement propre ; de plus, il sera choisi souple et fin. On supprime ainsi une cause possible d'infection des vésicules.

L'*élimination des personnes souffrantes* complète la série des précautions à prendre pour prévenir les infections secondaires.

VARIOLE

Grâce à la généralisation de la vaccine et aux dispositions législatives qui l'ont rendue obligatoire dans diverses circonstances de la vie, la *variole* ou *petite vérole* est heureusement devenue assez rare, surtout chez l'enfant.

1° **Mesures prophylactiques.** — La variole est le seul exemple d'une affection dont l'éclosion soit entravée par l'inoculation préalable d'une autre maladie, toujours bénigne, la *vaccine*. La vaccination constitue donc la véritable prophylaxie de la variole.

Vaccine. — L'enfant doit être vacciné deux ou trois mois après la naissance ; on peut s'y prendre plus tôt, mais la vaccination réussit alors moins aisément. Toute vaccination négative à cet âge demande à être renouvelée au bout de quelque temps, de trois mois environ. L'enfant ne sera d'ailleurs pas admis dans une crèche ou une école sans un certificat de vaccination.

L'immunité créée par la vaccine vis-à-vis de la variole a une durée assez variable ; on admet une moyenne de sept ans et le règlement scolaire prévoit une revaccination obligatoire à l'âge de dix ans, une autre à l'âge de vingt ans. Des certificats de revaccination sont réclamés par tous les établissements publics où l'adolescent peut être appelé à entrer ; au régiment, la revaccination a lieu d'office.

En temps d'épidémie de variole, la vaccination s'impose, indépendamment de toute vaccination antérieure, à moins que cette dernière ne soit très récente. Un cas de variole vient-il à se déclarer, non seulement doivent se soumettre à la vaccination les membres de la famille quel que soit leur âge, mais encore tous les habitants de la maison et des maisons avoisinantes, de même que les gens qui ont été en rapport avec le malade. C'est ainsi que, dans les écoles, on vaccine en pareille circonstance les maîtres et les enfants. La vaccine inoculée à un sujet déjà en incubation de variole atténue en général la gravité de cette dernière ; une fois la variole déclarée, la vaccine demeure sans action sur elle et devient inutile.

CONTAGION DE LA VARIOLE. — La variole peut être due soit à une *contagion directe*, soit à une *contagion indirecte*, justifiée par la résistance du virus, qui dure des mois, et par sa grande diffusibilité.

Elle est actuellement plus endémique qu'épidémique. Les mauvaises conditions hygiéniques aident à sa propagation, et les ravages occasionnés par la maladie en 1871 sont encore présents à bien des mémoires.

La *période d'incubation* dure de huit à quatorze jours.

La *période d'invasion*, qui ne dépasse pas quatre jours, s'accompagne de symptômes généraux, fièvre, frissons, etc., et de symptômes douloureux, maux de tête, douleurs lombaires, etc., les uns et les autres très accusés ; l'affection est déjà contagieuse à ce moment.

La *période d'éruption* se caractérise par des vésico-pustules plus ou moins abondantes, apparaissant sur toute l'étendue de la peau et sur les muqueuses buccale, nasale, pharyngée, conjonctivale, etc. Ces éléments suppurent bientôt, et la *période de suppuration* est très pénible pour le malade. Ils se dessèchent et se transforment en croûtes à partir du dixième jour qui suit le début de l'éruption ; la *période de dessiccation* dure quinze à vingt jours.

Les pustules restent contagieuses durant toute leur évolution. Il convient de considérer la maladie comme transmissible jusqu'à la chute de la dernière croûte. Une fois guéri, le malade présente des *cicatrices* qui dureront indéfiniment.

a) *L'isolement des varioleux* est une règle qui ne souffre pas d'exception. Le malade ne peut être soigné chez lui que si la prophylaxie est facile à réaliser ; sinon, le transport dans des hôpitaux spéciaux doit se faire sans retard.

L'isolement dure jusqu'à la chute de la dernière croûte. Les règlements scolaires le fixent à quarante jours ; ils n'admettent la rentrée de l'enfant que sur le vu d'un certificat médical constatant la guérison et affirmant que le malade a été baigné. Si la chute des croûtes est plus longue, l'isolement est prolongé d'autant.

Quiconque approche le malade revêt une blouse spéciale pendant son séjour auprès de lui, et se lave soigneusement les mains et le visage en quittant la chambre. Une infraction à ces règles peut être fort dangereuse, et on ne saurait admettre aucune atténuation. Les gardes ou parents chargés de soigner le varioleux auront été revaccinés récemment ; en cas de résultat négatif, on recommencera l'opération.

b) La *revaccination de l'entourage* constitue la meilleure garantie contre la propagation de la variole. Elle n'empêche pas cependant l'*isolement des frères et sœurs du malade et des autres enfants avec qui il a été en rapport.* Ceux-ci peuvent être déjà en incubation, et rien ne prouve que la variole ne soit pas alors déjà contagieuse. La durée de l'incubation conduit à fixer à quinze jours l'isolement des suspects.

La variole confère l'immunité. Il faut néanmoins *isoler les sujets qui ont été déjà atteints* ; ils pourraient en effet servir de vecteurs au virus, dont on connaît la résistance.

c) La *désinfection* doit être soigneusement pratiquée en cas de variole. On désinfectera l'appartement où habite l'enfant, sans se borner à la pièce où il est traité. En cas de transport à l'hôpital, on désinfectera la chambre où il est tombé malade et la voiture qui l'a emmené ; on désinfectera l'école qu'il fréquente ; on désinfectera tous les objets, linges, couvertures, etc. ; on désinfectera les selles par addition d'acide phénique, de chlorure de zinc ou de sulfate de cuivre à 5 p. 100.

La *déclaration* de la variole est obligatoire.

2º **Hygiène du malade.** — L'enfant atteint de variole est mis dans une chambre à 18º, convenablement aérée. Il est bon de n'y laisser pénétrer que de la *lumière rouge*, qui atténue l'intensité de l'éruption et qui, employée dès le début, hâte la dessiccation.

Les *soins de la peau* doivent être minutieux. Dans les premiers jours, un bain tiède de sublimé donné quotidiennement en maintient la propreté ; ultérieurement, il faut n'user des bains qu'avec prudence pour éviter l'ulcération des pustules et leur infection secondaire ; on les reprend au moment de l'apparition des croûtes et on les continue jusqu'à leur chute définitive.

Plusieurs procédés thérapeutiques ont été proposés pour diminuer l'intensité de l'éruption. Il appartient au médecin de décider leur opportunité.

Les pratiques antiseptiques doivent s'étendre à la *bouche*, à la *gorge* et au *nez*, dont les sécrétions sont contagieuses. L'eau oxygénée à 12 volumes, étendue de deux tiers ou de trois quarts d'eau bouillie, représente un des meilleurs agents à employer pour les lavages et gargarismes, qui sont de mise deux ou trois fois par jour pendant la durée entière de l'affection.

L'huile camphrée, résorcinée ou eucalyptolée à 1/10e, en instillations dans les narines, est un désinfectant efficace.

On change le linge très souvent ; on le prend souple et fin, de manière à prévenir l'excoriation des pustules.

L'*alimentation* ressemble, durant la phase fébrile, à celle de toutes les infections aiguës : lait, tisanes, bouillon de légumes, etc. Dès qu'il est possible, on ordonne une alimentation plus substantielle, qui aide l'enfant à récupérer ses forces.

Le calme le plus complet est indispensable pendant toute la maladie.

Il convient enfin de savoir que la variole se complique assez souvent d'accidents sérieux, dont quelques-uns mortels. Parmi eux, citons les *hémorragies*, parfois assez abondantes et répétées pour imprimer à la maladie un cachet spécial (*variole noire*). Ils exigent naturellement une intervention médicale immédiate.

DIPHTÉRIE

La diphtérie est une des maladies infantiles les plus sérieuses. Elle se traduit par des fausses membranes grisâtres; elles renferment des bacilles qui forment des poisons ou *toxines*, diffusant dans tout l'organisme. Lorsque les fausses membranes se développent dans le pharynx et sur les amygdales, on est en face de l'*angine diphtérique*; lorsqu'elles envahissent le larynx, on a affaire au *croup*. Elles s'observent aussi dans les narines, surtout chez les nourrissons, sur les conjonctives, à la surface de la peau, etc. Les poisons engendrent souvent des lésions au niveau d'organes importants : système nerveux (paralysies), cœur (myocardite), reins (néphrite), etc.

La gravité de la diphtérie a considérablement diminué depuis l'emploi du *sérum antidiphtérique*. Cependant elle reste encore une des affections les plus meurtrières de l'enfance.

1º **Mesures prophylactiques.** — La diphtérie se voit à tout âge, mais avec une certaine prédilection de deux à sept ans. Elle est de tous les pays et de toutes les saisons ;

toutefois elle se rencontre surtout dans les pays froids et humides, au printemps et à l'automne. Elle est *endémo-épidémique*, et l'on connaît depuis longtemps sa nature infectieuse et contagieuse. L'agent pathogène est bien déterminé; c'est un bacille qu'on retrouve constamment dans les fausses membranes et qu'on désigne couramment sous le nom de *bacille de Klebs-Lœffler*.

Il est peu d'affections aussi contagieuses que la diphtérie. Très diffusible, le microbe se transmet avec la plus grande facilité par *contact direct*; très résistant, il se propage par *contagion indirecte*, et, comme il garde longtemps sa vitalité, il donne encore lieu à la contamination bien après l'extinction de la maladie.

Lorsqu'un enfant est atteint de diphtérie, il peut infecter par *contagion directe* non seulement les autres enfants de son entourage, mais aussi les adultes : les exemples abondent de médecins, d'infirmières, de parents contagionnés en soignant un enfant malade; bien souvent aussi c'est à un enfant diphtérique qu'on a dû rapporter l'origine d'une épidémie de famille, d'école, de village, de quartier, etc. La diphtérie est, par suite, particulièrement dangereuse dans les collectivités; si on ne s'oppose pas à sa diffusion, elle y exerce de grands ravages.

La contagion s'exerce dès le *début de la maladie.* Celle-ci ne tarde pas à s'imposer à l'attention, après une *incubation* de durée très variable, quelques heures, quelques jours ou davantage. En cas d'*angine*, la gorge et les amygdales deviennent rouges et se recouvrent en vingt-quatre ou trente-six heures de membranes ; dans le *croup*, la toux prend un timbre rauque et la voix s'éteint ; le *coryza*, surtout chez le nourrisson, s'accompagne d'une sécrétion sanieuse et purulente des plus suspectes. Si l'examen local suffit, en général,

à affirmer le diagnostic, il est souvent nécessaire de lui associer l'*examen bactériologique* de la gorge ou du nez.

La constatation des symptômes que nous venons de
signaler exige une *intervention médicale immédiate* : la précocité du traitement est une des premières conditions de la
guérison et, d'autre part, des mesures urgentes s'imposent
pour éviter la contagion de l'entourage.

Après la guérison de la diphtérie, le malade peut garder
encore des bacilles dans la gorge et *rester contagieux*. La
durée de la contagiosité est très variable suivant les cas ;
on peut la fixer en moyenne à trois ou quatre semaines. Si
l'examen bactériologique de la gorge, ou celui du nez chez
le nourrisson, pratiqués à deux reprises, montrent la disparition des bacilles avant ce temps, on est en droit de
considérer comme close la phase de contagion. Les bacilles
peuvent, par contre, persister plus longtemps ; mais souvent
alors ils sont dépourvus de virulence, et il ne faudrait pas
attribuer à leur présence une signification trop étroite ; ils
existent maintes fois du reste dans la gorge d'enfants en
bonne santé.

La *contagion indirecte* s'exerce fréquemment. Le bacille
de Lœffler peut demeurer fixé sur des objets, dans des
linges, dans des poussières, etc., sans être détruit ; il perd
souvent sa virulence, mais il peut la récupérer sous l'influence de conditions variées. Cette donnée rend compte de
la *contagion tardive* de la diphtérie et de son *transport
lointain* par les objets.

Les *individus sains* servent aussi de vecteurs à la diphtérie ;
il existe des *porteurs de germes sains*, qui transmettent la
maladie d'enfants malades à des enfants encore indemnes.

Il y a enfin des cas où aucune cause de contagion ne peut
être relevée. Sans doute le bacille végète alors depuis

longtemps dans la gorge ou l'arrière-nez, sans avoir jusque-là marqué sa présence par aucun trouble; des circonstances nouvelles le rendent virulent.

Un individu atteint de diphtérie n'est pas à l'abri de poussées ultérieures ; *la maladie ne confère pas d'immunité.*

a) *L'isolement du diphtérique doit être absolu.* L'entrée de la chambre est interdite à toute personne dont la présence n'est pas indispensable. Pour prévenir les effets de la contagion indirecte, toujours possible, des frères et sœurs, on les éloigne du milieu familial, à condition de pouvoir les confier à des gens vivant sans enfants.

Il est difficile de fixer de façon absolue la *durée de l'isolement des malades.* Théoriquement, les règlements scolaires indiquent trente jours après le début de la maladie; ils exigent au surplus que la guérison soit constatée par certificat médical. Cependant, si deux examens bactériologiques, pratiqués à huit jours d'intervalle, montrent l'absence du bacille de Lœffler, on est en droit de suspendre l'isolement. Par contre, la persistance du bacille au delà de trente jours demande à être interprétée, et il appartient au médecin de prendre les décisions nécessaires dans chaque cas particulier.

Les *personnes qui soignent le malade* mettront une blouse en pénétrant dans la pièce et l'enlèveront à la sortie. Elles ne quitteront jamais le malade sans se laver les mains ; elles feront même bien de procéder à ce lavage chaque fois qu'elles l'auront touché. Ces précautions sont ici des plus importantes et, sous aucun prétexte, il ne faudra s'en départir.

Après les lavages de gorge ou sous toute autre influence, le diphtérique rejette parfois des fausses membranes. Ces dernières étant remplies de bacilles de Lœffler, il y a lieu de les recueillir dans un crachoir et de les faire bouillir dans de l'eau additionnée de liqueur de Labarraque ou de sublimé pour détruire les germes.

b) *L'isolement doit s'étendre aux frères et sœurs des diphtériques et à tout enfant qui a été en contact avec eux.*

L'ensemencement de la gorge mérite encore d'être pris pour guide, et, en principe, la présence de bacilles dans le pharynx entraîne la continuation de l'isolement. Néanmoins la règle est susceptible d'atténuation ; le nombre des bacilles et leur persistance donnent lieu à des appréciations de même ordre que plus haut. La variabilité de la période d'incubation interdit d'ailleurs de fixer de façon uniforme la durée de l'isolement; il est sage toutefois de retenir une moyenne de quinze jours, quitte à l'abaisser, si deux examens bactériologiques de la gorge sont négatifs.

c) Le *sérum antidiphtérique* constitue un moyen précieux de préservation contre la contagion. Ce médicament ne guérit pas seulement la maladie; il la prévient encore pour un certain laps de temps.

Si les personnes en contact avec un diphtérique doivent contracter la maladie, elles passent par une phase d'incubation durant laquelle elles ont des bacilles dans le pharynx. En ensemençant le mucus de la gorge, le médecin met facilement ces bacilles en évidence. A défaut d'ensemencement, il convient d'examiner la gorge matin et soir. Dès que l'on constate la présence des bacilles ou l'existence d'une diphtérie à son début, une injection sous-cutanée de sérum est de rigueur. Si la diphtérie n'est pas encore en évolution, le sérum peut l'entraver en fournissant au sujet une immunisation de trois à quatre semaines. Si elle a déjà commencé, le sérum constitue la meilleure thérapeutique à instituer.

Beaucoup de médecins inoculent tout enfant qui a été en

contact avec un diphtérique. Cette ligne de conduite est particulièrement sage lorsqu'elle s'applique à des enfants de moins de trois ans ; on engagerait fortement sa responsabilité en s'opposant à cette petite intervention.

Ce sera d'ailleurs toujours au médecin à apprécier l'opportunité des injections préventives de sérum et à les pratiquer. Il se conformera, pour ce faire, à des règles générales et tiendra compte des circonstances spéciales à chaque cas.

L'*injection préventive de sérum* met l'enfant pour un mois environ à l'abri de la diphtérie ; mais cette pratique ne saurait abréger la durée de l'isolement, car l'enfant sain, porteur de bacilles, demeure capable, malgré l'injection, de transmettre la diphtérie autour de lui.

Le sérum existe sous forme de *pastilles*; en suçant une douzaine de ces pastilles par jour, le malade, qui doit évidemment être déjà assez grand pour pouvoir se prêter à cette manœuvre, aide à la disparition ou à la diminution des bacilles. Le procédé ne se montre d'ailleurs pas infaillible.

d) *Les soins antiseptiques de la bouche, de la gorge et du nez* sont d'une réelle utilité prophylactique, à condition d'être convenablement pratiqués. Les divers topiques préconisés ont fait leur temps. On se borne à des *gargarismes*, ou à des *lavages de la gorge* pour les enfants encore petits, avec de l'eau bouillie, de l'eau additionnée de 30 grammes d'acide borique ou de borate de soude par litre. Des instillations de quelques gouttes d'huile camphrée à 1 p. 10 réalisent dans une certaine mesure l'antisepsie des fosses nasales; elles trouvent tout particulièrement leurs indications chez les enfants prédisposés à la diphtérie nasale par des lésions de l'arrière-nez (végétations adénoïdes, etc.); elles s'imposent aussi chez les nourrissons, sujets à la diphtérie du naso-pharynx.

En appliquant ces soins aux enfants suspects de diphtérie, on a tout naturellement l'occasion de regarder leur gorge. La plus légère rougeur doit être prise en considération et soumise à l'examen médical ; *toute angine, même d'aspect banal, éclose après contact avec un diphtérique, peut être une angine diphtérique.* Un traitement précoce réussit parfois à lui imprimer une marche relativement simple et bénigne.

Les mêmes considérations s'appliquent aux *modifications du timbre de la voix et de la toux* (croup) et à l'*apparition de sécrétions nasales* (coryza diphtérique).

La diphtérie ne conférant aucune immunité, on soumet aux règles habituelles les enfants antérieurement frappés.

e) *La désinfection est indispensable* après la diphtérie. Elle doit porter sur le *local* où a été traité l'enfant, ainsi que sur les *objets*, couvertures et pièces de linge dont il s'est servi. Elle constitue une des seules pratiques efficaces contre la contagion indirecte à longue échéance.

On aura soin d'*aviser le directeur de l'établissement scolaire* fréquenté par l'enfant. Dans bien des cas, en effet, l'administration, de concert avec son médecin, y fera également procéder à la désinfection.

La *déclaration* de la diphtérie est obligatoire.

2° **Hygiène du malade.** — L'enfant atteint de diphtérie doit rester au *lit* pendant toute la durée de la maladie. On le couche dès les premiers symptômes et on le garde au repos, pendant huit à dix jours au moins, dans les formes bénignes et précocement traitées. Dans les formes graves et dans les formes tardivement soignées, le repos se prolonge un mois ou davantage, car la diphtérie, surtout si elle est maligne, donne parfois lieu à des accidents sérieux après la terminaison de la période aiguë et la disparition de l'angine. C'est une maladie dont *la convalescence doit se passer au lit.* On lève ensuite l'enfant progressivement et avec prudence, et on ne le laisse pas sortir avant qu'un temps suffisamment long ne se soit écoulé.

On place le malade dans une *chambre* claire, bien aérée et bien chauffée ; si le larynx a tendance à se prendre, il est bon de faire des *fumigations*. On ordonne au malade le plus grand calme ; on lui évite toute cause d'émotion ou d'excitation ; on lui parle peu et on le remue le moins possible.

La plus grande *propreté* est de rigueur. On surveille, en particulier, les régions où le médecin pratique les injections de sérum ; si l'enfant se plaint de quelque douleur à leur niveau, on a recours à des applications humides et chaudes qui constituent un excellent calmant.

L'antisepsie de la bouche, de la gorge et du nez joue un rôle important dans une affection dont l'agent pathogène se localise en ces régions. Lorsque la diphtérie est bénigne, on se contente de lavages chez les petits enfants, de gargarismes chez les enfants plus grands, faits avec de l'eau bouillie, boriquée ou boratée. Lorsque la diphtérie est plus grave, on remplace parfois les substances antiseptiques précédentes par de plus actives.

Pour le *nez*, l'huile camphrée réalise une désinfection appréciable, sans provoquer d'irritation de la muqueuse. Plus l'enfant est jeune, plus cette désinfection nasale demande à être sévère.

Le *larynx* doit être l'objet d'une attention constante. Les modifications de la toux et de la voix seront immédiatement signalées au médecin ; elles traduisent fréquemment le début du croup.

Si les *ganglions du cou* se tuméfient et deviennent le siège de phénomènes inflammatoires, de larges pansements humides et chauds rendent de grands services.

Une *alimentation légère*, purement lactée au début, composée ensuite de potages, d'œufs et de crèmes, convient parfaitement aux petits malades ; elle est d'ailleurs soumise à des variations individuelles, qu'il appartient au médecin d'apprécier. Il est bon d'autre part de faire boire l'enfant pour assurer une évacuation urinaire suffisante.

On utilise, s'il est nécessaire, de petits *laxatifs*.

Ajoutons enfin que la diphtérie, même bien traitée, peut entraîner, pendant toute son évolution, des *complications* dont la gravité est subordonnée dans une large mesure à la précocité de l'intervention médicale.

OREILLONS

1° **Mesures prophylactiques.** — Les oreillons se caractérisent essentiellement par une *inflammation des glandes salivaires et en particulier des parotides*. Ils se rencontrent sous tous les climats et se montrent surtout en hiver et au printemps.

Les oreillons frappent avec prédilection les *enfants de cinq à quinze ans*. Au-dessous de deux ans, ils sont exceptionnels, et le nourrisson peut être allaité par une nourrice atteinte d'oreillons sans les contracter. On les observe assez souvent chez l'adulte et notamment pendant la durée du service militaire.

Les oreillons procèdent d'ordinaire par poussées épidémiques. Ces *épidémies* restent cantonnées dans des limites assez restreintes, à une famille, à une école, à une maison, etc., ce qui démontre la *faible diffusibilité* de l'agent infectieux.

La transmission se fait par *contagion directe*, mais dans des conditions assez particulières. Les oreillons ne se développent guère après un seul contact infectant, comme le font la rougeole, la varicelle et la coqueluche ; ils ne se gagnent qu'après un *séjour prolongé* au milieu de sujets infectés ou après des *contacts multiples* avec eux. Aussi conçoit-on que, dans les milieux où sévissent les épidémies, beaucoup d'enfants demeurent indemnes.

La *contagion indirecte*, par les objets ou les enfants sains, est assez exceptionnelle, car le germe est peu résistant et ne vit pas longtemps hors de l'organisme humain.

Les oreillons sont précédés d'une longue *période d'incubation* ; on compte une moyenne de trois semaines entre le moment où l'enfant a été infecté et celui où se montrent les premiers accidents.

La maladie peut *débuter* par de la fièvre et des accidents généraux qui durent de douze à trente-six heures, pendant lesquelles le diagnostic est impossible. La contagiosité est cependant déjà manifeste ; aussi, les oreillons, comme les fièvres éruptives et la coqueluche, se propagent avant d'être cliniquement reconnaissables.

Les prodromes font souvent défaut, et alors apparaît d'emblée de chaque côté, entre les oreilles et les angles de la mâchoire, une tuméfaction plus ou moins marquée ; le visage s'arrondit dans son ensemble. La contagion s'exerce pendant cette phase de tuméfaction, qui ne dépasse pas sept à huit jours ; on l'a même vue persister un temps variable après sa disparition.

Les oreillons donnent lieu à diverses *complications*. Parmi elles, citons l'*orchite* qui, exceptionnelle avant la puberté, est toujours à redouter chez les jeunes gens et peut entraîner des conséquences fâcheuses. Le repos au lit est le meilleur moyen de la prévenir.

Par suite, les précautions suivantes s'imposent.

a) L'*isolement des malades* atteints d'oreillons doit être institué pendant toute la durée de la maladie. Les règlements scolaires exigent vingt et un jours d'isolement après l'apparition de la tuméfaction. Ce laps de temps est souvent trop long; il est basé sur quelques observations isolées et peut-être sujettes à caution. La faible résistance de l'agent pathogène, sa diffusibilité limitée, la rareté des cas de contagion indirecte permettent d'arrêter l'isolement quelques jours après la guérison de la tuméfaction; souvent il n'est pas nécessaire de dépasser quinze jours.

Lorsque la chose est possible, *l'isolement demande à être prescrit dès la période prodromique* ; mais les oreillons ne peuvent être soupçonnés à ce moment qu'en cas d'épidémie bien déclarée. Dans cette dernière éventualité, tout enfant fébricitant doit être isolé, puisque, avant la phase de tuméfaction, les oreillons sont déjà contagieux.

Les *personnes qui approchent les malades* prendront les précautions habituelles: port d'une blouse et lavage des mains.

b) L'*isolement des enfants qui ont été en contact* avec des sujets frappés d'oreillons doit être maintenu trois semaines. C'est évidemment une durée assez longue, mais elle n'est pas exagérée et des observations démontrent qu'elle est parfois insuffisante.

Les *oreillons conférant l'immunité*, cette règle ne s'applique pas aux enfants qui ont subi une première atteinte. Ils ne servent pas d'ailleurs de vecteurs aux germes, qui ne se propagent pas par voie indirecte.

c) La *faible résistance du germe* ne rend pas indispensable la désinfection des locaux. Il est cependant bon de désinfecter les établissements publics (écoles, etc.), lorsque plusieurs cas y ont été relevés.

Il est indiqué de *désinfecter le linge et les objets* qui ont servi à l'enfant.

La *déclaration* des oreillons est facultative.

2º **Hygiène du malade.** — On garde au lit l'enfant atteint d'oreillons depuis le début de la maladie jusqu'à sa terminaison. Cette manière d'agir est prudente, même dans les formes les plus bénignes de la maladie. Elle est surtout indispensable chez les garçons qui ont atteint l'âge de la puberté, pour éviter l'apparition d'une orchite.

L'enfant est placé dans une chambre bien aérée et tenu dans un état de grande propreté.

L'antisepsie porte surtout sur la *bouche* et le *pharynx*. Chez le petit enfant, on pratique des lavages ; chez les enfants plus grands, on ordonne des gargarismes et des lavages de bouche.

L'*alimentation* doit être légère dans les premiers jours : lait, bouillon, tisane. Les aliments liquides sont ici d'autant plus de mise que l'enfant a de la peine à avaler les sub‑ stances solides. Si les difficultés étaient trop marquées, le médecin aviserait. Au bout de quelques jours, la nourriture peut être semi-liquide ; on ajoute alors des œufs et des purées claires.

On veille enfin à la *régularité des selles*, en ayant, au besoin, recours à de légers laxatifs.

COQUELUCHE

1º **Mesures prophylactiques.** — La coqueluche est ca‑ ractérisée par des *quintes de toux*, suivies d'expectoration et entrecoupées d'inspirations sifflantes, de *reprises*, communé‑ ment désignées sous le nom de *chant du coq*.

C'est une *maladie infectieuse* et *contagieuse*. Elle s'observe à tous les âges ; elle est cependant *exceptionnelle pendant les six premiers mois de la vie*. Son *maximum de fréquence* se note *entre deux et cinq ans* ; elle devient assez rare après dix ans. Le sexe, les climats, les saisons sont sans influence sur son apparition.

Elle est *endémo-épidémique*. Les épidémies sont favorisées dans une large mesure par la promiscuité et le manque d'hygiène. Ces mêmes facteurs contribuent beaucoup aussi à l'éclosion des *complications* de la maladie, notamment de la *bronchopneumonie*, qui est toujours sérieuse et souvent grave.

La *période d'incubation* dure une semaine en moyenne, mais peut se réduire à deux ou trois jours.

Après elle, apparaît la *période catarrhale*, qui se manifeste simplement par une toux d'apparence assez banale. Sa durée est de dix à quinze jours. On ne réussit qu'avec peine, sauf dans certaines circonstances spéciales, à affirmer durant cette période l'existence de la maladie, qui rappelle une bronchite ou un rhume ordinaires. Dès ce moment, le petit malade est déjà contagieux ; peut-être même la contagion s'exerce-t-elle alors à son maximum et va-t-elle ensuite en décroissant. Par suite de l'incertitude du diagnostic, l'enfant demeure souvent en contact avec ses frères ou ses camarades ; *il propage dès lors la maladie autour de lui, sans qu'on le sache encore atteint*, semblable en cela aux rougeoleux.

La contagiosité se poursuit à la *période des quintes* ; malgré quelques opinions divergentes, il y a lieu d'admettre sa persistance, à un moindre degré cependant, tant que celles-ci continuent, c'est-à-dire pendant six à huit semaines ou même davantage. Plus ou moins longtemps après la guérison, on peut entendre de nouvelles quintes ; mais il ne s'agit plus alors de coqueluche, et la contagion n'est plus à craindre.

La coqueluche se propage presque toujours par *contagion directe* d'enfant à enfant, et celle-ci peut se réaliser en fort peu de temps. Les agents infectieux sont rejetés hors de l'organisme avec l'expectoration consécutive à la quinte ou avec les particules salivaires et nasales émises entre temps par le malade.

La *contagion indirecte*, par des objets ou des individus sains, est rare. L'agent pathogène est, en effet, peu résistant, et la contagion n'est plus guère possible après un temps assez court. On a vu cependant des enfants gagner la coqueluche pour s'être assis sur un banc que venait de quitter un coquelucheux.

Il existe des *coqueluches frustes*; la toux n'y affecte pas de caractère spécial et la clinique est impuissante à les reconnaître. Ces formes frustes sont dangereuses au point de vue de la contagion, car rien n'indique que l'on doive préserver du contact des tousseurs les enfants bien portants.

a) *L'isolement du coquelucheux* s'impose. Il faut le réaliser lors de la période des quintes, et il est sage de le continuer jusqu'aux approches de la guérison. Les règlements scolaires n'acceptent les enfants qu'après leur disparition complète.

Il serait surtout important de pratiquer l'isolement lors de la période catarrhale du début. Malheureusement, la coqueluche ne se diagnostique guère à cette période. Cependant, si le malade a été en rapport avec un coquelucheux avéré, la coqueluche devient bien probable et l'isolement s'impose.

Quand on pénètre dans la chambre du malade, les précautions d'usage en cas de maladie infectieuse demandent à être observées : blouse spéciale mise à l'entrée et ôtée à la sortie, savonnage des mains après avoir touché le malade, etc

b) *L'isolement doit être ordonné aux enfants qui ont été en contact avec des coquelucheux* et qui peuvent par suite se trouver en incubation de coqueluche.

En fixant sa durée à quinze jours, on a toute sécurité, car la période d'incubation se trouve ainsi dépassée.

Si les *frères et sœurs* d'un coquelucheux doivent contracter la coqueluche, la contamination s'est déjà exercée lorsque le malade a sa première quinte ; il n'est donc plus nécessaire de les éloigner à ce moment ; on les sépare simplement autant que possible les uns des autres pour que leurs coqueluches ne s'aggravent pas réciproquement.

Les enfants qui ont déjà eu la coqueluche n'ont pas besoin d'être isolés. La maladie, sauf exception, *confère l'immunité* et ne se transmet pas par les sujets sains.

c) La *désinfection* de la chambre et des objets utilisés par le malade est en général recommandée. Si toutefois on se rappelle que le germe est peu résistant, que sa virulence est fort atténuée à la période terminale de la maladie où se pratique la désinfection, que la coqueluche enfin ne se transmet guère par voie indirecte, une certaine atténuation peut être sans inconvénient apportée à la règle.

La *déclaration* de la coqueluche est facultative.

2° **Hygiène du malade.** — Grâce à une bonne hygiène, on modère l'intensité de la maladie et on évite les complications ; mais il ne faut guère compter abréger sa durée.

Le malade doit être *mis au lit* dès le début de la maladie ; il y reste aussi longtemps que les quintes n'ont pas tendance à décroître. A ce moment seulement on lui permet de se lever ; mais on le garde à la chambre jusque vers la fin de la maladie.

Cette ligne de conduite est aujourd'hui communément

adoptée. Elle est en opposition avec l'opinion de la plupart des anciens médecins qui conseillaient de sortir l'enfant au cours même de la coqueluche. Elle présente plusieurs avantages.

Dans ses promenades, en effet, l'enfant *risque de contracter des infections secondaires*, laryngites, bronchites, broncho-pneumonies, etc., autrement graves que la coqueluche.

De plus, *il dissémine la maladie* autour de lui par son expectoration, ce qui est particulièrement dangereux dans les jardins publics.

Il ne s'ensuit pas que le coquelucheux doive être privé d'air. Sa *chambre* sera, au contraire, largement aérée, chaque fois que la température le permettra ; on pourra même, en le couvrant bien, mettre l'enfant à l'air sur une terrasse ou dans un jardin abrités du vent et des poussières.

Au déclin de la maladie, le *changement de séjour*, l'envoi à la campagne, à la forêt, à la montagne ou à la mer, sont tout indiqués pour relever l'état général.

Pour atténuer l'intensité des quintes et *éviter de les provoquer*, on soustrait l'enfant à toute émotion ou à toute excitation, aux mouvements violents et répétés.

L'enfant doit être chaudement vêtu, mais avec des vêtements larges et exempts de liens constricteurs.

La *propreté* la plus rigoureuse constitue le meilleur préventif des complications. Elle est assurée à l'aide de *bains tièdes* à 35°, qui se recommandent en outre par leur action sédative. L'antisepsie de la bouche et du nez évite les infections bronchopulmonaires ; elle se pratique comme dans la rougeole.

Si le coquelucheux a de la fièvre, on ne lui donne que du lait. Sinon, il convient de le nourrir substantiellement, suivant les règles conformes à son âge et à son poids. Les *repas* doivent être fréquents, mais peu copieux ; les quintes sont en effet souvent suivies de vomissements, qui s'évitent si le contenu de l'estomac, grâce à de petites ingestions, se trouve rapidement évacué dans l'intestin. Après les repas, on tient les enfants immobiles et silencieux. Si les vomissements se répètent, on donne à manger aussitôt une quinte terminée.

Lorsque éclate une quinte, on assied le malade, le tronc légèrement incliné en avant, et on lui soutient la tête jusqu'à ce que l'expectoration soit achevée. Si l'enfant ne sait pas cracher ou est trop affaibli, on retire les crachats de la bouche avec le doigt entouré d'une compresse ou avec un tampon d'ouate monté sur une pince ; le chatouillement du voile du palais ou des narines provoque aussi l'expulsion des mucosités.

FIÈVRE TYPHOÏDE

1° **Mesures prophylactiques.** — La fièvre typhoïde s'observe à tous les âges, mais sa fréquence est d'autant moindre que l'enfant est plus jeune. Elle est relativement rare chez le nourrisson ; assez rare encore jusqu'à cinq ans, elle devient ensuite de plus en plus commune et atteint très souvent les adolescents.

D'une manière générale, elle est moins grave chez l'enfant que chez l'adulte, exception faite pour les bébés de moins de deux ans, dont la mortalité est très élevée. Certaines épidémies sont cependant fort meurtrières ; le pronostic y est assombri soit par l'intensité de l'infection, soit par des complications intercurrentes, soit par l'apparition de déterminations microbiennes banales qui trouvent un milieu propice à leur éclosion et sont toujours dangereuses.

La fièvre typhoïde est *endémo-épidémique*. Elle est d'obser‐
vation courante dans les villes comme dans les campagnes,
mais, à certains moments, les cas augmentent dans un quar‐
tier d'une ville, dans un groupe de maisons, dans un village,
et les enfants paient à ces *recrudescences épidémiques* le même
tribut que les adultes. On voit aussi des petites épidémies
surgir tout à coup dans des agglomérations infantiles fermées,
telles que pensions, orphelinats, etc., jusque-là indemnes.
Ces épidémies sont régies par des conditions liées à l'existence
commune, notamment par l'usage d'eau impure ; dans les
écoles ouvertes, elles n'ont pas la même autonomie et sont,
en général, liées à la morbidité typhique du village ou du
quartier. Elles se montrent dans des conditions analogues
au régiment, où la fièvre typhoïde est une des affections les
plus justement redoutées. La fatigue, la vie en commun y
prédisposent sans aucun doute.

Il existe des *centres typhogènes* ; ce sont des endroits où
la maladie règne avec prédilection, de façon presque con‐
tinue.

La fièvre typhoïde est due à un microbe bien caractérisé, le
bacille d'Eberth, qu'il est facile de déceler dans l'organisme
malade. Il y *pénètre par les voies digestives*, envahit le sang et
la plupart des viscères, *s'élimine par les matières fécales et
par l'urine*. On le retrouve aussi dans l'*expectoration*, le *pus*
et les divers liquides de l'économie.

Durant toute son évolution, la maladie est *contagieuse* ;
certains typhiques propagent encore l'infection *après leur
guérison*.

La *période d'incubation* est assez variable. Elle dure en
moyenne sept à huit jours, mais peut se réduire à trois jours
ou s'élever à quinze jours.

Lorsque le bacille d'Eberth manifeste ses premiers effets,

commence la *période d'invasion*. Elle se caractérise par une température progressivement croissante pendant cinq à huit jours, par des maux de tête, de l'insomnie et de l'abattement. Les symptômes, d'apparence bénigne au début, s'exagèrent peu à peu pour acquérir bientôt toute leur intensité. Dans d'autres cas, la maladie s'installe subitement ; elle prend l'enfant en pleine santé apparente et la fièvre monte d'emblée à 39° ou 40°.

Pendant les huit ou dix jours de la *période d'état*, la fièvre se maintient élevée ; on dit qu'elle reste en plateau. Les signes habituels de la maladie se retrouvent plus ou moins au complet ; l'enfant est très déprimé, présente de la diarrhée ou au contraire de la constipation, urine peu, a le ventre ballonné et recouvert de taches rosées caractéristiques.

Dans la *période de déclin* enfin, d'une semaine environ de durée, la fièvre descend graduellement, tandis que les autres troubles s'atténuent et disparaissent. La température peut aussi tomber rapidement, en un ou deux jours.

Grâce aux méthodes actuelles de traitement, la maladie guérit le plus souvent. L'enfant reste *immunisé* pour l'avenir. Malheureusement, il faut toujours compter avec les *complications*, qui menacent directement la vie, telles que la perforation intestinale et la péritonite, les hémorragies intestinales abondantes, etc. De plus, le bacille d'Eberth ou des microbes surajoutés peuvent provoquer, au niveau de la plupart des viscères, des accidents qui entravent le cours régulier de la maladie.

Dès le début de son évolution, la fièvre typhoïde est transmissible par *contagion directe* et *indirecte*.

La contagion directe ne rappelle en rien celle des fièvres éruptives ; elle est bien moins fréquente. Les personnes qui donnent leurs soins aux malades, parents, gardes, infirmières, etc., sont les plus exposées ; elles s'infectent par les mains ou par l'intermédiaire de linges et d'objets souillés de matières et d'urine. Par un mécanisme identique, les enfants se contagionnent auprès de malades ; de même les nourrices contaminent leurs nourrissons.

Après la guérison de la fièvre typhoïde, *les bacilles persistent* très souvent dans l'urine et bien plus encore dans les selles. Le sujet, tout en étant guéri, *reste contagieux*, et cela parfois pendant des mois et des années. L'absence de précautions le rend encore plus dangereux qu'au cours de la maladie. L'enfant est cependant moins redoutable à cet égard que l'adulte qui, par sa profession ou par suite des contingences de la vie courante, peut infecter le pain, le lait, le beurre, etc. Les bacilles se retrouvent encore chez des individus qui n'ont jamais été touchés par l'infection, mais qui n'en sont pas moins des agents possibles de contamination. De toutes façons, on est en face d'une *contagion par porteurs de bacilles*.

Malgré les nombreuses observations relatées à l'appui des données précédentes, *l'origine humaine* de la fièvre typhoïde est moins fréquente que *l'origine hydrique*. Tout le monde sait aujourd'hui que les eaux de rivière et de puits renferment souvent des bacilles d'Eberth et que l'ingestion de ces eaux impures constitue la cause habituelle de la fièvre typhoïde.

La contagion hydrique n'est pas toujours aisée à dépister. De la salade, du lait frauduleusement coupé, etc., peuvent en être, par exemple, les vecteurs. Avant de la rejeter, une enquête minutieuse est indispensable.

Dans certaines circonstances, la fièvre typhoïde se montre après l'absorption d'huîtres en assez grande quantité. La stabulation des huîtres, c'est-à-dire leur lavage à l'eau de mer filtrée, paraît conjurer le danger de l'*origine ostréaire*.

On voit donc que la fièvre typhoïde reconnaît des origines bien différentes. Aussi n'est-il pas toujours facile de déterminer la cause de certains cas isolés ou de certaines épidémies. En face d'une épidémie, il faut rechercher si les enfants se sont contaminés à une même source ou s'ils se sont contagionnés les uns les autres.

Quelle que soit la voie d'apport, le bacille d'Eberth, pour germer, doit rencontrer un *organisme prédisposé*. La fatigue, le surmenage, la préparation des examens jouent à cet égard un rôle important, mais non pas indispensable, et les sujets les plus robustes sont parfois atteints comme les autres ; l'arrivée dans un milieu nouveau, la promiscuité et une hygiène défectueuse tiennent également une grande place.

Il existe depuis quelque temps un moyen de s'opposer à l'éclosion de la fièvre typhoïde. Le *vaccin antityphique*, injecté sous la peau, rend l'économie réfractaire pendant deux ou trois ans. On doit y avoir recours dans certaines conditions déterminées. La plus nette est fournie par les épidémies de pension, de maison et de quartier, etc. ; de même agira-t-on en cas de départ vers des régions notoirement infectées.

Plusieurs mesures s'imposent pour éviter la propagation de la fièvre typhoïde. Les unes visent le malade ; les autres sont d'ordre plus général.

a) L'*isolement du typhique* doit être absolu.

Seules ont accès dans la chambre du malade les personnes chargées de le soigner. Elles mettent une blouse en pénétrant dans la pièce et la laissent à la sortie. Elles ne touchent jamais le malade, son linge, les objets dont il se sert, sans se laver ensuite soigneusement les mains.

Le *linge* est mis à part, sans contact avec d'autre linge

sale, pour être soumis à la désinfection. On *désinfecte les matières fécales et l'urine* en versant une solution de sulfate de cuivre ou de sublimé dans le bassin et l'urinal et en les lavant avec ces mêmes solutions. Si l'enfant est assez grand pour cracher, on recueille son expectoration dans un crachoir contenant également une solution antiseptique.

Comme le typhique est encore susceptible de rejeter des bacilles après sa guérison, il faut continuer pendant assez longtemps à désinfecter les cabinets dont il fait usage. Il faut surtout l'obliger à se laver et à se savonner les mains immédiatement après chaque miction et chaque défécation.

L'*éviction scolaire* des typhiques est prolongée vingt-huit jours après la guérison constatée par certificat médical.

b) Les *individus sains*, et notamment l'entourage du jeune typhique, doivent, grâce à des mesures préventives, se mettre à l'abri de la fièvre typhoïde.

Il faut *stériliser l'eau de boisson* ; on redouble à cet égard de précautions en temps d'épidémie ou en cas d'infection déclarée dans le quartier, la maison ou la famille. Théoriquement, il est vrai, l'eau livrée à la consommation dans bien des grandes villes est pure ; c'est de l'eau de source, ou de l'eau qui a passé par des bassins filtrants, ou de l'eau stérilisée par l'ozone ou tout autre procédé. Pratiquement, il faut compter avec les exceptions à la règle, fortuites ou voulues, aux époques de sécheresse ou de pluies, etc. Dans les villages, l'hygiène est inconnue, on s'alimente en eau aux puits et aux fontaines, qui sont souvent contaminés, d'où les fièvres typhoïdes contractées par les citadins durant les villégiatures et la nécessité pour eux de veiller à la qualité de l'eau employée.

Pour enlever à l'eau sa nocivité, le procédé le plus simple est l'*ébullition* prolongée quelques minutes. La *filtration* et la *stérilisation* par un appareil bien construit et bien entretenu sont également recommandables. Enfin on a essayé de parer aux impuretés de l'eau par *addition de produits chimiques,* tels que la teinture d'iode à faible dose. Toutes ces mesures dominent la prophylaxie de la fièvre typhoïde.

L'*entourage immédiat du malade* doit faire plus encore : une *propreté rigoureuse* du corps et du linge, des savonnages réitérés des mains surtout avant de se mettre à table, des lavages de bouche répétés, des bains fréquents s'opposent à la contamination par le bacille d'Eberth.

La *vaccination antityphique* des personnes exposées à la contagion constitue une excellente mesure.

Les règlements scolaires prononcent l'*éviction de l'école des frères et sœurs du malade pendant vingt et un jours* à partir du moment où ils ont été séparés. L'utilité de cette mesure est très discutable.

Les enfants qui ont déjà eu la fièvre typhoïde sont *immunisés*.

c) La *désinfection* est indispensable après la fièvre typhoïde. Elle doit porter sur le local, sur les linges et les objets utilisés par le malade.

La désinfection des water-closets se continue encore après la maladie ; à chaque selle, le typhique y verse une solution de sulfate de cuivre.

La *déclaration* de la fièvre typhoïde est obligatoire.

2º **Hygiène du malade.** — Le typhique est placé dans une *chambre* claire et aérée, chauffée entre 16º et 18º. On le laisse au repos le plus complet ; on ne le dérange que pour les soins nécessaires. On parle et on remue le moins possible autour de lui.

La *balnéation* constitue, à juste titre, le mode thérapeutique le plus communément employé. Il appartient au médecin de juger de son opportunité et d'en apprécier les modalités les plus favorables pour chaque malade (température, nombre, durée des bains, etc.). Mais il importe en toutes circonstances de suivre certaines règles dans la pratique des bains.

La baignoire est placée à côté du lit de l'enfant, de manière à éviter un transport trop long. Elle reste toujours remplie d'eau ; celle-ci, à chaque bain, est ramenée à la température voulue par addition d'eau chaude. Elle est vidée complètement tous les jours et plus souvent, si elle a été souillée. Entre temps, on la recouvre d'un drap qui protège l'eau contre les poussières de l'air.

Pendant que l'enfant prend son bain, il est bon de lui appliquer sur le front une compresse imbibée d'eau froide, de lui frictionner les membres et de lui faire boire quelques gorgées de liquide.

Commence-t-il à frissonner, on le retire de l'eau sans attendre le temps prescrit. On profite du bain pour refaire et pour bassiner le lit ; si la chambre est assez spacieuse pour contenir deux lits, on met l'enfant après chaque bain alternativement dans l'un et dans l'autre. De toutes façons, à la sortie du bain, on l'enveloppe dans une couverture de laine pendant un quart d'heure ou vingt minutes, et on lui fait ingérer une boisson chaude.

Il est important de suivre rigoureusement cette technique des bains ; il vaut mieux ne pas en donner que les mal donner.

Lorsque les conditions matérielles en rendent l'usage difficile, on a recours aux *lotions* ou aux *enveloppements humides*.

Pour lotionner l'enfant, on l'étend sur une toile cirée et on lui passe à plusieurs reprises sur tout le corps une éponge imbibée d'eau froide, fraîche ou tiède ; on l'essuie ensuite et on le frictionne.

Les enveloppements se font en entourant l'enfant avec un drap mouillé d'eau froide, recouvert d'une couverture de laine, pendant un laps de temps fixé par le médecin; on termine également en l'essuyant et en le frictionnant.

Il y a souvent lieu de maintenir entre temps des compresses fraîches sur le ventre.

Dans les cas où l'hydrothérapie est inutile, on donne cependant au malade tous les jours ou tous les deux jours un *bain de propreté* à 35°.

La *propreté* la plus minutieuse est de règle. Chaque jour, on pratique la toilette de l'enfant ; on nettoie soigneusement et on poudre la région ano-génitale avec du talc ou du bismuth. On panse toutes les plaies, si minimes soient-elles. La bouche est lavée à l'eau bouillie additionnée par litre de 5 grammes de bicarbonate de soude, ou de 30 grammes de borate de soude, ou de 100 grammes d'eau oxygénée ; les dents sont frottées avec un petit tampon d'ouate. Chez les filles, il est bon, dès le début, de natter les cheveux qui seraient ultérieurement difficiles à démêler.

Le *tube digestif* demande une surveillance toute spéciale. On combat la constipation, s'il y a lieu, à l'aide de lavements avec de l'eau de guimauve ou avec des laxatifs légers.

La réglementation de l'*alimentation* est d'ordre exclusivement médical. En principe, les aliments liquides et faciles à digérer sont les meilleurs. Le lait, pur ou coupé, représente la base de la nourriture du typhique, ainsi que les bouillons de légumes ou de poulet. On peut faire prendre le lait et le bouillon sous forme de bouillies claires, de potages à la semoule ou au tapioca. On ordonne des prises de lait ou de bouillon toutes les deux ou trois heures, de manière à faire prendre peu de nourriture à la fois.

Les *boissons* doivent être abondantes ; elles aident les

typhiques à uriner et par suite à se désintoxiquer. L'enfant choisit, selon son goût, entre l'eau sucrée ou additionnée de sirop, l'eau de Vals, la limonade, la citronnade, etc.

Les prescriptions alimentaires varient du reste avec différents facteurs, avec l'âge des malades, avec l'état antérieur de leurs organes et de leur tube digestif en particulier, avec leur tolérance pour le lait, etc. Le médecin fixe pour chaque typhique le régime approprié.

Son intervention doit être pour le moins quotidienne ; une surveillance régulière prévient ou enraie quelques-unes des complications, souvent graves, capables de surgir.

MÉNINGITE CÉRÉBRO-SPINALE ÉPIDÉMIQUE

1º **Mesures prophylactiques.** — Parmi les infections qui atteignent les méninges, la *méningite cérébro-spinale épidémique* mérite une place à part. La découverte de son agent pathogène, le *méningocoque*, l'a bien isolée des autres variétés de méningite ; elle a permis d'obtenir un sérum curateur de la maladie, dont les heureux effets sont comparables à ceux du sérum antidiphtérique.

La méningite cérébro-spinale est une affection *épidémique*. L'épidémie procède par poussées, plus fréquentes en hiver et au printemps que durant la saison chaude. Elle se développe lentement, atteint son point culminant en trois ou quatre mois, puis décline plus ou moins vite ; ultérieurement surviennent, de temps en temps, des recrudescences, si bien que l'épidémie se prolonge plusieurs années, avec des arrêts et des reprises, avant de s'éteindre définitivement.

Durant les épidémies, *les enfants sont frappés avec une prédilection particulière* : 90 p. 100 des cas s'observent avant l'âge de quinze ans. Une reprise se note au moment du service militaire ; le régiment est en effet un des centres de développement de la maladie, et les mouvements de troupe contribuaient largement jadis à sa propagation.

La contagiosité de la méningite cérébro-spinale est heureusement assez limitée.

La *contagion directe* d'enfante à nfant est rare. On ne trouve d'ordinaire pas de relation entre les sujets malades d'une école, d'un village ou d'un quartier urbain. Les cas sont disséminés et il n'y a guère de contamination d'ensemble d'une agglomération, comme il arrive pour la rougeole et pour les autres affections à propagation directe.

Une place importante revient à la *contagion indirecte* par porteurs sains de germes. Bien des personnes, en temps d'épidémie, ont du méningocoque dans les mucosités du nez et du pharynx ; elles demeurent en bonne santé ou plus rarement présentent quelques troubles, angine, coryza, qui paraissent sans rapport avec un état méningé. Par l'intermédiaire des sécrétions naso-bucco-pharyngées, projetées pendant l'éternuement, la toux, la parole, elles disséminent le méningocoque dans leur entourage. Celui-ci pénètre dans le nez et la gorge d'individus jusque-là indemnes ; chez certains d'entre eux, en état de réceptivité, il gagne les méninges par les vaisseaux sanguins et lymphatiques.

Divers facteurs interviennent à titre de *causes prédisposantes* : l'encombrement, une hygiène défectueuse, le surmenage physique et intellectuel, le froid, le lymphatisme, les inflammations du nez et du pharynx, etc.

Hors de l'organisme, le méningocoque est *très fragile,* ce qui explique la rareté de la *contagion indirecte* par l'intermédiaire des objets, des vêtements, etc.

La maladie a une *incubation* de trois à quatre jours environ.

Elle est souvent précédée par un *coryza* tenace, par une *angine,* moins fréquemment par une *otite.*

La maladie déclarée se traduit par un cortège symptomatique tantôt très caractérisé, tantôt atténué et fruste : les maux de tête, les vomissements, la constipation, la raideur de la nuque et des membres, les convulsions, les troubles oculaires, la fièvre, etc., en constituent les principaux éléments. La durée de la maladie est variable suivant l'intensité de l'infection et la façon dont est conduite la sérothérapie.

La contagiosité persiste pendant toute la maladie. Les *formes légères* sont particulièrement importantes à cet égard ; elles peuvent demeurer méconnues et propager l'infection autour d'elles sans que soit prise aucune mesure de précaution.

Aussi convient-il, en temps d'épidémie, de leur prêter une sérieuse attention. Les coryzas rebelles et les angines méritent d'être également tenus pour suspects.

La prophylaxie de la méningite doit viser, d'une part, les enfants atteints de méningite cérébro-spinale franche ou atténuée, d'autre part les enfants et adultes qui vivent auprès d'eux.

a) *L'isolement de tout enfant atteint de méningite cérébro-spinale épidémique* constitue la première des mesures à réaliser. Il doit, en principe, être maintenu pendant quarante jours. L'enfant ne sera admis à l'école, au bout de ce temps, qu'avec un certificat médical, témoignant de sa guérison et de l'intégrité du naso-pharynx.

La persistance de méningocoques dans les sécrétions nasopharyngées peut être quelquefois soupçonnée grâce à l'existence d'un coryza. Mais souvent il n'existe aucun symptôme révélateur. De toutes façons, il faut s'efforcer de détruire les méningocoques. On se sert pour cela de lavages de la gorge ou de gargarismes à l'eau oxygénée à 12 volumes coupée au tiers ou au quart, de badigeonnages des amygdales avec de la glycérine iodée à 1 p. 50, d'inhalations de vapeur d'eau additionnée d'antiseptiques tels que l'iode et le gaïacol, d'instillations nasales d'huile camphrée ou eucalyptolée au 1/10e.

Si, après la guérison de la méningite, deux examens bactériologiques de l'arrière-gorge, pratiqués à huit jours d'intervalle, montrent l'absence de méningocoques, on considère que l'enfant n'est plus contagieux et on abrège la durée de l'isolement et de l'éviction scolaire.

Les *personnes chargées de soigner le malade* s'astreindront aux précautions d'usage. Elles ne pénétreront pas dans la chambre avant d'avoir revêtu une blouse, qu'elles ôteront à la sortie. Elles se savonneront les mains après avoir touché le malade. Elles éviteront en outre de s'approcher d'autres enfants.

En période d'épidémie, il faut se méfier des *formes frustes et isoler sans retard tout enfant qui présente la plus légère atteinte méningée.* Un rhume de cerveau tenace, une angine mal caractérisée, une otite devront aussi éveiller l'idée d'une infection locale par méningocoques.

b) *L'isolement doit porter sur les frères et sœurs du malade et sur tous les enfants qui ont vécu auprès de lui,* car la propagation de la maladie se fait par les porteurs de méningocoques non atteints de méningite. Cet isolement dure en principe vingt-huit jours ; toutefois l'absence de méningocoques dans le pharynx, constatée par deux examens bactériologiques pratiqués à huit jours d'intervalle, autorise à le suspendre plus tôt.

On pratique chez les porteurs de germes l'antisepsie de la bouche et du pharynx, suivant les modalités indiquées plus haut. La désinfection de leur rhino-pharynx contribue à enrayer la marche de l'épidémie, en même temps qu'elle peut leur éviter de tomber malades.

Les frères et sœurs du malade sont-ils reconnus *indemnes de méningocoques*, il est bon de les *écarter du milieu familial*, surtout si l'appartement est restreint, sans toutefois les envoyer auprès d'autres enfants.

La méningite cérébro-spinale *ne conférant pas l'immunité*, les précautions ci-dessus conviennent aux enfants qui ont été déjà atteints une première fois.

c) *Après la méningite cérébro-spinale épidémique*, il est indispensable de procéder à la *désinfection* des locaux, du linge utilisé durant la maladie et des objets dont s'est servi l'enfant.

On a l'obligation, dès le début de la maladie, d'*aviser le directeur de l'établissement scolaire* fréquenté par le petit malade. La désinfection des locaux scolaires et une surveillance attentive des autres élèves s'imposent immédiatement. C'est l'œuvre du médecin qui, en même temps, prescrira les autres médications opportunes.

La *déclaration* de la méningite cérébro-spinale épidémique est obligatoire.

2° **Hygiène du malade.** — En face d'une méningite cérébro-spinale, il est nécessaire d'*injecter, de façon aussi précoce que possible, du sérum antiméningococcique dans le canal céphalo-rachidien.*

Les *bains* jouent un rôle important dans le traitement. Ils doivent être donnés chauds, entre 38° et 40°, sauf contre-indications spéciales. Répétés toutes les trois ou quatre heures, ils ont une durée de dix minutes environ ; on peut aussi n'en donner que trois ou quatre par jour, à condition de les prolonger trente ou quarante minutes. Ils constituent un agent précieux par leur action sédative sur le système nerveux.

La céphalalgie est souvent assez accusée pour nécessiter l'application sur le front de *compresses fraîches* ou d'une *vessie de glace* ; cette dernière constitue le meilleur de tous les calmants.

L'enfant atteint de méningite est d'ordinaire constipé. Des *lavements* huileux ou glycérinés, des *purgatifs* non irritants trouvent dès lors leurs indications. Quand la chose est possible, on se contente d'appliquer, sur le ventre, des compresses tièdes recouvertes de taffetas gommé et d'ouate

Le plus grand *calme* doit régner dans la pièce. On ne parle pas au malade et on évite tout ce qui est susceptible de provoquer chez lui un effort cérébral. Il a besoin d'un *repos complet*, moral et intellectuel. La pièce sera laissée dans une demi-obscurité ; certains petits méningitiques supportent mal la lumière, et, de toutes façons, un jour un peu estompé favorise la tranquillité indispensable. Bien entendu, on se garde de priver l'enfant d'air et de lumière ; ce serait le placer dans des conditions hygiéniques défectueuses.

L'*alimentation* se compose surtout de lait, de laitages, d'œufs, de bouillies. Vers la fin de la maladie, on peut user d'une nourriture un peu plus forte. Quand l'ingestion de nourriture est impossible, on conseille des lavements alimentaires.

Parfois apparaissent des *éruptions* ; il faut les recouvrir de poudre de talc pour empêcher qu'elles ne s'excorient. Dans cette dernière alternative, un pansement occlusif les protégera contre l'infection. Si les lèvres présentent des vésicules d'herpès ou des fissures, on les enduit de vaseline boriquée.

De nombreux *incidents* peuvent surgir au cours de la

méningite cérébro-spinale : ce sont même quelquefois des *complications* graves, qui viennent en modifier l'évolution régulière. Il convient donc de suivre les enfants de fort près, de manière à signaler au médecin tous les phénomènes constatés. Cette surveillance ne s'arrête pas avec la chute de la fièvre et la terminaison des phénomènes aigus ; elle doit se continuer durant la convalescence et même quelque temps après. Des accidents demeurent encore possibles à ce moment ; s'ils ne mettent plus guère la vie en danger, ils sont susceptibles de créer des infirmités qui compromettront l'avenir dans une plus ou moins large mesure.

PARALYSIE INFANTILE ET POLIOMYÉLITE AIGUË ÉPIDÉMIQUE

1º **Mesures prophylactiques.** — La *paralysie infantile* ne rentre que depuis un petit nombre d'années dans le groupe des maladies infectieuses. On la considère aujourd'hui, tout au moins dans un grand nombre de cas, comme la forme sporadique d'une affection contagieuse et épidémique dénommée *poliomyélite aiguë épidémique*. La cause en est un *microbe invisible*, qui frappe avec une grande prédilection la moelle épinière ; il y engendre des lésions entraînant des paralysies souvent incurables des membres.

La maladie résulte d'une *contagion directe* ou *indirecte*.

En cas de contagion *directe*, l'enfant a été en contact avec un malade ; quand plusieurs enfants sont pris successivement, on suit quelquefois les étapes de l'épidémie. Cette dernière procède en général par foyers limités, se cantonnant à une famille, à une maison, à une école, etc. Un enfant parti des milieux infectés porte la maladie dans de nouveaux centres.

La contagion *indirecte* se fait par des sujets sains,

porteurs de germes, quelquefois par des objets ; elle explique l'absence fréquemment notée de relations apparentes entre les divers cas.

De toutes façons, le nombre des enfants frappés est généralement minime, et la contagion est relativement faible.

La maladie, après une *incubation* moyenne de huit jours, sujette à de grandes variations, débute, en général, par une phase fébrile qui dure de trente-six à quarante-huit heures. C'est la *période d'invasion*, qui peut être très atténuée et n'offre, en tout cas, aucun signe permettant de soupçonner la nature de l'affection. Puis s'installe la *période de paralysie*, où l'on voit un ou plusieurs membres rapidement frappés d'impotence. Du huitième au trentième jour, évolue la *période de régression*, durant laquelle certains muscles récupèrent leur activité, tandis que d'autres restent définitivement paralysés. Dans la *période d'atrophie*, qui dure la vie entière, le raccourcissement, les déformations des membres, leur manque de développement engendrent des infirmités telles que pied bot, pied plat, luxation de la hanche, scoliose, attitude de cul-de-jatte, etc. L'avenir de l'enfant est d'autant plus compromis qu'un plus grand nombre de muscles sont demeurés définitivement paralysés.

La nature infectieuse de la maladie permet d'en établir la prophylaxie.

L'isolement du malade s'impose, même lorsqu'il s'agit de la forme sporadique. En temps d'épidémie, on isole en outre les *enfants qui ont été en contact* avec lui. Quoique la question soit encore à l'étude, certains faits permettent de fixer la durée de ces isolements à trente jours.

On usera des précautions habituelles dans les maladies infectieuses : port d'une blouse, lavage des mains, etc.

La maladie n'est pas pour l'instant sujette à déclaration,

et les règlements scolaires sont encore muets à son égard.

2º **Hygiène du malade.** — Nous ne nous étendrons pas sur l'hygiène du malade, qui, dans ses grandes lignes, est celle de tout enfant atteint d'infection aiguë.

On doit apporter un soin tout spécial à la *désinfection de la région naso-pharyngée,* qui sert de porte d'entrée au virus.

III. — PROPHYLAXIE ET HYGIÈNE DES MALADIES INFECTIEUSES CHRONIQUES

Aux maladies infectieuses aiguës, dont la durée se compte par jours et dont les germes disparaissent ou perdent leur virulence lors de la guérison, s'opposent les maladies infectieuses chroniques. Leur durée est indéterminée ; souvent, après une phase de guérison apparente, elles sont sujettes à de nouvelles poussées dues à un réveil d'activité des germes pathogènes.

Parmi les maladies chroniques de l'enfance, nous retiendrons la *tuberculose* et la *syphilis héréditaire,* qui doivent être connues de tous à cause de leur fréquence et de leur gravité.

TUBERCULOSE

1º **Mesures prophylactiques.** — La tuberculose est provoquée par le développement dans l'organisme du *bacille de Koch.* En germant dans l'intimité des tissus, il détermine la formation de productions spéciales, dénommées *tubercules,* d'où le nom de la maladie. Il peut envahir tous les viscères et tous les tissus de l'économie ; il y exerce de redoutables ravages et sa présence met toujours la vie du malade en danger.

La tuberculose est très répandue dans le jeune âge. *Exceptionnelle dans les trois premiers mois de la vie,* elle devient assez commune dans le reste de la première année et surtout après huit mois ; elle ne cesse ensuite d'augmenter de fréquence ; chez le grand enfant, les périodes de croissance sont les plus dangereuses.

La tuberculose est *contagieuse.* L'enfant devient malade parce que, par *contagion directe ou indirecte,* les bacilles de Koch ont envahi l'organisme. Leur pénétration se fait par les *voies respiratoires,* les *voies digestives* ou la *peau.*

Au niveau des *voies respiratoires,* l'infection se réalise par l'inhalation de *poussières chargées de bacilles* provenant de la dessiccation de *crachats* de tuberculeux, ou de *gouttelettes salivaires bacillifères* projetées par eux pendant la parole, la toux, l'éternuement. Elle se produit facilement chez l'enfant qui est tenu sur les bras à portée de la bouche et qui se traîne à terre au milieu des poussières. Les bacilles peuvent s'arrêter dans le nez et dans le pharynx ; ou bien ils descendent le long du larynx, de la trachée et des bronches pour gagner les poumons et les ganglions situés le long de l'arbre respiratoire. L'infection des ganglions est souvent prépondérante ; elle a toujours la plus haute impoitance.

L'inhalation représente le mode de contamination le plus commun ; la tuberculose a le plus habituellement une *origine humaine.*

L'infection par les *voies digestives* est due à la déglutition d'une salive imprégnée de bacilles de Koch ou à l'ingestion d'*aliments renfermant des bacilles* ; ce sont notamment le *lait* et ses dérivés, *beurre, crème,* plus rarement la *viande.* Le *lait d'une vache tuberculeuse* est susceptible de tuberculiser l'enfant, quoique le danger soit moindre qu'on ne l'a prétendu. Le *lait de chèvre* est plus rarement dangereux. Le *lait des nourrices* malades ne contient d'ordinaire pas de bacilles ; la contamination du nourrisson tient à l'inhalation, pour ainsi dire inévitable, des bacilles qu'elles rejettent en parlant ou en toussant. Il n'y a pas souvent lieu d'incriminer la *viande* ; la tuberculose des animaux est beaucoup plus viscérale que musculaire.

La tuberculose d'*origine alimentaire* est bien moins commune que la tuberculose par inhalation ; c'est d'ailleurs celle dont la prophylaxie est le plus facile et des mesures de police sanitaire en ont déjà grandement réduit l'importance.

L'infection par la *peau* est assez exceptionnelle pour qu'il suffise d'en signaler la possibilité.

Les voies respiratoires, digestives et cutanées conduisent les bacilles dans certains groupes de *ganglions* Ceux-ci constituent le siège d'élection de la tuberculose infantile et subissent ses premières atteintes. Rien de plus commun, par exemple, que de constater au cou des ganglions tuberculeux, tuméfiés ou suppurés.

Les bacilles peuvent ne pas dépasser cette étape et perdre définitivement toute vitalité à l'intérieur des ganglions. Ils peuvent aussi y sommeiller des semaines, des mois, des années et se réveiller un jour pour diffuser dans l'économie. Ils l'envahissent quelquefois tout entière, surtout chez les jeunes enfants, créant une tuberculose généralisée mortelle. Chez les grands enfants et les adultes, ils se localisent plus volontiers, réalisant la tuberculose de l'appareil respiratoire, notamment des poumons, des appareils digestif et génito-urinaire, des méninges, des os, des articulations (tumeur blanche, coxalgie, etc.), du péritoine, de la peau, etc. L'évolution de ces lésions est essentiellement variable : elles peuvent déterminer la mort, s'arrêter, rétrocéder et même guérir ; elles sont sujettes à rechutes et à récidives.

Cependant bien des enfants sont contagionnés par des bacilles qui ne peuvent germer et sont destinés à être détruits. Il faut, en effet, pour qu'ils puissent se développer, l'association de *causes prédisposantes*, dont le rôle est considérable.

L'*hérédité* vient en première ligne. Les descendants de tuberculeux et surtout de tuberculeuses sont très aptes à contracter la maladie. Il s'agit d'une *hérédité de terrain*, mais non pas d'une *hérédité de germe* ; il est tout à fait exceptionnel, nous l'avons vu, que l'enfant soit infecté par le bacille de Koch avant sa naissance.

Le *séjour au milieu de tuberculeux* agit en multipliant et en aggravant les causes d'infection. La contamination est à peu près fatale quand des parents tuberculeux ne prennent pas les précautions nécessaires. Dans les *logements insalubres*, la privation d'air et de lumière, la promiscuité et l'absence d'hygiène favorisent la dissémination du bacille de Koch.

L'*alimentation défectueuse* en quantité ou en qualité, la *débilité physique*, l'*assimilation intestinale insuffisante*, le *surmenage*, le *travail excessif*, la *dépression morale* amoindrissent la résistance de l'organisme.

L'*insuffisance de la respiration*, conséquence en particulier des lésions du rhino-pharynx (végétations adénoïdes), diminue la ventilation pulmonaire.

Certaines *maladies infectieuses aiguës*, la *coqueluche* et la *rougeole* surtout, donnent un coup de fouet à une tuberculose jusque-là bénigne ou encore latente.

On a coutume d'incriminer l'habitation dans les *villes*, en lui opposant les avantages de la vie à la campagne. Nombre de *villages* sont cependant infestés de tuberculose.

Si l'*alcoolisme* n'est guère à invoquer chez l'enfant, sauf toutefois dans certaines régions, les *fils d'alcooliques* offrent une proie facile à la tuberculose.

Des notions que nous venons de développer résulte que la *prophylaxie* de la tuberculose doit poursuivre un triple but :

1º Mettre l'enfant à l'abri de la contamination par *inhalation* ;

2º Supprimer les causes de contamination par *ingestion* ;

3º Supprimer ou tout au moins réduire l'influence des *causes prédisposantes*.

1º La contamination par *inhalation* ne s'évite qu'à grand'-peine. Le nombre des tuberculeux est trop considérable pour que les individus sains puissent échapper à leur contact. Aussi la seule pratique vraiment sage consiste-t-elle à instruire les tuberculeux des précautions nécessaires pour empêcher la dissémination des bacilles.

Toute tuberculose n'est pas contagieuse. La tuberculose pulmonaire au début de son évolution, la tuberculose de divers organes sont dénuées de contagiosité. Seul le médecin est capable de faire le départ entre les formes contagieuses et les non-contagieuses. On est cependant toujours autorisé à considérer comme contagieux tout tuberculeux qui crache.

D'autre part, la contagion de la tuberculose ne ressemble en rien à celle des infections aiguës, qui se réalise en peu de temps et s'étend à un certain nombre d'individus. La contagion tuberculeuse ne porte au contraire que sur des sujets en contact prolongé avec le malade, qui vivent auprès de lui ou passent plusieurs heures par jour à ses côtés. C'est pourquoi le *milieu familial* est si dangereux pour les enfants.

Si le tuberculeux rejette des mucosités, des crachats ou du

pus, il est nécessaire de le faire expectorer dans un *crachoir* contenant un antiseptique liquide, sublimé, acide phénique, etc. La sciure de bois au fond du crachoir est interdite ; elle n'est guère moins redoutable que le mouchoir ou la serviette sur laquelle des tuberculeux déposent leurs expectorations. Seul le liquide empêche la dessiccation des crachats.

Le crachoir est vidé tous les jours et passé à l'eau bouillante.

Un autre procédé assez simple consiste à cracher sur un papier qu'on jette immédiatement dans le feu.

Le malade doit protéger sa bouche avec un mouchoir, quand il tousse ou parle. Il doit la rincer fréquemment.

Un tuberculeux qui néglige ces mesures essentielles risque d'infecter son entourage, ses enfants notamment, que leur jeune âge expose plus que tous autres.

D'ailleurs, à moins d'impossibilité absolue, il faut retirer de leur milieu, pour les envoyer ailleurs, les enfants qui habitent près d'un tuberculeux contagieux, jeune ou adulte.

On aura soin de ne pas garder de domestique, de nourrice, de gouvernante, dont la santé inspire les moindres doutes.

Les *tuberculoses suppurées* demandent à être soigneusement pansées. A chaque pansement, on brûle les linges qui ont été en contact avec la plaie. On évite aussi toute dissémination dans l'air des germes tuberculeux.

Le *linge* de corps des tuberculeux est constamment souillé de particules salivaires. On le change fréquemment, et on le fait bouillir ou on le désinfecte.

Toute personne qui a été en contact un peu prolongé avec le malade se lave et se savonne les mains. Elle doit aussi se laver la bouche, se gargariser assez souvent, pratiquer l'antisepsie nasale suivant les règles habituelles.

L'enfant est encore exposé à la tuberculose dans le *milieu scolaire*, où il passe une grande partie de ses journées. Contrairement à ce qui arrive pour la plupart des maladies infectieuses aiguës, le danger ne vient pas, en général, des autres élèves ; les enfants atteints de tuberculose contagieuse sont trop malades pour venir en classe, sauf dans certains cas de tuberculose floride, que la toux, les troubles respiratoires, etc., finissent cependant par imposer à l'attention des maîtres et des médecins de l'école. Le danger vient des maîtres, des gens de service, des adultes attachés à l'école ; assez fréquemment atteints, ils ne sont cependant pas directement soumis à la surveillance médicale, et, trop souvent, malgré la maladie, ils continuent leur service ; le maître inocule des élèves de sa classe, en infestant chaque jour l'air qu'ils respirent. Les règlements devraient prévoir l'élimination des maîtres tuberculeux, dès le début de leur affection, tout en sauvegardant, bien entendu, leurs légitimes intérêts.

Les mêmes notions s'appliquent aux *lycées* et *collèges* et aux professeurs de l'enseignement secondaire. Les établissements secondaires sont du reste actuellement en état d'infériorité, au point de vue hygiénique, sur les écoles communales urbaines. La surveillance médicale y est imparfaitement organisée, et la contagion d'élève à élève y est plus à craindre que dans les écoles primaires.

Les dangers de la contagion se retrouvent dans toutes les *agglomérations infantiles*. C'est ainsi que les petits tuberculeux ne sauraient être admis dans les *crèches, pouponnières* et *garderies d'enfants* ; les directrices, gardiennes et autres membres du personnel de ces établissements doivent être indemnes de tuberculose, sous peine d'infecter un plus ou moins grand nombre d'enfants.

Enfin il faudrait éviter les *promenades* et les *jeux* dans les *jardins publics* ; le sable des allées est souillé par l'expectoration des tuberculeux et devient trop souvent une source de contagion.

La *désinfection des locaux* demande à être largement pratiquée en cas de tuberculose. Elle est indiquée après la mort du tuberculeux et chaque fois que le malade change de domicile. Les nouveaux locataires d'un appartement agiraient sagement en le faisant désinfecter lors de leur prise de possession, surtout s'ils ont des enfants.

La *désinfection du linge des tuberculeux* n'est pas moins utile. Il faut le soumettre à une ébullition prolongée avant le blanchissage ; la fréquence bien connue de la tuberculose chez les blanchisseurs s'explique par l'inhalation de bacilles provenant des crachats et d'autres produits tuberculeux desséchés.

La *déclaration* de la tuberculose n'est pas obligatoire.

2° La *protection contre l'ingestion* des bacilles de Koch est réalisée par la surveillance du lait et de la viande.

Il faut s'assurer, si on le peut, que le lait ne provient pas d'une vache ou d'une chèvre tuberculeuses. Sinon, on se garde de donner du lait cru au nourrisson et à l'enfant. On le fait bouillir huit à dix minutes environ, en ayant soin d'enlever ou d'ouvrir la pellicule qui se forme à sa surface ; ou bien on le stérilise avec un appareil genre Soxhlet ; ou enfin on se sert de lait stérilisé industriellement.

La surveillance quotidienne des abattoirs des grandes villes a singulièrement limité les cas de tuberculose par ingestion de viande et donne une grande sécurité. Dans les villages, où les bouchers tuent eux-mêmes, aucune garantie n'existe et il est prudent de ne manger que de la viande bien cuite.

3° La lutte contre les *causes prédisposantes* de la tuberculose soulève une série de problèmes tenant à l'hygiène individuelle et à l'hygiène sociale. Des efforts isolés ont toutefois donné des résultats assez satisfaisants pour encourager notre persévérance et justifier notre confiance en l'avenir.

Quand l'enfant appartient à une famille de tuberculeux, on devrait l'éloigner de ses parents malades, même de ses père et mère ; ce serait la meilleure manière de sauvegarder son avenir et de contre-balancer les effets funestes de l'hérédité. L'éloignement devrait être pratiqué dès la naissance.

L'*Œuvre de préservation de l'enfance contre la tuberculose* rend des services signalés en plaçant à la campagne les enfants de malades ; mais elle ne s'adresse qu'aux sujets âgés de plus de trois ans. Une œuvre semblable destinée à *protéger les nourrissons* s'impose.

Le petit prédisposé aurait besoin d'être constamment à l'air. Dans les grandes villes, c'est un desideratum difficile à réaliser, surtout pour les enfants de la classe ouvrière souvent condamnés à vivre dans des logements insalubres. On essaie d'obvier à cette pénible situation en envoyant les enfants dans des *colonies de vacances* pendant quinze jours ou trois semaines ; en fondant des *écoles de plein air*, qui reçoivent les enfants une grande partie de la journée ou même en permanence. Ce ne sont là que des palliatifs, car, en général, l'enfant rentre après ses vacances ou le soir dans un milieu contaminé.

Les difficultés sont moindres pour les enfants des classes aisées. On a le devoir de les écarter des grands centres. Si, à l'âge où les études deviennent sérieuses, l'enfant n'est pas dans un état de santé satisfaisant, le plus prudent est de l'orienter définitivement vers une vie campagnarde.

Pour que l'aération donne son plein effet, la ventilation

pulmonaire doit pouvoir être assurée. On débarrassera donc, s'il est nécessaire, l'enfant des *lésions naso-pharyngées* qui obstruent le passage de l'air ; on le soumettra à des exercices de *gymnastique respiratoire* destinés à assurer le développement de la cage thoracique et à permettre la distension maxima des alvéoles pulmonaires.

Il est indispensable aussi de *fortifier le petit prédisposé* par une alimentation substantielle et rationnelle. Mais, pour cela, le tube digestif demande à être en bon état; il faudra donc le surveiller de près.

Le *travail intellectuel* ne convient pas aux prédisposés ; on le réduit à sa plus simple expression ou même on le supprime tout à fait.

Les *exercices physiques* sont au contraire utiles, à condition d'être pratiqués avec mesure et de ne jamais engendrer la fatigue.

Certaines périodes exigent des soins tout spéciaux. Ainsi les phases de croissance, pendant lesquelles la sensibilité de l'organisme s'accroît. Ainsi les semaines consécutives à une coqueluche ou à une rougeole, qui font si facilement éclore une tuberculose auparavant torpide.

Toutes ces mesures doivent être édictées par le médecin ; il en surveillera l'application, les modifiera, les exagérera ou les atténuera selon les circonstances.

En tout cas, cette prophylaxie de la tuberculose, commencée dès la première enfance, est seule capable d'assurer l'avenir de l'individu ; mise en œuvre plus tard, elle risque d'être inefficace.

2° **Hygiène du malade.** — L'hygiène du petit tuberculeux se résume en trois termes : *repos, aération, alimentation raisonnée*.

a) Le tuberculeux a besoin de *repos*; la continuation

de ses occupations peut être préjudiciable à sa guérison. Le repos doit être *physique* et *intellectuel*.

Une tuberculose accompagnée de fièvre et d'une atteinte marquée de l'état général, une tuberculose des os de la hanche ou de la colonne vertébrale, etc., imposent le séjour permanent au lit, ou tout au moins la position constamment allongée.

Lorsque, par contre, la maladie évolue avec peu ou pas de fièvre et sans grand retentissement sur l'ensemble de l'économie, un repos relatif est suffisant. Le médecin fixera l'emploi des vingt-quatre heures. Il convient, en principe, de se lever tard, de se coucher tôt, de faire deux ou trois pauses sur la chaise longue pendant la journée, d'éviter tout jeu ou exercice violent, de se garder de la fatigue.

Les personnes chargées de l'enfant ont souvent fort à faire pour le tenir au repos. La lecture, de petits jeux, des ouvrages faciles, des distractions de toutes sortes sont d'un utile secours; tous les moyens peuvent être tentés, à condition de ne pas devenir une cause de fatigue. En variant souvent les occupations, on renouvelle et on soutient leur intérêt.

Le repos intellectuel doit toujours être absolu, même au début de la maladie. Il ne suffit pas de retirer l'enfant de l'école ou du lycée ; il faut ne lui demander aucun travail. Quelques mois de repos complet font plus qu'une ou deux années de demi-repos ; la guérison plus rapide permet de mieux regagner le temps perdu. Les demi-mesures ne donnent que des mécomptes qui se traduisent par des aggrava- tions ou des rechutes. L'enfant est autorisé à lire, et encore avec modération, des contes ou des histoires qui l'in- téressent et ne nécessitent pas d'effort d'attention. Peu à peu, quand l'amélioration est notable, les études sont reprises avec lenteur et extrême modération ; on les arrête à la moindre alerte.

b) Il faut de l'*air* au petit tuberculeux. Aussi convient-il de tenir toujours ouverte la fenêtre de sa chambre ou tout au moins de la chambre voisine. Si le temps est mauvais, on tend un rideau ou on ferme les volets ; ces précautions sont de mise la nuit par tous les temps. Mieux vaut encore, si possible, mettre l'enfant sous une véranda, sur une terrasse, dans un jardin, en le protégeant contre les vents, les courants d'air, les ardeurs du soleil par l'installation d'une tente ou par toutes autres mesures appropriées. Il doit du reste avoir toujours chaud ; on chauffe sa chambre, on le couvre suffisamment, on place des boules à ses pieds.

Une température trop basse, une humidité excessive et surtout la susceptibilité particulière de certains sujets empêchent seules la mise en œuvre de l'aération continue. Mais, d'une façon générale, cette dernière constitue une méthode d'application facile dans tous les milieux ; il ne faudrait pas s'en priver par crainte de refroidissements hypothétiques.

Pratiquée dans les villes, cette cure d'air demeure toujours bien inférieure à la cure d'air instituée *à la campagne*, où l'atmosphère est pure et bien ensoleillée. A moins d'impossibilité absolue, le petit tuberculeux doit être envoyé loin des agglomérations, aussi longtemps que nécessaire. Tous les climats peuvent lui convenir, bien qu'ils n'aient pas tous la même valeur thérapeutique. On le met en pleine campagne, dans un endroit aussi peu peuplé que possible ; un plateau boisé, dépourvu de brouillards, une maison exposée à l'est et au midi, bien inondée de soleil, réalisent autant de conditions heureuses.

Diverses raisons engagent souvent le médecin à préférer

le séjour à la campagne, la cure marine, la cure d'altitude ou la cure forestière.

Le *séjour à la mer* convient surtout aux enfants atteints de tuberculose des ganglions, des os, des articulations. Encore est-il nécessaire de faire un choix entre les climats marins : tel enfant se trouve bien de Berck, tel autre d'une plage de l'Océan, un troisième de la côte méditerranéenne. Les sujets nerveux et excitables tirent d'ordinaire un bénéfice appréciable des plages du sud de la Bretagne et du golfe de Gascogne, les lymphatiques du climat stimulant de la Manche. Pour certains malades, enfin, la cure marine est contre-indiquée.

La *cure d'altitude* s'adresse plus spécialement aux enfants de dix ans au moins ; elle se pratique l'été dans les Vosges, en Auvergne ou en Suisse, l'hiver dans un sanatorium. L'altitude ne sera pas trop élevée ; 800 à 1 000 mètres sont suffisants. Il serait imprudent d'adresser les enfants aux stations d'adultes ; les conditions de la cure varient avec l'âge.

Divers malades s'améliorent par le *séjour en forêt*, surtout dans les bois de pins et de sapins.

On préconise enfin l'exposition au soleil (*héliothérapie*) dans diverses tuberculoses ; elle doit être conduite prudemment.

Les cures d'air, quel que soit le lieu de séjour, doivent être longtemps continuées ; on assiste trop souvent à des rechutes provoquées par des retours précoces dans les villes.

c) Le jeune tuberculeux doit trouver dans son *alimentation*, outre les éléments nécessaires à son entretien et à sa croissance, ceux qui lui permettront de faire les frais de sa guérison. Partant de ce principe, on a cru que la suralimentation, c'est-à-dire l'ingestion alimentaire poussée le plus possible, était indispensable, et cette opinion est encore quelquefois admise. Cependant la suralimentation crée des troubles digestifs variés, qui empêchent bientôt le malade de se nourrir et aggravent par suite la marche de la tuberculose.

En réalité, il faut donner à l'enfant une nourriture substantielle, en rapport avec l'état de ses fonctions digestives et de sa nutrition. On ménage ainsi son estomac et son intestin, tout en lui fournissant la ration alimentaire convenable.

Parmi les aliments les plus utiles, citons le lait et les laitages, dont l'excès est toutefois pernicieux à cause de la dyspepsie qui s'ensuit, les œufs, les viandes de boucherie et de volaille, rôties ou grillées, le bouillon de viande, le jambon, les poissons de mer, la cervelle, le ris de veau, les farines de céréales (blé, avoine, riz, etc.) et de légumineuses (pois, lentilles), les pâtes (nouilles, macaroni), les légumes verts, les graisses, à condition qu'elles soient bien digérées, le pain sec ou en tartines, les panades, les gâteaux secs, les fruits cuits, les entremets, les confitures, le sucre.

L'enfant fera cinq repas par vingt-quatre heures, espacés de trois heures environ. On varie les menus de manière à maintenir l'appétit en éveil. On conseille à l'enfant de manger lentement ; on le garde immobile un quart d'heure ou une demi-heure après les repas, pour faciliter la digestion. On ne le force jamais à surmonter le dégoût qu'il peut éprouver pour tel ou tel aliment.

Il y a grand intérêt à adjoindre au régime la *viande crue*, qui peut être prescrite dès l'âge de douze mois. Les viandes de cheval et de mouton, provenant de bêtes saines, sont en général choisies ; la viande de bœuf, à moins qu'elle ne soit très surveillée, doit être rejetée, car elle peut contenir des œufs de tænia. La viande crue s'ingère pulpée, c'est-à-dire finement hachée, dans du bouillon, de la confiture, de la purée, notamment de la purée de lentilles, à doses quotidiennement progressives, variables avec l'âge du sujet. Il y a des enfants qui ont pour la viande crue de l'intolérance et de la répugnance ; inutile dès lors d'insister. Au cours même de la cure, des suspensions s'imposent parfois pour les mêmes raisons.

On emploie aussi le *suc musculaire*, obtenu à l'état frais en pressant la viande à l'aide d'un appareil approprié ou vendu sous forme de préparations commerciales.

L'eau, les bières maltées, les extraits de malt, des eaux minérales, comme celles de Pougues ou de Saint-Galmier, constituent les boissons habituelles.

Toute substance irritante ou malaisée à digérer est défendue, par exemple les épices, sauces, ragoûts, conserves, condiments, crudités, pâtisseries lourdes, aliments savamment cuisinés, etc.

L'*huile de foie de morue* est autant un aliment gras qu'un médicament. Son action est des plus efficaces ; elle se supporte mieux prise aux repas et mélangée aux aliments qu'à jeun. Si l'enfant en éprouve du dégoût, ressent des troubles stomacaux ou a de l'inappétence, on n'insiste pas.

Chez le nourrisson, on tâche d'ajouter aux tétées ordinaires un ou deux jaunes d'œufs crus et du sucre. Dans la deuxième année, on additionne le régime normal de jaunes d'œufs crus et de viande crue, en prescrivant cinq repas par vingt-quatre heures.

Tels sont les principes fondamentaux de l'hygiène des enfants tuberculeux. Ils sont, bien entendu, susceptibles de variantes multiples selon les malades, les formes et les périodes de la maladie. Les tuberculeux demandent à être régulièrement suivis par le médecin, tant au point de vue hygiénique que thérapeutique.

Indépendamment de ces données, les enfants tuberculeux

doivent se soumettre aux règles d'hygiène communes à tous les malades : grande propreté, bains fréquents, frictions quotidiennes, lavages de la bouche, gargarismes, etc. Les moindres incidents morbides surajoutés nécessitent des soins immédiats.

Rappelons, en terminant, que le tuberculeux et son entourage peuvent apporter par eux-mêmes un appoint considérable à la guérison. Deux qualités sont essentielles : une *stricte soumission aux indications médicales* et une *inlassable patience*. Transgresser les ordres donnés ou abréger un traitement naturellement long, même dans les cas les plus favorables, c'est aider à la progression du mal et s'exposer à des récidives.

SYPHILIS HÉRÉDITAIRE

La syphilis n'est pas seulement une des maladies infectieuses les plus graves pour l'individu ; elle peut encore se transmettre à ses enfants, dont elle menace l'existence ou compromet l'avenir.

A l'inverse de la tuberculose, la syphilis de l'enfance est presque toujours *héréditaire*. La *syphilis acquise* se montre beaucoup plus rarement.

La *syphilis héréditaire* marque ses coups dès la vie intra-utérine. Elle représente la cause la plus habituelle des avortements (mis à part les avortements provoqués) et des accouchements prématurés. Venu à terme, l'enfant succombe souvent dans les premiers jours ou les premières semaines ; s'il survit, il peut présenter une série d'accidents du côté de la peau, du nez, des lèvres, des os, des divers organes ; les uns sont curables, les autres mortels (*syphilis héréditaire précoce*). Parfois il demeure plus ou moins longtemps indemne, au moins en apparence, et les accidents ne se montrent qu'au bout de quelques années (*syphilis héréditaire tardive*), le défigurant à tout jamais, entravant le fonctionnement des viscères, engendrant la cécité, la surdité, des paralysies, la faiblesse intellectuelle, l'idiotie, etc. Dans d'autres cas, enfin, la maladie affecte l'état général des sujets ; ils restent débiles, maigres, pâles, se développent mal, n'offrent pas de résistance aux infections, présentent des malformations disgracieuses, gênantes ou dangereuses (*syphilis dystrophique*).

Ce rapide aperçu montre l'importance de la syphilis du nourrisson et de l'enfant. Ajoutons qu'à leur tour les petits malades peuvent devenir une source de contagion pour leur entourage, pour leurs nourrices en particulier.

1º **Mesures prophylactiques.** — La prophylaxie de la syphilis infantile comporte une série de mesures :

1º Mesures qui *aident le syphilitique à éviter la procréation d'enfants contaminés* ;

2º Mesures qui *découlent de la contamination possible de la nourrice par le nourrisson durant l'allaitement* ;

3º Mesures qui *préviennent la contamination syphilitique de l'enfant bien portant* ;

4º Mesures qui *empêchent la propagation de la syphilis infantile dans l'entourage de l'enfant.*

1º La PROPHYLAXIE AVANT LA NAISSANCE a une importance considérable. Dans chaque cas particulier interviennent des facteurs multiples, qui rendent la transmission de la syphilis soit grave, soit bénigne, ou qui mettent l'enfant à l'abri de la contamination héréditaire. Il dépend des individus syphilitiques de procréer des enfants sains, en se traitant convenablement et en se conformant aux règles que nous avons indiquées dans le premier chapitre.

L'application du traitement demande, on le conçoit, une direction médicale régulière.

2⁰ Le mode d'alimentation du nourrisson syphilitique est soumis à des règles précises.

Le nourrisson syphilitique peut contagionner la nourrice mercenaire qui l'allaite ; l'infection se manifeste chez elle par l'apparition d'un chancre du mamelon. *Aussi un enfant syphilitique ne doit-il jamais être allaité par une nourrice mercenaire.*

Il en est de même pour l'enfant suspect de syphilis et pour l'enfant d'apparence saine, nés de parents syphilitiques. Le danger est identique, car la nourrice peut être contagionnée avant que la syphilis ne soit évidente. La contagiosité de l'enfant atteint de syphilis acquise est la même que pour l'adulte.

Une nourrice peut toutefois allaiter un nourrisson syphilitique, si elle est elle-même pertinemment atteinte ; mais une telle éventualité se réalise rarement en pratique. D'ailleurs, les syphilitiques sont souvent de mauvaises nourrices.

Les parents d'une nourrice contaminée par un bébé syphilitique sont passibles de poursuites civiles, et la jurisprudence actuelle les condamne à des dommages-intérêts. Aussi feront-ils bien d'offrir spontanément une indemnité à la nourrice. Ils la garderont de façon à éviter au bébé le changement de nourriture et l'allaitement artificiel ; ils la feront traiter par leur médecin en même temps que le nourrisson.

Les administrations des hôpitaux, des crèches, etc., ont envers leurs nourrices les mêmes responsabilités que les particuliers.

La syphilis de l'enfant est parfois ignorée, et il est des cas où les parents eux-mêmes ne se savent pas malades. Au moindre symptôme suspect apparu chez l'enfant, on suspend l'allaitement ; la nourrice est soumise à des examens médicaux répétés, et, si la syphilis se manifeste chez elle, la ligne de conduite précédemment indiquée trouve de nouveau son application.

Tout enfant syphilitique ou suspect de syphilis doit être allaité par sa mère. L'obligation de l'allaitement maternel est plus impérieuse ici que dans tout autre cas; elle n'offre que fort peu de contre-indications. Si l'enfant, issu de parents syphilitiques, a l'apparence saine, il n'en est pas moins déjà infecté. Si, au contraire, il est nettement syphilitique alors que sa mère ne porte aucune trace de l'affection, elle est tout de même déjà contaminée. Dans les deux cas il n'y a pas à craindre que l'un des deux individus ne contagionne l'autre.

Cependant lorsque la mère, bien portante au moment de la conception, a contracté la syphilis durant sa grossesse, l'enfant peut naître indemne. Il faudra dès lors empêcher la mère d'allaiter, de crainte qu'elle ne contagionne son bébé.

Tout enfant syphilitique, que sa mère, pour des raisons diverses, ne peut allaiter, doit être mis à l'allaitement artificiel. Cet allaitement demande à être surveillé de très près ; l'enfant est déjà en effet débilité par sa syphilis, et l'on sait que l'allaitement artificiel convient encore moins aux sujets fragiles qu'aux enfants en bon état.

3º La SYPHILIS ACQUISE de l'enfant résulte en général d'imprudences aisées à prévenir avec un peu d'attention. La contagion est *directe* ou *indirecte*.

La *syphilis de la nourrice* constitue une première cause de contamination, rendue inévitable par le contact permanent de la femme et du bébé. Aussi ne faut-il jamais choisir une nourrice, aux bureaux ou ailleurs, sans s'aider des conseils d'un médecin, qui écartera toute femme malade ou simplement suspecte de syphilis. L'examen de la nourrice, la connaissance de ses antécédents morbides, l'enquête sur ses accouchements ou avortements, l'examen enfin de son enfant éclairent la religion du médecin. On redouble de surveillance en face de nourrices qui, au cours d'une lactation, veulent se placer une seconde fois ; des renseignements sur le nourrisson qu'elles viennent de quitter doivent toujours être exigés.

La nourrice une fois acceptée, on lui défend de donner le sein à un autre enfant que son nourrisson ou d'entrer en rapport avec des inconnus.

Si la nourrice devient syphilitique pendant sa nourriture, on s'en sépare sans tarder. Dans ce cas, l'enfant sera mis à l'allaitement artificiel pendant un ou deux mois, laps de temps suffisant pour voir s'il n'a pas été contaminé et s'il peut être confié à une nouvelle nourrice. La nourrice est-elle seulement suspecte de syphilis, on suspend l'allaitement en la gardant en observation ; la maladie se confirme-t-elle, on agit comme précédemment.

La syphilis peut être aussi transmise à l'enfant soit par des étrangers qui le gardent ou l'élèvent, soit par des enfants qui jouent avec lui. Il est par suite indispensable de se montrer circonspect dans le choix des gens destinés à vivre aux côtés de l'enfant, gardes, domestiques, etc., ainsi que dans celui de ses jeunes camarades. La même prudence est de mise pour les visites que l'enfant est appelé à recevoir, amis de la famille, etc. Le baiser est particulièrement dangereux, et il convient, autant que possible, d'empêcher l'enfant d'être embrassé par tout le monde.

Les parents qui deviennent syphilitiques après la naissance de l'enfant sont un danger pour lui ; de même en est-il pour la mère syphilisée durant sa grossesse, sans atteinte concomitante de l'enfant. Dans tous ces cas on n'hésitera pas à séparer momentanément l'enfant de ses parents, après s'être assuré qu'il est demeuré indemne et en continuant à le surveiller. La chose est-elle irréalisable, les parents ont l'obligation de se soumettre à une surveillance de tous les instants ; ils n'embrasseront pas leur enfant, ne se serviront jamais des mêmes objets et du même linge que lui, se laveront souvent la bouche, éviteront en un mot toute cause même lointaine de contagion.

La contamination syphilitique par les objets de toilette, les serviettes, les éponges, etc. est d'ailleurs possible dans les conditions les plus imprévues. Le biberon même a pu être incriminé. Que chaque enfant ait ses objets propres, qu'on ne s'en serve pas pour d'autres, qu'inversement on ne se serve pas pour lui d'objets ne lui appartenant pas, et la contamination indirecte aura beaucoup moins d'occasions de s'exercer.

La syphilis se transmettait fréquemment par *vaccination* à l'époque où l'on vaccinait l'enfant de bras à bras avec du vaccin pris à un autre enfant. L'emploi, aujourd'hui généralisé, du vaccin de génisse rend l'accident tout à fait exceptionnel. De même on ne la voit plus guère survenir à l'occasion de la *circoncision rituelle*.

4° La CONTAGION DE LA SYPHILIS INFANTILE, héréditaire ou acquise, impose différentes précautions à l'entourage du jeune syphilitique. Les personnes qui le soignent ou sont couramment en contact avec lui ont surtout à prendre garde.

L'enfant malade, plus encore que l'enfant sain, doit posséder ses objets de toilette personnels, ses biberons, ses timbales, ses cuillers, son linge, ses éponges, etc. Ceux-ci ne serviront jamais à d'autres enfants. On les désinfectera souvent, en usant des procédés habituels ; l'ébullition prolongée dans de l'eau additionnée ou non d'un antiseptique non toxique, donne de bons résultats.

Les lésions ouvertes, osseuses, articulaires ou autres, sont recouvertes de pansements occlusifs permanents.

De fréquents lavages des mains et des soins de propreté rigoureux sont nécessaires pour quiconque est en rapport direct avec le petit malade.

Il convient aussi d'empêcher ce dernier de contagionner d'autres enfants. A cet effet, on l'isole autant que possible, et on interdit aux sujets de son âge de l'approcher et surtout de jouer avec lui. Les baisers et les contacts multiples dont les enfants émaillent leurs jeux constituent pour la contagion de redoutables vecteurs.

Des motifs de même ordre ne permettent pas de mettre les petits syphilitiques dans les crèches, pouponnières, etc., ni plus tard de les envoyer à l'école tant qu'ils présentent des lésions virulentes.

Ces mesures ne visent, bien entendu, que les syphilitiques contagieux. Quand le médecin déclare terminée la période de contagiosité, on les rend à la vie commune, en les surveillant de manière à prendre à nouveau les précautions nécessaires en cas de retour offensif du mal.

2º **Hygiène du malade.** — Chez l'enfant syphilitique, trois points retiennent l'attention : l'*hygiène générale*, l'*hygiène alimentaire*, les *soins locaux*.

L'*hygiène générale* combat la débilité du malade, d'autant plus dangereuse qu'il est plus petit. La chambre du nourrisson doit être grande, claire et ensoleillée ; des bains et des frictions sont pratiqués chaque jour, suivis d'un poudrage de tout le corps avec du talc. Dès que l'enfant est assez âgé, on lui ordonne des séjours répétés à la campagne, à la mer ou à la montagne. Plus tard, on le soumet à des cures hydro-minérales sulfureuses (Luchon, Cauterets, Aix-les-Bains, etc.), ou sulfo-chlorurées (Uriage, etc.), ou salines (Salies, etc.).

L'*alimentation* est réglée avec soin, et le tube digestif attentivement surveillé. Une nourriture substantielle a l'avantage de contre-balancer l'action anémiante et déprimante de la maladie, à condition d'être bien supportée. Les médications toniques agissent dans le même sens. Le médecin jugera, pour chaque enfant, des moyens les plus propres à fortifier l'organisme : huile de foie de morue, fer, arsenic, etc.

Les *soins locaux* sont des plus importants. L'enfant doit être tenu très propre ; il faut laver souvent les orifices naturels, bouche, nez, région ano-vulvaire, lieux de prédilection pour les localisations de la syphilis. Leur mauvais entretien favorise l'éclosion et la gravité des déterminations morbides. De plus, la propreté élimine l'intervention, toujours sérieuse, des infections secondaires.

Les plaies les plus bénignes doivent être pansées et mises à l'abri de l'air. On procède également à l'antisepsie des accidents syphilitiques suivant les indications du médecin.

Le *traitement médicamenteux* tient enfin une place de premier ordre en matière de syphilis ; il n'est guère de maladie où son action se fasse sentir davantage. Toutes choses égales, un enfant syphilitique triomphe d'autant plus de sa maladie que l'intervention médicale a mieux la faculté de s'exercer.

Même après la guérison, il est prudent de faire encore des cures espacées, seul moyen de consolider les résultats acquis et de mettre l'enfant à l'abri des accidents qui surviennent à longue échéance.

Librairie J.-B. BAILLIÈRE et FILS, 19, Rue Hautefeuille, PARIS

LA PRATIQUE

DES

Maladies des Enfants

DIAGNOSTIC et THÉRAPEUTIQUE

PAR MM.

APERT, ARMAND-DELILLE, AVIRAGNET, BARBIER, AUGUSTE BROCA, CASTAIGNE, FARGIN-FAYOLLE, GÉNÉVRIER, GRENET, GUILLEMOT, GUINON, GUISEZ, HALLÉ, MARFAN, MÉRY, MOUCHET, SIMON, TERRIEN, ZUBER, professeurs agrégés, médecins des hôpitaux de Paris ; ANDÉRODIAS, CRUCHET, DENUCÉ, DUBREUILH, MOUSSOUS, PETGES, ROCAZ, professeurs agrégés, médecins des hôpitaux de Bordeaux ; NOVÉ-JOSSERAND, WEILL, professeurs à la Faculté de médecine de Lyon ; PÉHU, médecin des hôpitaux de Lyon ; CARRIÈRE, FROE-LICH, HAUSHALTER, professeurs aux Facultés de Lille et de Nancy; DALOUS, LEENHARDT, professeurs agrégés aux Facultés de Toulouse et de Montpellier ; AUDEOUD, BOURDILLON, privat docents à la Faculté de Genève ; DELCOURT, professeur agrégé à la Faculté de Bruxelles. Secrétaire de la rédaction : R. CRU-CHET, professeur agrégé à la Faculté de médecine de Bordeaux.

1909-1914, 8 vol. gr. in-8 avec figures et photographies.

1. **Introduction à la Médecine des Enfants** : Hygiène, Allaitement, Croissance, Puberté, Maladies du nouveau-né, par les D\^{rs} MARFAN, ANDÉRODIAS et CRUCHET. 1909, 1 vol. gr. in-8 de 476 pages avec 81 figures........ 10 fr.

2. **Maladies du Tube digestif**, par les D\^{rs} CRUCHET, ROCAZ, MÉRY, GUILLEMOT, GRENET, FARGIN-FAYOLLE, GÉNÉVRIER et DELCOURT. 1910, 1 vol. gr. in-8 de 500 pages, avec 118 figures............................ 12 fr.

3. **Maladies de l'Appendice et du Péritoine, du Foie, du Pancréas, du Sang, des Reins, des Ganglions et de la Rate**, par les D\^{rs} HAUSHALTER, CASTAIGNE, G.-L. SIMON, LEENHARDT. 1910, 1 vol. gr. in-8 de 432 pages, avec 89 figures noires et coloriées............................... 12 fr.

4. **Maladies du Cœur et des Vaisseaux, du Nez, du Larynx, des Bronches et des Poumons, des Plèvres, du Médiastin**, par les D\^{rs} MOUSSOUS, BARBIER, GUINON, HALLÉ, ZUBER, ARMAND-DELILLE, AUDEOUD, BOURDILLON. 1911, 1 vol. gr. in-8 de 700 pages, avec 101 figures.................... 16 fr.

5. **Maladies du Tissu cellulaire, des Os et des Articulations, de la Nutrition ; Maladies du Système nerveux**, par les D\^{rs} APERT, CRUCHET, CARRIÈRE. 1912, 1 vol. gr. in-8 de 812 pages avec 242 figures noires et coloriées.. 16 fr.

6. **Maladies de la peau et Fièvres éruptives. Art de formuler et formulaire**, par les D\^{rs} DUBREUILH, PETGES, DALOUS, WEILL, PÉHU et AVIRAGNET, 1914, 1 vol. gr. in-8, avec fig. noires et coloriées.

7. **Chirurgie des enfants.** Appareils digestif, cardiaque et pulmonaire. Organes génito-urinaires. Organes des sens, par les D\^{rs} BROCA, FROELICH, MOUCHET, GUISEZ, TERRIEN. 1912, 1 vol. gr. in-8 de 540 pages avec 215 figures.. 14 fr.

8. **Chirurgie Osseuse et Orthopédique**, par les D\^{rs} DENUCÉ et NOVÉ-JOSSE-RAND. 1912, 1 vol. gr. in-8 de 574 pages avec 287 figures........ 14 fr.

Chaque fascicule se vend également cartonné moyennant 1 fr. 50 de supplément..

ENVOI FRANCO CONTRE MANDAT POSTAL

Librairie J.-B. BAILLIÈRE et FILS, 19, Rue Hautefeuille, PARIS

Précis des Maladies des Enfants
Par le Dʳ E. APERT
Médecin des Hôpitaux de Paris.
Introduction : **L'EXPLORATION CLINIQUE DANS LA PREMIÈRE ENFANCE**
Par le Dʳ MARFAN
Professeur à la Faculté de médecine de Paris.
Deuxième édition. 1914, 1 vol. in-8 de 568 pages, avec 102 fig., cartonné.   12 fr.

Les Maladies gastro-intestinales aiguës DES NOURRISSONS
Par le Professeur COMBE
Professeur de clinique infantile à la Faculté de Médecine de Lausanne.
1913, 1 volume in-8 de 792 pages, avec 54 figures noires et coloriées.   16 fr.

Atlas-Manuel des Maladies des Enfants
Par les Dʳˢ HECKER et TRUMPP
Professeurs à l'Université de Munich.
et E. APERT
Médecin des Hôpitaux de Paris.
1906, 1 vol. in-16 de 423 pages, avec 40 planches chromolithographiées
et 174 figures dans le texte, relié.............................   20 fr.

Formulaire aide=mémoire de Médecine infantile
EN TABLEAUX SYNOPTIQUES
Par le Dʳ LEGRAND
1910, 1 vol. in-18 de 100 pages. Cartonné....................   3 fr.

Formulaire synoptique de Thérapeutique infantile
Par le Dʳ LEGRAND
1912, 1 vol. in-18 de 252 pages. Cartonné.....................   3 fr.

L'Alimentation des Enfants malades
Par le Dʳ PÉHU
Médecin des Hôpitaux de Lyon.
1908, 1 vol. in-16 de 96 pages, cartonné...................   1 fr. 50

Formulaire de Thérapeutique infantile
ET DE POSOLOGIE
Par R. FOUINEAU
Préface du Professeur HUTINEL
1901, 1 vol. in-18 de 260 pages, avec figures, cartonné..........   3 fr.

Conseils pratiques d'Hygiène infantile
Par le Dʳ NOBÉCOURT
Professeur agrégé à la Faculté de Paris.
Avec la collaboration de
MM. les Dʳˢ BABONNEIX, DARRÉ, MERKLEN, PAISSEAU, R. VOISIN
1914. 1 vol. in-8 de 370 pages avec figures noires et coloriées....   7 fr.

ENVOI FRANCO CONTRE MANDAT POSTAL

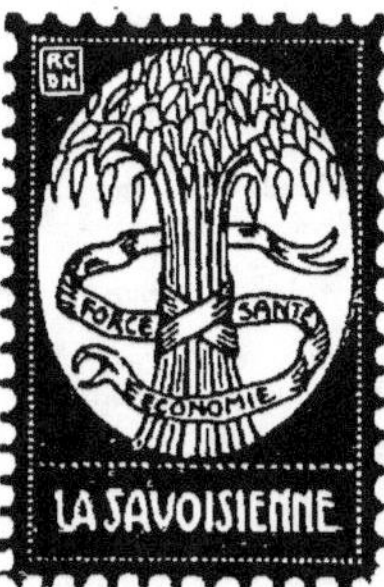

La SAVOISIENNE S. A.

FABRIQUE DE PRODUITS ALIMENTAIRES

Usines de Rochopt, BRUNOY (S.-et-O.)

ADMINISTRATION ET DÉPOT :
1, Place du Louvre, 1, PARIS

La Farine (Crème) d'avoine torréfiée est devenue, par des procédés de fabrication nouveaux, un aliment parfait, immédiatement assimilable. Il est recommandé par les médecins, tant comme aliment journalier que comme régime.

PRODUITS SAVOISIENNE

garantis purs de tout mélange :

CRÈME D'AVOINE TORRÉFIÉE
GRUAUX D'AVOINE TORRÉFIÉE
PORRIDGE D'AVOINE TORRÉFIÉE
CRÈME DE MAÏS TORRÉFIÉ
CRÈME D'ORGE SUPÉRIEURE
CRÈME DE RIZ
PATES A L'AVOINE TORRÉFIÉE
CACAO GRANULÉ A L'AVOINE

En Vente dans toutes les bonnes Épiceries, Pharmacies et Herboristeries ou directement au Dépôt, I, place du Louvre

ÉCHANTILLON GRATUIT	:: EXIGER PARTOUT ::
ET CARNET DE RECETTES	LES BONS PRODUITS
:: :: SUR DEMANDE :: ::	:: :: SAVOISIENNE :: ::

24*

FABRIQUE D'APPAREILS DE L'ART MÉDICAL

Maison fondée en 1814

G. H. WICKHAM O. I. ✠

Ancien Externe des Hôpitaux de Paris
Spécialiste Herniaire

15, Rue de la Banque, PARIS

Membre des Jurys

Hors Concours
aux
Expositions Universelles

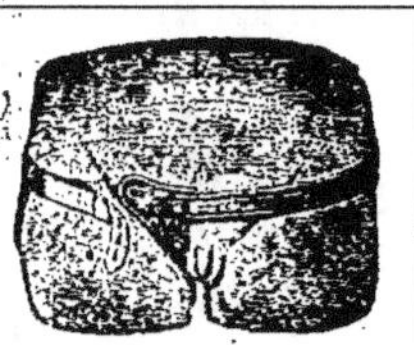

Appareils de traitement orthopédique et herniaire

Opposition des Forces | **Pas de sillons aux hanches**

Mobilité des Ressorts | **Contention parfaite**

Renseignements et Brochures sur demande

Tout enfant bien portant peut guérir, s'il est muni d'un appareil bien ajusté, intelligemment appliqué et régulièrement vérifié

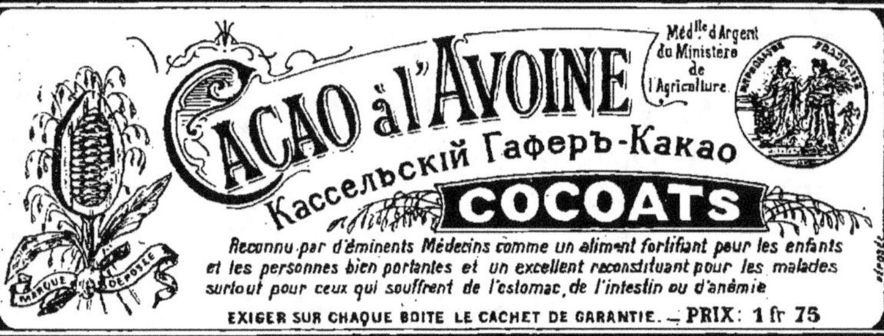

E. LITTRÉ
Membre de l'Institut
(Acad. Française, Inscriptions et Belles-Lettres).
Membre de l'Académie de médecine.

A. GILBERT
Professeur
à la Faculté de médecine de Paris.
Membre de l'Académie de médecine.

DICTIONNAIRE DE MÉDECINE

de Chirurgie, de Pharmacie

ET DES SCIENCES QUI S'Y RAPPORTENT

Vingt et unième Édition entièrement refondue

1 vol. gr. in-8 de 1842 pages à 2 colonnes, avec 860 figures nouvelles.
Broché . . . . **25 fr.** | Relié . . . . **30 fr.**

Librairie J.-B. BAILLIÈRE et FILS, 19, rue Hautefeuille, Paris.

Dʳ SIEBERT

Le Conseiller Médical
des Familles

TRAITÉ PRATIQUE DE MÉDECINE DOMESTIQUE

1907. 1 vol. gr. in-8 de 750 pages avec 51 planches en couleurs et 384 fig.
Cartonné . . . . 25 fr.

Le *Conseiller médical* n'a pas pour but de dispenser de l'assistance du médecin, du chirurgien, du pharmacien.

Mais avec ce livre, on pourra obtenir pour le malade des aides intelligents secondant le médecin. Mille petits détails que l'on croit connus sont souvent ignorés. Un des buts principaux du *Conseiller médical* est d'assurer une plus complète compréhension des prescriptions médicales.

Le *Conseiller médical* rendra de réels services aux malades et aux médecins eux-mêmes en facilitant leur tâche. La diffusion des notions qu'il contient permettra en effet aux familles de mieux comprendre les efforts du médecin pour arriver à la bonne conduite d'un traitement.

Le plan du *Conseiller médical* en montrera l'intérêt et l'utilité. Il est divisé en quinze parties, qui se vendent toutes séparément.

Fascicules.	Pages.	Figures noires.	Planches coloriées.	Prix
1. Structure et fonctions du corps humain.	48	30	10	3 »
2. Causes et signes des maladies. — Méthodes générales de traitement....	80	62	3	2 50
3. Maladies infectieuses..................	31	17	2	1 50
4. Maladies de la bouche, des dents, de la gorge et du nez...................	44	25	5	2 »
5. Maladies des poumons................	44	11	2	2 »
6. Maladies du cœur....................	44	11	3	2 »
7. Maladies du sang, de la nutrition et des reins....................	52	3	2	2 »
8. Maladies de l'estomac et de l'intestin...	52	6	»	1 50
9. Maladies de la peau..................	20	12	8	2 50
10. Maladies des yeux et des oreilles.......	36	20	2	1 50
11. Maladies nerveuses et mentales........	56	48	2	2 »
12. Maladies des enfants.................	36	12	3	2 »
13. Maladies chirurgicales................	72	29	»	3 50
14. Hygiène...........................	92	64	»	2 50
15. Premiers secours....................	40	34	»	1 50

Les Actualités Médicales

Collection de volumes in-16 de 96 pages avec figures, cartonnés à 1 fr. 50

Enfants retardataires, par APERT.
La Goutte, par APERT.
Diagnostic de l'appendicite, par AUVRAY.
Diphtérie, par BARBIER et ULMANN.
Rayons de Rontgen, 3 vol., par BÉCLÈRE.
Pneumothorax artificiel, par Léon BERNARD.
Rayons N et N¹, par BORDIER.
Auto-intoxications de la grossesse, par BOUFFE DE SAINT-BLAISE.
Gastrostomie, par BRAQUEHAYE.
Accidents du travail, 2ᵉ édit., par BROUARDEL.
Régénérations d'organes, par CARNOT.
Cloisonnement vésical, par CATHELIN.
Radioscopie de l'Estomac, par CERNÉ et DELAFORGE.
Mouches et Choléra, par CHANTEMESSE et BOREL.
Moustiques et Fièvre jaune, par CHANTEMESSE et BOREL.
Surdité, par CHAVANNE.
Cancer et Tuberculose, par CLAUDE.
L'Odorat, par COLLET.
Tétanos, par COURMONT et DOYON.
Radiothérapie du Sang, par CRÉMIEU.
Chaud et Froid en Thérapeutique, par DAUSSET.
L'Ionothérapie, par DELHERM et LAQUERRIÈRE.
Folies intermittentes, par DENY et CAMUS.
Démence précoce, par DENY et ROY.
Fatigue oculaire, par DOR.
Traitement de la syphilis. 2ᵉ édit., par EMERY.
Oxydations de l'Organisme, par ENRIQUEZ et SICARD.
Constipation, 2ᵉ édit., par FROUSSARD.
Rhume des Foins, par GAREL.
Ultramicroscope, 2ᵉ édit., par GASTOU.
Maladies du Cuir chevelu, 2ᵉ édit., par GASTOU.
Hygiène du Visage, par GASTOU.
Diagnostic de la Syphilis, par GASTOU et GIRAULD.
Exploration du Tube digestif, par GAULTIER.
Calculs biliaires et Pancréatites, par GAULTIER.
Dilatations de l'Estomac, par GAULTIER.
Opsonines, 2ᵉ édit., par GAULTIER.
Syphilis de la Moelle, par GILBERT et LION.
Artériosclérose, 2ᵉ édit., par GOUGET.
Maladies de la Moelle. 3ᵉ édit., par GRASSET.
Maladies de l'Encéphale. 2ᵉ édit., par GRASSET.

Trachéobronchoscopie, par GUISEZ.
Syphilis et cancer, par HORAND.
Sémiologie cardiaque, par O. JOSUÉ.
Entérites, par JOUAUST.
Médications en obstétrique, par KEIM.
Médications reconstituantes, par LABBÉ (H.).
Diathèse urique, par LABBÉ (H.).
Cytodiagnostic. 2ᵉ édit., par LABBÉ (M.).
Sang. 2ᵉ édit., par LABBÉ (M.).
Thérapeutiques nerveuses, par LANNOIS et POROT.
Rein mobile, par LEGUEU.
L'Obésité, par LE NOIR.
Diabète. 2 vol. 2ᵉ édit., par LÉPINE.
Névralgies, par LÉVY et BAUDOIN.
Pneumocoque, par LIPPMANN.
Rachitisme, par MARFAN.
Arthritisme, par MAUBAN.
Acétonurie, par MAUBAN.
Traitement de la Syphilis par le 606, par MILIAN, 2ᵉ édit.
Anaphylaxie, par MINET et LECLERCQ.
Santé publique, par MOSNY.
Chirurgie intestinale, par MOUCHET.
Médications préventives, par NATTAN-LARRIER.
Hygiène de la Peau, par NICOLAS et JAMBON.
Médication surrénale, par OPPENHEIM et LŒPER.
Alimentation des enfants, par PÉHU.
Puériculture et Pouponnières, par le Dʳ RAIMONDI.
La paralysie générale traumatique, par les Dʳˢ RÉGIS et VERGER.
La séméiologie cardiaque actuelle, les localisations cardiaques, par le Dʳ O. JOSUÉ.
Mécanothérapie, par RÉGNIER.
Radiothérapie et Photothérapie, par RÉGNIER.
États neurasthéniques, par RICHE.
Les Névroses post-traumatiques, par le Dʳ JOANNY ROUX.
Empoisonnements alimentaires, par SACQUÉPÉE.
Goître exophtalmique, par SAINTON et DELHERM.
Tuberculinothérapie, par SEZARY.
Albuminuries curables, par TEISSIER.
Rhumatisme articulaire, par TRIBOULET et COYON.
Canal vagino-péritonéal, par VILLEMIN.
Radium, par WICKHAM et DEGRAIS.
Cure de Déchloruration, 2ᵉ édit., par WIDAL et JAVAL.
Fulguration, par ZIMMERN.
Courants de haute fréquence, par ZIMMERN et TURCHINI.

Traité pratique des Maladies de l'Enfance, par les Drs A. D'ESPINE, professeur de pathologie interne à l'Université de Genève, et C. PICOT, médecin de l'infirmerie du Prieuré de Genève. 6e *édition très augmentée*, 1900, 1 vol. gr. in-8 de 996 pages........ 16 fr.

Traité pratique des Maladies des Nouveau-Nés, des Enfants à la mamelle et de la seconde enfance, par le Dr E. BOUCHUT. 8e *édition*. 1885, 1 vol. in-8 de 1148 pages, avec 189 figures................ 18 fr.

Clinique de l'Hôpital des Enfants-Malades, par le Dr E. BOUCHUT. 1884, 1 vol. in-8 de 664 pages..................... 8 fr.

Précis de Médecine infantile, par le Dr H. LEGRAND. 1903, 1 vol. in-18 de 432 pages, avec 25 figures.................... 4 fr.

Guide thérapeutique des Maladies de l'Enfance, par les Drs P. SALGE et L. EXCHAQUET. Préface du professeur A. COMBE. 1909, 1 vol. in-18 de 157 pages, cartonné.................... 3 fr. 50

Aide-mémoire de Médecine infantile, par P. LEFERT. 1901, 1 vol. in-18 de 319 pages, avec figures, cartonné .... 3 fr.

Aide-mémoire de Chirurgie infantile, par P. LEFERT. 1902, 1 vol. in-18 de 324 pages, avec figures, cartonné..................... 3 fr.

La Pratique des Maladies des Enfants dans les Hôpitaux de Paris, par P. LEFERT, 2e *édition*. 1898, 1 vol. in-18 de 302 pages, cartonné. 3 fr.

Traité des Maladies familiales et des Maladies congénitales, par le Dr E. APERT. 1907, 1 vol. in-8 de 364 pages, avec 95 figures... 7 fr.

La Médecine maternelle, par le Dr BINET, 1897, 1 vol. in-16 de 160 pages .... 2 fr.

L'Art de soigner les Enfants malades, par le Dr E. PÉRIER. 1891, 1 vol. in-16 de 214 pages..................... 2 fr.

Les Maladies de la Première Enfance, premiers soins avant l'arrivée du médecin, par le Dr E. JACQUEMET. 1892, 1 vol. in-16 de 175 pages, avec figures..................... 2 fr.

Les Maladies des Enfants à Paris, par le Dr Elie GOUBERT. 1891, gr. in-8, 164 pages..................... 2 fr.

Les Maladies de la Peau chez les Enfants, par le Dr CAILLAULT. 1 vol. in-18 de 408 pages.................... 3 fr. 50

Thérapeutique des Maladies chirurgicales des Enfants, par le Dr T. HOLMES. 1870, 1 vol. gr. in-8 de 918 pages, avec 330 figures.... 15 fr.

Les Enfants retardataires, par le Dr E. APERT. 1902, 1 vol. in-16 de 96 pages, cartonné..................... 1 fr. 50

La Folie chez les Enfants, par le Dr Paul MOREAU (de Tours). 1888, 1 vol. in-16 de 444 pages..................... 3 fr. 50

Les Maladies de l'Enfance. Description et traitement homœopathique, par le Dr M. JOUSSET. 1888, 1 vol. in-16 de 446 pages.... 3 fr. 50

Thérapeutique homœopathique des Maladies des Enfants, par le Dr HARTMANN. 1853, 1 vol. in-8 de 600 pages..................... 8 fr.

Formulaire d'Hygiène infantile individuelle, hygiène de l'enfant à la maison, par le Dr H. GILLET. 1898, 1 vol. in-18 de 238 pages, avec 59 figures, cartonné..................... 3 fr.

Formulaire d'Hygiène infantile collective. Hygiène à l'école, à la crèche, à l'hôpital, par le Dr H. GILLET. 1899, 1 vol. in-18 de 264 pages, avec 47 figures, cartonné..................... 3 fr.

Librairie J.-B. BAILLIÈRE et FILS, 19, rue Hautefeuille, PARIS

La Puériculture. Hygiène et assistance, par le Dr EUSTACHE. 1903, 1 vol. in-16 de 312 pages, avec figures...................... 3 fr. 50

Puériculture du Premier Age. L'allaitement maternel, par le Dr CHAMPION. 1905, 1 vol. in-16 de 240 pages.................... 3 fr. 50

Les Enfants aux Bains de mer, par le Dr MONTEUUIS. 1889, 1 vol. in-18 de 168 pages... 2 fr.

Conseils aux Mères sur la manière d'élever les enfants nouveau-nés, par le Dr DONNÉ. *9e édition.* 1905, 1 vol. in-18 de 378 pages, cartonné... 4 fr.

Conseils aux Mères sur la manière de nourrir leurs enfants et de se nourrir elles-mêmes, par le Dr BACHELET. 1894, 1 vol. in-18 de 278 pages, cartonné..................................... 4 fr.

La Santé de nos Enfants, par le Dr CORIVEAUD. 1890, 1 vol. in-16 de 300 pages... 3 fr. 50

Hygiène de la Jeune Mère et du Nouveau-né, par le Dr BINET. 1894, 1 vol. in-16 de 144 pages............................... 2 fr.

Précis d'Hygiène de la Première Enfance, par le Dr ROUVIER. Préface du Dr BUDIN. 1893, 1 vol. in-18 de 489 pages, avec figures, cartonné.. 4 fr.

La Première Enfance. Guide hygiénique des mères et des nourrices, par le Dr E. PÉRIER. 13e *édition.* 1898, 1 vol. in-16 de 216 pages, avec 43 figures....................................... 2 fr.

La Seconde Enfance. Guide hygiénique des mères et des personnes appelées à diriger la jeunesse, par le Dr E. PÉRIER. 1888, 1 vol. in-16 de 200 pages....................................... 2 fr.

Hygiène de l'Adolescence, par le Dr E. PÉRIER. 1890, 1 vol. in-16 de 172 pages....................................... 2 fr.

Livret de famille. Notes sur la Santé des Enfants, par le Dr E. PÉRIER. *Filles :* in-18, 58 pages, cartonné.......................... 1 fr. 50
— *Garçons :* in-18, 58 pages, cartonné....................... 1 fr. 50

L'Enfant, Organes du Nouveau-né, leurs Fonctions pendant l'Enfance, la Croissance, par le Dr P. BÉZY, 1907, gr. in-8, 43 pages.. 1 fr. 25

Manuel de la Jeune Mère. Notions sur l'Hygiène de la Première Enfance, par le Dr BÉDOIN. 1877, in-18, 80 pages................ 1 fr.

Hygiène de l'Alimentation pendant le Premier Age, par le Dr BÉDOIN. 1885, gr. in-8....................................... 1 fr. 50

Soins à donner aux Bébés, par le Dr LAURENT, 1891, in-32...... 1 fr.

Protection et Assistance de la Première Enfance, par le Dr R. GOEPFERT. 1904, gr. in-8, 168 pages................................ 4 fr.

La Protection des Enfants du Premier Age, par le Dr A. COURTAULT. 1894, gr. in-8, 143 pages............................ 3 fr. 50

La Cure solaire, les Bains solaires chez les Enfants, par le Dr J. MALGAT. 1910, in-8, 52 pages, avec figures....................... 1 fr. 50

Catéchisme de Prophylaxie sanitaire et morale à l'usage des Mères de famille, par le Dr SUAREZ DE MENDOZA. 1910, 1 vol. gr. in-8 de 360 pages....................................... 10 fr.

ENVOI FRANCO CONTRE MANDAT POSTAL

Librairie J.-B. BAILLIÈRE et FILS, 19, rue Hautefeuille, PARIS

HYGIÈNE DE L'ENFANCE
L'ENFANT BIEN PORTANT — L'ENFANT MALADE
Par le Dr E. APERT
Médecin des Hôpitaux de Paris.
1913, 1 vol. in-16 de 416 pages, avec 81 figures................. 6 fr.

PUÉRICULTURE ET POUPONNIÈRES
Par le Dr RAIMONDI
Directeur de l'Institut de puériculture de Porchefontaine.
1913, 1 vol. in-16 de 96 pages, cartonné..................... 1 fr. 50

L'Allaitement au Sein et l'Allaitement mixte
Par le Dr RAIMONDI
1914, 1 vol. in-16 de 96 pages, cartonné.................... 1 fr. 50

PHYSIOTHÉRAPIE INFANTILE

Les Cures d'Eaux, d'Air et de Régimes
CHEZ LES ENFANTS
Par le Dr H. LEGRAND
Avec la Collaboration de 30 Médecins de Villes d'Eaux
1910, 1 vol. in-8 de 352 p. avec 60 figures..................... 6 fr.

MENUS et RECETTES de CUISINE DIÉTÉTIQUE
Par le Dr H. LEGRAND
Préface du Professeur LANDOUZY
1911, 1 vol. in-8 de 374 pages............................... 6 fr.

LA CURE SOLAIRE
de la Tuberculose Pulmonaire chronique
Par le Dr MALGAT (de Nice)
1911, 1 vol. in-8 de 390 pages, avec figures.................. 6 fr.

Consultations de Nourrissons et Gouttes de lait
Par le Dr J. JARRICOT
1912, 1 vol. gr. in-8 de 328 pages............................. 10 fr.

ENVOI FRANCO CONTRE MANDAT POSTAL

Librairie J.-B. BAILLIÈRE et FILS, 19, rue Hautefeuille, PARIS

LE NOURRISSON

REVUE D'HYGIÈNE ET DE PATHOLOGIE DE LA PREMIÈRE ENFANCE

Directeur : A.-B. MARFAN
Professeur à la Faculté de médecine de Paris, Médecin de l'hôpital des Enfants-Malades.

RÉDACTEURS :

APERT, AVIRAGNET, BOULLOCHE, J. HALLÉ, LESAGE, TRIBOULET, J. RENAULT, RIBADEAU-DUMAS, WEIL-HALLÉ,
Médecins des hôpitaux.

Secrétaire de la Rédaction : E. APERT

Paraissant tous les 2 mois | ABONNEMENTS :
(64 pages grand in-8) | FRANCE : 12 fr. — ÉTRANGER : 14 fr.

Cette nouvelle revue s'occupe de l'alimentation de la première enfance et en particulier de ce qui concerne la composition et les propriétés du lait, en tant que cela intéresse l'hygiène et les maladies des nourrissons. On étudie dans le même esprit la physiologie de l'enfant du premier âge, surtout celle des fonctions digestives, des échanges nutritifs et de la croissance. La plus grande partie du recueil est consacrée aux maladies du nourrisson, à leur prophylaxie et à leur traitement.

Enfin on fait une place importante à l'étude des lois et des œuvres qui ont pour but de diminuer la mortalité infantile : loi Roussel, crèches, consultations de nourrissons, gouttes de lait, pouponnières, mutualités maternelles, œuvres de propagande. En un mot, on recherche les moyens médicaux et les moyens sociaux capables de lutter contre cette mortalité.

Sur tous ces points, le *Nourrisson* publie des mémoires originaux, des revues générales ou critiques, des recueils de faits, des exposés de thérapeutique usuelle. On y joint des analyses des travaux qui paraissent sur ces sujets dans des journaux français ou étrangers.

Comme toutes les parties de la médecine, l'hygiène et les maladies des nourrissons sont à l'heure présente l'objet de publications innombrables. On s'efforce d'analyser les plus importantes et de classer dans un index bibliographique celles qui peuvent intéresser les travailleurs faisant des recherches sur un sujet spécial.

Orthopédie et Tuberculose Chirurgicale

PUBLIÉ SOUS LA DIRECTION DU
Dr V. MÉNARD, Chirurgien en chef de l'hôpital maritime de Berck-sur-Mer.
RÉDACTEURS EN CHEF :
Dr CALVÉ, Chirurgien adjoint de l'hôpital maritime de Berck-sur-Mer, et **Dr LAMY**
Paraît tous les 2 mois par numéros de 64 pages gr. in-8.
Abonnement annuel : France...... 15 fr. ; Etranger...... 18 fr.

EUGÉNIQUE
ORGANE DE LA
Société Française d'Eugénique
8 numéros in-8 par an
Abonnement annuel : France et Etranger........................ 12 fr.

CORBEIL. Imprimerie CRÉTÉ.

TUBERCULOSE PULMONAIRE — EMPHYSEME — ECZEMA — PALUDISME
Traitement spécifique et abortif de la **SYPHILIS**

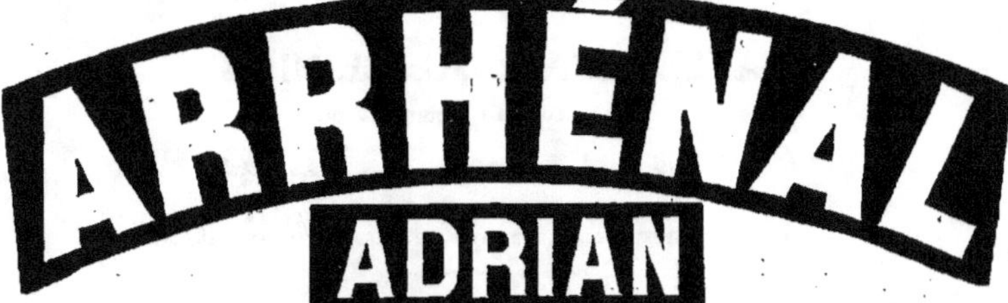

Gouttes dosées à 2 milligr.... 10 à 20 par jour (en deux fois).
Ampoules — 50 — .... 1 à 2 —
Granules — 1 centigr ... 1 à 3 —

9, rue de la Perle
PARIS

Les meilleures formes pour l'usage du
PYRAMIDON
SONT
le GRANULÉ EFFERVESCENT ADRIAN
DOSÉ à 0 30 cg.: par cuillerée à café ou mesure.

Les COMPRIMÉS ADRIAN
DOSÉS à 0.10 centg. 0.30 centg. pour une dose.

NÉVRALGIES les plus rebelles
GRIPPE — FIÈVRE — ASTHME.

FLUOROFORME ADRIAN
solution concentré à 2.80 %

Coqueluche — Toux rebelles

NON TOXIQUE

SULFURINE
BAIN SULFUREUX
LANGLEBERT SANS ODEUR
Hygiénique, Fortifiant, Antirhumatismal
Agent puissant contre l'Obésité.

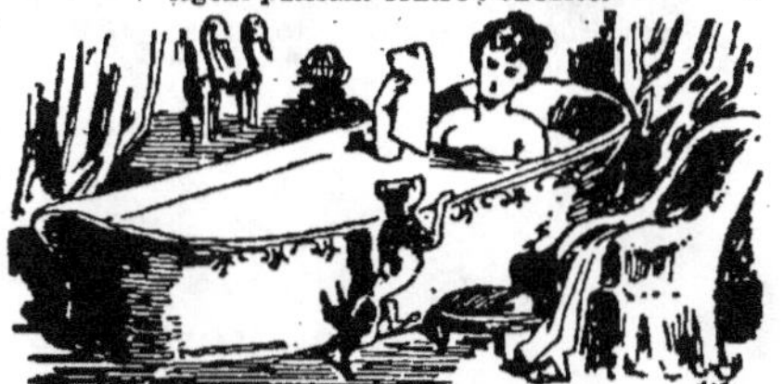

SOUPLESSE et BEAUTÉ de la PEAU
Peut être pris chez soi, sans baignoire spéciale.
VENTE : *Dans toutes Pharmacies.* — Prix : 1 fr. 25.

Complément indispensable du **BAIN**
LE SAVON SULFURINE EST

SAVON DE TOILETTE : Entretient la Blancheur et l'Eclat de la peau du Visage, de la Gorge et des Mains.
SAVON THÉRAPEUTIQUE: Contre les rougeurs et boutons du Visage.
SAVON DULCIFIANT : Excellent pour la toilette des enfants.
VENTE : *Dans toutes les Pharmacies.* — Prix 1.25.

TONIQUE REMINÉRALISATEUR SANS ALCOOL

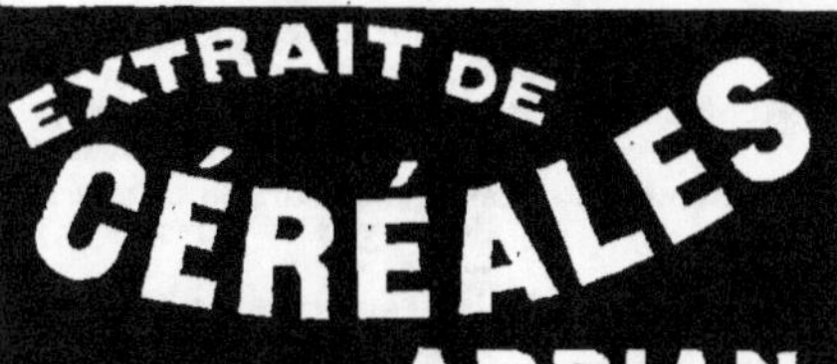

ADULTES } 4 Cuillerées à soupe par jour.
ENFANTS } 4 — à dessert —

TROUBLES DE LA CROISSANCE
LYMPHATISME — ANÉMIE

MALADIES DE NUTRITION AIGUES OU CHRONIQUES.

9, Rue de la Perle, PARIS.

24***

PARIS MÉDICAL

LA SEMAINE DU CLINICIEN

PUBLIÉ SOUS LA DIRECTION DU

Professeur A. GILBERT

PROFESSEUR DE CLINIQUE A LA FACULTÉ DE MÉDECINE DE PARIS.
MÉDECIN DE L'HÔTEL-DIEU, MEMBRE DE L'ACADÉMIE DE MÉDECINE

COMITÉ DE RÉDACTION :

Jean CAMUS
Professeur agrégé à la
Faculté de médecine de Paris.

Paul CARNOT
Professeur agrégé à la
Faculté de médecine de Paris.

DOPTER
Professeur
au Val-de-Grâce.

R. GRÉGOIRE
Professeur agrégé à la Faculté
de médecine de Paris.

P. LEREBOULLET
Professeur agrégé à la Faculté
de médecine de Paris.

G. LINOSSIER
Professeur agrégé
à la Faculté de médecine
de Lyon.

MILIAN
Médecin
des Hôpitaux
de Paris

MOUCHET
Chirurgien
des Hôpitaux
de Paris.

A. SCHWARTZ
Professeur agrégé
à la Faculté de médecine
de Paris.

ALBERT - WEIL
Chef de Laboratoire
à l'Hôpital
Trousseau.

Secrétaire Gl de la Rédaction

Paul CORNET
Médecin en chef de la Préfecture de la Seine.

CONDITIONS DE PUBLICATION

PARIS MÉDICAL paraît tous les **Samedis.**
Les abonnements partent du 1er de chaque mois.
Prix de l'abonnement (1er *Décembre au 3o Novembre*)
France 12 fr. — Etranger 15 fr.
Adresser le **montant des abonnements**
à la Librairie J.-B. BAILLIÈRE et FILS, 19, rue Hautefeuille, à Paris.

Le premier numéro de chaque mois, consacré à une branche de la médecine,
contient 100 pages.
Les autres numéros ont 64 pages.
Le troisième numéro du mois contient une *Revue générale.*

Ordre de publication des numéros spéciaux

Janvier.....	Physiothérapie ; physiodiagnostic.	**Juillet .....**	Maladies du cœur, du sang, des vaisseaux.
Février	Maladies des voies respiratoires. — Tuberculose.	**Août.......**	Bactériologie ; — hygiène. — maladies infectieuses ;
Mars......	Dermatologie ; — syphilis ; maladies vénériennes.	**Septembre..**	Maladies des oreilles, du nez, du larynx ; — des yeux ; — des dents.
Avril.......	Maladies de la nutrition. — eaux minérales, climatothérapie ; diététique.	**Octobre....**	Maladies nerveuses et mentales ; — médecine légale.
Mai.......	Gynécologie ; — obstétrique ; maladies des reins et des voies urinaires.	**Novembre..**	Thérapeutique.
Juin	Maladies de l'appareil digestif et du foie.	**Décembre..**	Médecine et Chirurgie infantiles ; — Puériculture.

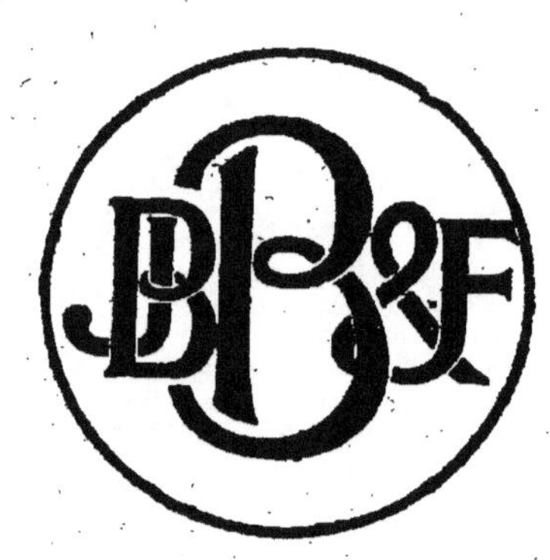